JN194071

よくわかる食品衛生学

白尾美佳 編著

朝倉書店

編　者

<ruby>白尾<rt>しらお</rt></ruby>　<ruby>美佳<rt>みか</rt></ruby>　　　　実践女子大学教授

執筆者（執筆順）　　　　　　　　　執筆分担

白尾　美佳	前掲	序章，第2章，第4章4〜6，第5章
<ruby>平原<rt>ひらはら</rt></ruby>　<ruby>嘉親<rt>よしちか</rt></ruby>	摂南大学准教授	第1章，第11章
<ruby>川島<rt>かわしま</rt></ruby>　<ruby>明子<rt>あきこ</rt></ruby>	園田学園女子大学教授	第3章
<ruby>吉田<rt>よしだ</rt></ruby>　<ruby>啓子<rt>けいこ</rt></ruby>	鎌倉女子大学教授	第4章1〜3
<ruby>大道<rt>おおみち</rt></ruby>　<ruby>公秀<rt>きみひで</rt></ruby>	実践女子大学准教授	第6章，第10章
<ruby>馬渕<rt>まぶち</rt></ruby>　<ruby>良太<rt>りょうた</rt></ruby>	県立広島大学准教授	第7章，第8章
<ruby>谷岡<rt>たにおか</rt></ruby>　<ruby>由梨<rt>ゆり</rt></ruby>	東京農業大学准教授	第9章

はじめに

　わが国では第二次大戦後の食糧の欠乏時代はすでに遠い過去のものとなり，広範な環境汚染に伴う食品汚染の恐れも事実上ほとんど姿を消し，むしろ多様にして多量の食品があふれ，日常的に飽食による健康障害が危惧されている．それに加え，昨今は国民の食品に対する不安には根強いものがある．この背景や要因には種々考えられるが，最近は輸入食品がわが国の食料供給の半分以上を占めており，それに対する良否の判断がこれまでの知識では困難になってきたこと，残留農薬，食品添加物，遺伝子組換え食品やBSEの問題にしても，また東日本大震災によって発生した原子力発電所事故に伴う放射能汚染対策にしても，自分で安全性を評価するには高度な科学的知識が必要となる場面が増えてきたことが大きいと思われる．さらに，太古の昔から延々と繰り返されてきた「食中毒」がようやくかげりを見せかけてきた矢先，O157やノロウイルスが猛威をふるい，近年では寄生虫であるアニサキスによる食中毒が増加するなど，今や「食の安全」に絶えず脅かされているといっても過言ではない．

　このようなときこそ国民の食の不安解消に指導的な役割を担い，さまざまな領域で活躍する食の専門家として期待されるのが，「食品安全」あるいは「食品衛生」に確かな知識をもった管理栄養士や栄養士である．

　本書『よくわかる食品衛生学』は，全般的に食安全の諸問題の実態にそぐう科学的に裏打ちされた知識を平易にまとめるように心掛け，重要事項や難解な用語については脚注や傍注をつけるなど配慮した．また，巻末資料を必要最低限なものに限定し，全体的なスリム化をはかった．

　食品表示法の制定，食品衛生法の改定や，食中毒の発生状況等の動向の変化などに伴い，本書では，食の安全・安心にかかわる基礎的な事項を正確かつわかりやすく伝えられるように考慮するとともに，上述した関連法規や制度など食品衛生にかかわる新しい事項などをできるだけ取り入れた．管理栄養士国家試験出題基準（ガイドライン）に準拠し，「食品衛生と法規，食品の変質，食中毒，食品による感染症・寄生虫症，食品中の有害物質，食品添加物，食品の安全性に関するその他の物質，食品衛生管理，食品の表示と規格基準」をできるだけ網羅するような内容とした．

　本書は，管理栄養士養成施設，栄養士養成施設，食品衛生学の勉強が必要な大学，短期大学，専門学校に在学する学生の皆さん方の教科書として，さらに，食にかかわる仕事に従事している方々，食の安全・安心についての基本事項を学びたい一般

の方々にとっても参考としていただける著書となることを目指している．それぞれの章の最後には，重要点を確認していただけるよう練習問題を配置した．

　なお，2019 年に新型コロナウイルス感染症が全世界に蔓延し，人びとの生活様式や食に関するこれまでの習慣や常識が変わった．食品衛生に関する分野にかかわる動向も変化したことも少なくない．今後も，突然の感染症等の出現により，本書だけでは対応できない事項，毎年更新される食中毒発生状況統計，新しく「特定原材料」や「特定原材料に準ずるもの」として追加される食品等，読者の方々ご自身で調査が必要になる場合もあることと思われる．その際は，食中毒発生状況や食品添加物リストの確認については厚生労働省，食品表示関連については消費者庁のホームページなどを参考にしていただきたい．

　本書が多くの皆様方に活用していただけるよう，本書の不十分な点，理解が困難な点等については，読者の方々のご指摘，ご意見をお願いしたい．

　　2024 年 8 月

執筆者一同

目　　次

第4章　食中毒

第5章　食品による感染症・寄生虫症

第6章　食品中の汚染物質

第7章　食品添加物

第8章 食品の安全性

第9章 器具・容器包装

第10章 食品衛生管理

第11章　食品表示制度

1 食品衛生の概要

　われわれが生涯にわたって生命を維持し，健康に暮らしていくためには，毎日の食事から栄養成分を取り入れることが必要である。この食事を構成する食品は多種多様である。その多くが，生産，製造，貯蔵，加工，流通，調理の工程を経て，口にすることができるが，これらのすべての過程において，人びとに危害を及ぼすことのないよう，衛生的な取り扱いが行われ，安全・安心が確保できていなければならない。

　食品衛生法第1条では，「食品の安全性の確保のために公衆衛生の見地から必要な規制その他の措置を講ずることにより，飲食に起因する衛生上の危害の発生を防止し，もつて国民の健康の保護を図ることを目的とする」と述べられている。すなわち，食品衛生学とは，飲食ならびに飲食にかかわる器具・容器包装などによって引き起こされる衛生上の危害を未然に防ぎ，安全で安心な豊かな食生活を保つための学問である。

　なお，わが国の食料自給率は世界的にみても低く，わが国で生産される食品だけでは全国民が生きていくための食糧を賄うことができない。そのため他国から多くの食品を輸入しなければならない。なお，2019年に発生した新型コロナウイルス感染症は，数か月で全世界に拡大した。交通機関が発達したことにより，新たな感染症が発生した場合には，全世界的に蔓延する速度が速い。今後も新たな感染症が出現することも否定できない。こういった感染症の出現により，食品の流通が制限された場合には，安全・安心な食料確保が難しくなる可能性もある。そのため，人びとが食するための食品の安全性確保，人獣共通感染症等に対応するためには，国際社会と連携した情報共有や取組みが重要である。

　われわれは，食品の安全確保のため，消費期限や賞味期限に近づいた商品については，一定期間経過したものを廃棄する場合が多い。また，出荷できない農作物の廃棄も少なくない。現在では多くの食品が廃棄され，多量な食品ロスにつながっている。さらに，食品の容器や包装，プラスチックごみなどの海洋汚染によって，魚がマイクロプラスチックに汚染されている場合もある。このような現状のなか，一方では，世界のなかには飢餓に苦しむ多くの人びとの存

在も忘れてはならない。今後，持続可能な社会の実現のために，食の安全・安心の観点から考えると同時に，食品廃棄が少なくなるような取組みや食品の活用方法，自然環境への対応等についても解決していくべき課題は多い。

2 食品衛生の定義

世界保健機関（World Health Organization：WHO）においては，食品衛生を以下のように定義している。

> 「Food hygiene means all measures necessary for ensuring the safety, wholesomeness and soundness of food at all stages from its growth, production or manufacture until its final consumption.」
>
> 「食品衛生とは，栽培，生産，製造から最終消費に至るまでのすべての段階において，食品の安全性，完全性，健全性を確保するために必要なあらゆる手段のことである」

わが国においては，食品衛生法第4条第6項にて，「食品衛生とは，食品，添加物，器具及び容器包装を対象とする飲食に関する衛生をいう」とされている。すなわち，食品や食品添加物ならびに飲食にかかわる調理器具や食器，食品の包装材などによって引き起こされるような疾病等を未然に防止し，安全・安心な食生活が維持，継続できることを目指している。本来，健全な食品を食べた際に生じる栄養障害や医薬品や医薬部外品ならびに再生医療等製品などについては，食品衛生の範疇には入らない。

1章

食品衛生に関連する法規・制度

1 食品の安全性確保に関するリスク分析

食品は，ヒトの生命維持や幸福感を感じるために必要不可欠なものであり，役割や機能として①栄養摂取による健康の維持・増進，成長・発育，②おいしさ，③生体の機能調整などがある。しかし，この貴重な食品に，食中毒の原因となる病原性微生物や自然毒などの汚染物質や異物等が混入した場合，食品の安全性や価値の低下を引き起こすことになる。健康に有害な影響を及ぼすおそれがある物質，または食品の状態のことを「ハザード（危害要因）」という。ハザード（危害要因）によって健康への悪影響が起きる可能性とその影響の程度を「リスク」という。食品中のリスクがまったくない 100 % の安全，ゼロリスクの状態に保つことはできない。そのため，健康に悪影響を及ぼさないレベルの「リスクを受け入れる（許容する）」ことが大切である。そのためには，安全なリスクのレベルを科学的に調べ（評価し），安全なレベルを超えないように保つ（管理する）ことが重要になる。国際的には食品の安全性を守る仕組みとして食品中のリスクを低くする「リスク分析（リスクアナリシス）」の考えが取り入れられており，日本でもこのリスク分析の考えに基づいて安全性が守られている（図 1-1）。リスク分析は，「リスク評価（リスクアセスメント）」，「リスク管理（リ

リスク分析

リスク評価 （食品安全委員会）		リスク管理 （厚生労働省，農林水産省，消費者庁等）
食品中のハザード 「食べても安全なレベル」を 科学的に評価	（機能分担）	「食べても安全なレベル」を超えないように ・基準（対策）をつくる ・基準を超えない使い方を指導 ・基準を超えないように監視・指導 ・基準を超えていないかチェック ・基準を超えた場合の対応　等 食品を安全に食べ，正しく選択するために 「表示」の規制等をする

リスクコミュニケーション
行政，企業，消費者等双方間における情報・意見の交換（安心）

図 1-1　リスク分析（リスクアナリシス）の概要

スクマネジメント）」および「リスクコミュニケーション」の三要素からなり，これらが相互に連携し合うことによってより良い成果が得られる。

1-1　リスク評価

リスク評価（食品安全基本法では「食品健康影響評価」と規定）は，リスク評価機関である内閣府の食品安全委員会がリスク管理機関（厚生労働省等）からの諮問や食品安全委員会自らの判断によって行う。リスク評価では，ハザード（危害要因）によって起こる健康への悪影響やその程度を調べ「食べても健康への悪影響がないと考えられる安全なレベルを科学的に中立公正に評価」する。たとえば，食品添加物では，動物での毒性試験結果に基づいてヒトが一生涯摂取し続けたとしても健康への悪影響がないと推定される量である一日摂取許容量（ADI：acceptable daily intake）を設定している。

1-2　リスク管理

リスク管理は，リスク管理機関である厚生労働省，農林水産省，消費者庁，各自治体等が担っている。リスク管理では，初期作業として食品中の有害微生物や添加物，農薬などさまざまなハザード（危害要因）に関する情報を調査・収集し，食品の安全性に及ぼす問題を特定する。これに基づいて，問題があるハザード（危害要因）についてリスク評価機関（食品安全委員会）にリスク評価を要請（諮問）する。食品安全委員会からのリスク評価結果に基づいて，食べても安全なレベルを保てるように厚生労働省では食品，添加物や残留農薬などの規格や基準をつくり，監視指導をする。農林水産省では農場における農薬の使用方法や管理方法の指導などを行い食品中への農薬の残留の軽減等に努めている。また，消費者庁では食品を安全に食べ，正しく選択するための表示の規制などを行っている。このように，リスク評価をもとに食品の安全管理が行われている。

1-3　リスクコミュニケーション

リスクコミュニケーションは，リスク評価やリスク管理の立案，決定，実施などの過程や結果についての情報を消費者等と共有する手段である。これらの情報共有は，行政機関，食品関連事業者，研究者，消費者やその他関係者すべての間において行われる。リスクコミュニケーションは食品に対する「安心」を得るために重要である。リスク評価機関やリスク管理機関などの行政から食品事業者や消費者への一方的な情報伝達ではなく双方における意見交換が特に大切である。

2 食品の安全性確保に関する法規

2-1 食品安全基本法

　憲法第25条（生存権の保障）第1項は、「すべての国民は、健康で文化的な最低限度の生活を営む権利を有する」と規定している。第2項では「国は、すべての生活部面について、社会福祉、社会保障及び公衆衛生の向上及び増進に努めなければならない」と規定しており、すべての国民に「健康で文化的な最低限度の生活」を営むことを保障するために各種関係法令が制定されている。食品の安全性を守るためのさまざまな法律のなかで憲法に相当するものが「食品安全基本法」である（図1-2）。食品安全基本法は食品の安全性に関する基本理念が定められており2003年（平成15年5月23日法律第48号）に制定され内閣府食品安全委員会が所管する。

1 食品安全基本法の理念

　食品安全基本法の基本理念は、①国民の健康の保護が最も重要である（第3条）、②農林水産物の生産から食品販売に至る行程の各段階において食品の安全性を図る措置を実施する（第4条）、③国際的動向および国民の意見に配慮しつつ科学的知見に基づいた措置を実施して国民の健康への悪影響を未然に防止する（第5条）である。

　この法律では、食品の安全性を確保するための国、地方公共団体および食品関連事業者の責務（第6〜8条）ならびに消費者の役割（第9条）が明記されている。また、基本方針として、「食品の安全性には100％安全はなくどのような食品にもリスクが存在する」ということを前提にした「リスク分析（リスク評価、リスク管理、リスクコミュニケーション)」に基づく食品の安全性確保に関する基本的な方針（第11〜21条）や、リスク評価を行う内閣府の食品安全委員会の設置が規定されている（第22〜38条）。

2-2 食品衛生法

1 制定の経緯

　わが国の食品衛生行政は、食品衛生に関する法規が施行された1878年から終戦にかけては警察官による有毒、有害飲食物等の取り締まりが主であった。終戦後1947年に食品衛生法が制定され、取り締まりから食品衛生監視員による監視、指導に変わり、食品添加物などの規格基準によって規制されるように

食品安全基本法（平成 15 年法律第 48 号）の概要

目的（第 1 条）

食品の安全性の確保に関し，基本理念を定め，関係者の責務及び役割を明らかにするとともに，施策の策定に係る基本的な方針を定めることにより，食品の安全性の確保に関する施策を総合的に推進

基本理念（第 3 ～ 5 条）

①国民の健康の保護が最も重要であるという基本的認識の下に，食品の安全性の確保のために必要な措置が講じられること
②食品供給行程の各段階において，食品の安全性の確保のために必要な措置が適切に講じられること
③国際的動向及び国民の意見に配慮しつつ科学的知見に基づき，食品の安全性の確保のために必要な措置が講じられること

関係者の責務・役割（第 6 ～ 9 条）

○国の責務
基本理念にのっとり，食品の安全性の確保に関する施策を総合的に策定・実施する

○地方公共団体の責務
基本理念にのっとり，国との適切な役割分担を踏まえ，施策を策定・実施する

○食品関連事業者の責務
基本理念にのっとり，
・食品の安全性の確保について一義的な責任を有することを認識し，必要な措置を適切に講ずる
・正確かつ適切な情報の提供に努める
・国等が実施する施策に協力する

○消費者の役割
食品の安全性確保に関し知識と理解を深めるとともに，施策について意見を表明するように努めることによって，食品の安全性の確保に積極的な役割を果たす

施策の策定に係る基本的な方針（第 11 ～ 21 条）

①「食品健康影響評価※」の実施（リスク評価）
・施策の策定に当たっては，原則として食品健康影響評価を実施
・緊急を要する場合は，施策を暫定的に策定。その後遅滞なく，食品健康影響評価を実施
・評価は，その時点の水準の科学的知見に基づいて，客観的かつ中立公正に実施
※食品に係る生物学的・化学的・物理的な要因又は状態が食品が摂取されることにより人の健康に及ぼす影響を評価すること
②国民の食生活の状況等を考慮するとともに，食品健康影響評価結果に基づいた施策を策定（リスク管理）
③情報の提供，意見を述べる機会の付与その他の関係者相互間の情報及び意見の交換の促進（リスクコミュニケーション）

①緊急の事態への対処・発生の防止に関する体制の整備等
②関係行政機関の相互の密接な連携の下での施策の策定
③試験研究の体制の整備，研究開発の推進，研究者の養成等
④国の内外の情報の収集，整理，活用等
⑤表示制度の適切な運用の確保等
⑥教育・学習の振興及び広報活動の充実
⑦環境に及ぼす影響に配慮した施策の策定

措置の実施に関する基本的事項（第 21 条）

○政府は，上記により講じられる措置の実施に関する基本的事項※を策定
○内閣総理大臣は食品安全委員会の意見を聴いて，基本的事項の案を作成
※食品健康影響評価の実施，緊急事態等への対処に関する事項等

食品安全委員会の設置（第 22 ～ 38 条）

①所掌事務等
・関係大臣の諮問に応じ，又は自ら食品健康影響評価を実施（リスク評価）
・食品健康影響評価の結果に基づき，関係大臣に勧告
・食品健康影響評価の結果に基づく施策の実施状況を監視し，関係大臣に勧告
・調査審議を行い，関係行政機関の長に意見を述べる（緊急時等）
・調査研究の実施
・関係者相互間の情報・意見の交換につき，自ら実施
・関係行政機関の取組みの調整（リスクコミュニケーション）
・資料提出の要求や緊急時の調査要請等
②組織等
・委員 7 名で構成（3 名は非常勤）
・有識者から内閣総理大臣が両議院の同意を得て任命（任期 3 年）
・委員長は互選で常勤の委員から選出
・専門委員や事務局の設置

図 1-2　食品安全基本法の概要

資料：内閣府食品安全委員会ホームページ「食品安全基本法の概要」（http://www.fsc.go.jp/hourei/kihonhou-gaiyou.pdf）

なった。その後，輸入黄変米事件，水俣病，森永ドライミルク中毒事件，BSE
の発生，牛肉偽装事件など大きな社会問題や時代の変遷とともに改正が繰り返
された。2003年の大改正では農薬等のポジティブリスト制度の公布，食品安
全基本法の制定によりリスク分析が導入されて食品安全委員会が設置された。
2009年には消費者庁が設置され食品の表示等に関する業務が消費者庁に一元
化された。その後，2018年の改正を経て現在に至っている（表 1-1）。

表 1-1　食品衛生法章立て（抜粋）

第 1 章　総則
第 1 条　目的
第 2 条　国，都道府県，保健所を設置する市及び特別区の責務
第 3 条　食品等事業者の責務
第 4 条　用語の定義　①食品，②添加物，③器具，④容器包装，⑤食品衛生
第 2 章　食品及び添加物
第 5 条　販売用食品及び添加物の取扱原則
第 6 条　不衛生な食品または添加物の販売等の禁止
第 7 条　新開発食品販売禁止
第 8 条　指定成分等の含有食品の健康被害（情報）の届出（新設）
第 9 条　特定の食品及び添加物の販売，製造，輸入等の禁止
第 10 条　病肉等の販売等の禁止
第 11 条　輸入食品の安全性確保（新設）
第 12 条　添加物等の販売等の禁止
第 13 条　食品または添加物の規格・基準の設置
第 14 条　残留農薬基準設定にかかわる農林水産大臣の協力
第 3 章　器具及び容器包装
第 15 条　器具及び容器の取扱原則
第 16 条　有毒・有害な器具または容器包装の販売等の禁止
第 17 条　特定の国，地域からの器具または容器包装の販売，製造，輸入等の禁止
第 18 条　器具または容器包装の規格・基準の設定
第 4 章　表示及び広告
第 19 条　器具及び容器包装の表示
第 20 条　食品，添加物，器具及び容器包装の虚偽，誇大表示・広告の禁止
第 5 章　食品添加物公定書
第 21 条　食品添加物公定書
第 6 章　監視指導
第 21 条の 2，3，第 22 条，第 24 条　食中毒発生時の広域連携協力（新設）
第 7 章　検査
第 25 ～ 30 条
第 8 章　登録検査機関
第 31 ～ 47 条
第 9 章　営業
第 51 条　HACCP の制度化（新設）
第 52 条　器具・容器包装製造施設の衛生管理等基準（新設）
第 53 条　器具・容器包装ポジティブリスト適合性情報の伝達（新設）
第 54 条　営業施設の基準（新設）
第 55 条　営業許可
第 57 条　営業届出（新設）
第 58 条　自主回収の報告（リコール）制度（新設）
第 10 章　雑則
第 63 ～ 65 条　食中毒発生時の処置（新設）
第 66 条　広域食中毒発生時の対応（新設）
第 11 章　罰則
第 81 ～ 89 条

2　食品衛生法の目的

食品衛生法第1条で「この法律は，食品の安全性の確保のために公衆衛生の見地から必要な規制その他の措置を講ずることにより，飲食に起因する衛生上の危害の発生を防止し，もつて国民の健康の保護を図ることを目的とする」と記載されており，「飲食に起因する衛生上の危害の発生を防止し，公衆衛生の向上及び増進に寄与すること」を目的とする。この目的は，食品の安全性確保の理念を示す食品安全基本法第3条の趣旨を明確化したものである。2003年には「発生の未然防止」の規定が充実された。

3　食品衛生法の所管および構成

食品衛生法は厚生労働省が所管する法律であり，11章89条から構成されている。食品衛生法は，国会によって制定される「食品衛生法（法律）」を基本として，より具体化させた内閣が制定する「食品衛生法施行令（政令）」と厚生労働省大臣が発出する「食品衛生法施行規則（省令）」，「食品，添加物の規格基準（告示）」からなる。また，地方公共団体が制定する「食品衛生法施行条例」や，食品衛生上の問題等が生じたときに厚生労働省の意見，指導，指示などを関係行政機関に発出する「通知」から構成されている。

4　食品衛生法の食品の定義および食品衛生の範囲

食品衛生法で食品とは，「全ての飲食物をいう。ただし，医薬品，医療機器等の品質，有効性及び安全性の確保等に関する法律に規定する医薬品，医薬部外品及び再生医療等製品は，これを含まない」（第4条第1項）と定義されている。すなわち，食品とは医薬品，医薬部外品，再生医療等製品以外のすべての飲食物を指す。また，食品衛生法における食品衛生とは「食品，添加物，食品器具及び容器包装」（第4条第6項）の飲食に関する衛生全体を含み「乳幼児用おもちゃ，食品・食器用洗浄剤」も食品に準じて規制されている（第68条第1，2項）。

5　国および都道府県等の責務

食品衛生法第2条には，食品衛生の正しい知識の普及，情報の収集，整理，分析および提供，研究の推進，検査能力の向上，人材の養成・資質の向上など国・都道府県等が食品の安全性確保のために行うべき責務が列挙されている。これは食品安全基本法第2章の「施策の策定に係る基本的な方針」を具体的に示したものである。

❻ 食品等事業者による安全な食品の供給の責務

　食品衛生法第3条には，食品の生産から販売に至るまで各段階の食品の供給にかかわるものの責任が重要であるとの考え（食品安全基本法第8条第1項）に基づき，「食品等事業者」が安全な食品を提供するための通常時や食中毒発生時等における責務内容が具体的に記載されている。

　「食品等事業者」とは，①食品または添加物を採取，製造，輸入，加工，調理，貯蔵，運搬，販売する人または法人，②器具または容器包装を製造，輸入，販売する人または法人，③学校，病院その他の施設において継続的に不特定・多数の者に食品を供与する人または法人，を指す。

❼ 販売が禁止される食品，添加物，器具・容器包装，農薬，動物用医薬品

　販売用（販売以外の授与を含む）の食品，添加物および器具・容器包装の取り扱いは清潔に行われなければならない（第5条，第15条）。表1-2に示すようなものは販売を禁止し販売に至るまでの一連の行為も禁止されている。わが国では食品衛生法の第6条の違反が最も多い。

表1-2　販売が禁止される食品，添加物，器具・容器包装，農薬，動物用医薬品

1	腐敗，変敗した食品または未熟であるもの（食中毒を起こす可能性が高い）（第6条）
2	有害または有害な物質が含まれているもの（相当程度疑いがあるもの）（ふぐ毒や寒天のほう酸等，自然に含まれるものや処理によって一般に人の健康を損なうおそれがない場合は適用しない）（第6条）
3	病原性微生物に汚染されているもの（相当程度疑いがあるもの）（第6条）
4	不潔，異物が混入しているもの（人の健康を損なうおそれがあるもの）（第6条）
5	新開発食品（一般に飲食経験がなく，安全性が未確認なもの）（第7条）
6	特定の国，地域で製造加工等され人の健康を損なうおそれがある食品，添加物，器具・容器包装（第9条）
7	疾病に感染した獣畜（牛，馬，豚，めん羊，山羊，水牛）や感染した疑いのある獣畜，病死した獣畜，家きん（鶏，あひる，七面鳥）（第10条）
8	安全性が確認されていない添加物，器具・容器包装（第12条，第16条）
9	食品等の規格基準に合わない方法で使用された添加物，器具・容器包装（第13条，第18条）
10	人の健康を損なうおそれがない量を超えて残留する農薬・動物用医薬品（第13条）

❽ 食品，添加物，器具・容器包装の規格および基準

　厚生労働大臣は，食品衛生法に基づき食品，添加物，器具・容器包装の個々の規格および基準を定める（第13条，第18条）。食品，添加物の規格基準には，成分規格，製造・加工および調理基準，保存基準などが定められており，食品事業者がこれらを守ることで安全性が保たれている。

⑨ 食品添加物公定書

規格や基準が定められている添加物は食品添加物公定書に収録される。この食品添加物公定書は厚生労働大臣および内閣総理大臣が作成する（第 21 条）。

⑩ 食品衛生法上の各種規制，取締まりの対象

食品衛生法における各種規制，取締まりは，販売の用に供される（第 5 条，第 6 条）「食品関係の営業および営業者」（第 4 条第 7，8 項）を対象としている。「営業」は，①食品または添加物の採取，製造，輸入，加工，調理，貯蔵，運搬または販売，②器具または容器包装の製造，輸入または販売のいずれかであり，農業および水産業における食品の採取業は営業に含まれない。また，食品衛生法での営業には該当しないが，学校・病院等で継続的に不特定または多数の者に食品を供与する場合には，販売の用に供されると同様に取締まりの対象とする（第 5 条，第 68 条第 3 項）。

⑪ 罰則規定

食品衛生法には罰則規定がある。食品衛生法違反の営業者に対する食品などの廃棄命令，回収命令，営業施設の改善命令，本国への積戻し命令，営業許可の取り消し，禁停止などの行政処分や罰金などの処分を科すことができる（第 81 ～ 89 条）。

⑫ 食品衛生行政に新たに追加された取組み

食を取り巻く環境の変化，国際化等に対応するために 2018 年 6 月に食品衛生法が改正され，新たに以下の 7 つの取組みが行われるようになった。

⑴ 広域的な食中毒に対する連携強化

食中毒が発生した際，広域的な食中毒の発生や拡大を防止するために国や都道府県等は相互に連携・協力を強化することとした。また，地域ブロックごとに「広域連携協議会」を設定して緊急時にこの協議会を活用して迅速な原因調査，適切な情報発信を可能にした（第 21 条の 2，3，第 22 条，第 24 条）。

⑵ HACCP（Hazard Analysis and Critical Control Point）に沿った衛生管理の制度化

一般的衛生管理に加えて，原則すべての食品の製造・加工，調理，販売等の食品等事業者（集団給食施設を含む）に対して HACCP[*1] に沿った衛生管理が制度化された（第 51 条第 2 項）。これにより従来の「総合衛生管理製造過程承認制度」は廃止された。大規模事業者，と畜場および食鳥処理場はコーデックスの HACCP の 7 原則に基づき食品等事業者自らが，使用する原材料や製

*1：HACCP
第 10 章参照。

事業者自らが，食中毒菌汚染等の危害要因をあらかじめ把握（Hazard Analysis）した上で，原材入荷から製品出荷までの全工程の中で，危害要因を除去低減させるために特に重要な工程（Critical Control Point）を管理し，製品の安全性を確保する衛生管理手法。

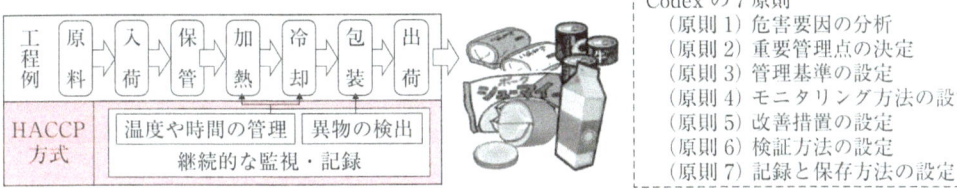

図1-3　HACCPによる衛生管理

資料：厚生労働省ホームページ「食品衛生法の改正について」
(https://www.mhlw.go.jp/content/11131500/000481107.pdf)

造方法等に応じた計画を作成して管理を行う（図1-3）。小規模営業者等は各業界団体が作成する手引書を参考に簡略化による衛生管理を行う。農業および水産業における食品の採取業はHACCPに沿った衛生管理の制度化の対象外である。

⑶　営業届出制度の創設，営業許可制度の見直し

HACCPの制度化に伴い，営業を営む者は営業所の名称，所在地等を都道府県知事等に届ける事業所者の営業届出制度が創設された（第57条）。また，現在の営業許可の業種区分を食中毒リスクの実態に応じたものに見直した。

⑷　特別の食品による健康被害情報の届出の義務化

特別の食品（指定成分等含有食品）を取り扱う営業者は，この食品による健康被害や疑いの情報があった場合，迅速に都道府県知事等に届け，知事は厚生労働大臣に報告することが義務化された。また，医師，歯科医師，薬剤師等は都道府県知事等へ健康被害情報の提供に努めることが義務となった。

⑸　食品用器具・容器包装へのポジティブリスト制度導入

食品用器具・容器包装に「ポジティブリスト制度」が導入され，規格が定まっていない原材料を使用した器具・容器包装の販売等を禁止し，安全性が担保された材質（対象は合成樹脂）を使用したもののみ使用できることとなった（図1-4）。ただし，溶出や浸出して食品に混和するおそれのない場合は除かれる（第18条第3項）。

⑹　食品リコール情報の報告制度の創設

事業者が食品の自主回収（リコール）を行う場合，都道府県知事等へ報告し，都道府県知事等は厚生労働大臣または内閣総理大臣（消費者庁）に報告することが義務づけられた（第58条第1，2項）。また，リコール情報はホームページ等で公表することになった。

○　食品用器具・容器包装の安全性や規制の国際整合性の確保のため，規格が定まっていない原材料を使用した器具・容器包装の販売等の禁止等を行い，安全が担保されたもののみ使用できることとする。

現行	改正案（ポジティブリスト制度）
○　原則使用を認めた上で，使用を制限する物質を定める。海外で使用が禁止されている物質であっても，規格基準を定めない限り，直ちに規制はできない。	○　原則使用を禁止した上で，使用を認める物質を定め，安全が担保されたもののみ使用できる。 ＊合成樹脂を対象。

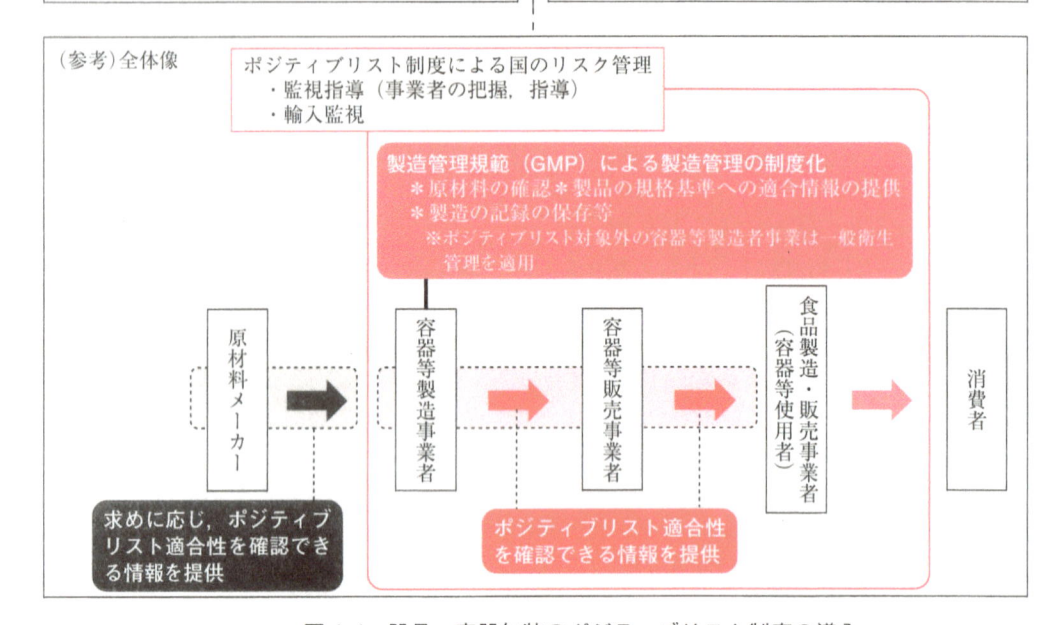

図1-4　器具・容器包装のポジティブリスト制度の導入

資料：厚生労働省ホームページ「食品衛生法の改正について」
（https://www.mhlw.go.jp/content/11131500/000481107.pdf）

⑺　輸出入時における食品安全証明書の添付規定

HACCP に沿った衛生管理の制度化に伴い，食肉，食鳥肉等の食品または添加物を輸入する際には**輸出国の衛生管理（HACCP）**が必要になった（第11条第1項）。また，輸入される肉，臓器，食肉製品，乳，乳製品，フグ，生食用かき等について**輸出国政府発行の衛生証明書の添付**が義務づけられた（第11条第2項）。さらに，輸出の際，輸出先国へ衛生的な食品であることを示すための輸出食品安全証明の発行に関する事務が定められた。

2-3 ┃ 食品表示法

食品の表示は，食品衛生法，健康増進法，農林物資の規格化及び品質表示の適正化に関する法律（旧JAS法）に規制がまたがっていたが，2013年6月にこれらの規制が整理・統合され「**食品表示法**[*2]」が制定された。2015年4月

＊2：食品表示法
第11章参照。

から施行され，食品表示の規制が一元化された。所管は内閣府消費者庁である。具体的な表示の基準は加工食品，生鮮食品，添加物に区分して「食品表示基準」に示されている。

2-4　健康増進法

　急速な高齢化，疾病構造の変化により国民の健康増進の重要性が増したことから国民の栄養の改善によって「国民保健の向上」を図ることを目的に2002年に「健康増進法」が制定された。健康増進法は，国民の健康増進への努力が重要とされており，行政や食品関連事業者の努力を中心として「健康の保護」を図ることを目的とする食品衛生法とは異なる。この法律では，保健機能食品（栄養機能食品，機能性表示食品，特定保健用食品）と特別用途食品に関する内容が記載されている。特別用途食品の製造所等への立入検査・収去は，食品衛生法で定める食品衛生監視員が行う。

2-5　その他，食品衛生にかかわる関係法規

　食品関連法規の概要を図 1-5 に示す。

① 医薬品，医療機器等の品質，有効性及び安全性の確保に関する法律

　本法は，「医薬品，医薬部外品，化粧品，医療機器及び再生医療等製品の品質，有効性及び安全性の確保」を目的とし（第 1 条），厚生労働省が所管する。食品衛生法において，食品とは「医薬品，医薬部外品および再生医療等製品」を除くすべての飲食物と定義されている。したがって，医薬品等に該当するもの以外が食品と定義される。医薬品の該当性の判断は「医薬品の範囲に関する基準」（厚生労働省医薬・生活衛生局通知）に基づいて行われる。野菜，果物，調理品等その外観，形状等から明らかに食品と認識される物や健康増進法に基づく特別用途食品，食品表示法に基づく機能性表示食品は医薬品と判断されな

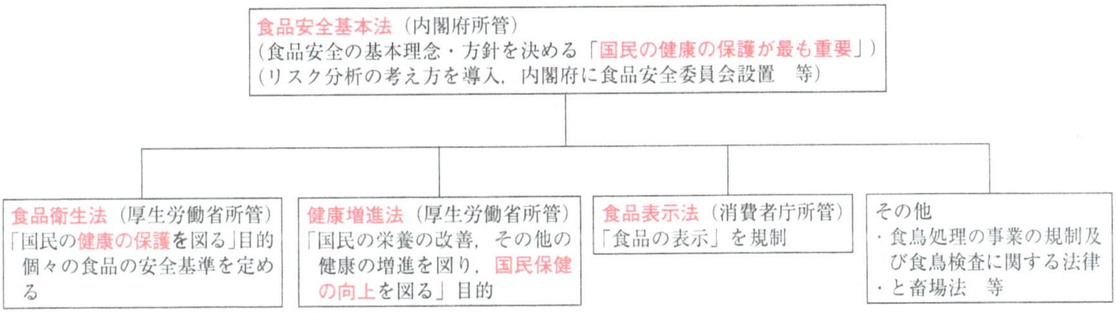

図 1-5　食品関連法規の概要

い。食品はいずれも医薬品ではないため効能・効果（薬効）を表示することはできない。

2 食鳥処理の事業の規制及食鳥検査に関する法律

食用にする食鳥（鶏，あひる，七面鳥など）を処理する食鳥処理場の設置許可等が定められており，これに基づいて食品表示法では疾病や死亡した食鳥肉等の販売流通を禁止している。

3 と畜場法

と畜場で処理される食用に供する獣畜（牛，馬，豚，めん羊，山羊）の適正な処理のための措置が定められており，これに基づいて食品表示法では疾病や死亡した食鳥肉等の販売流通を禁止している。

3 食品衛生行政

3-1　食品衛生行政の必要性

食中毒，化学物質による汚染など食品の衛生にかかわる対応においては特に行政を中心とした国内外の幅広い公共的な努力が重要になる。食品衛生行政は，過去のさまざまな食品衛生上の事案への対応や対処のなかで発展してきた。国際化が進み食生活の多様化や食生活を取り巻く環境が大きく変化するなかで食品衛生行政の役割はますます重要になってきている。

3-2　わが国の食品衛生行政を担う機関

日本の食品衛生行政はリスク分析の考えに基づいて行われ，リスク評価を行う内閣府食品安全委員会，リスク管理を行う厚生労働省，農林水産省，消費者庁，都道府県等が連携して担っている。

1 リスク評価機関

食品安全委員会は，「国民の健康の保護が最も重要」であるという基本的な考えのもと，リスク管理を行う関係行政機関から独立して，科学的知見に基づいて客観的かつ中立公正にリスク評価を行う機関である。

食品安全委員会は7名の委員から構成され，その下に16の専門調査会が設置されている。専門調査会は，企画等専門調査会に加え，添加物，農薬，微生

物といった危害要因ごとに 15 の専門調査会が設置されている。事務局は，事務局長，次長，総務課，評価第一課，評価技術企画室，評価第二課，情報・勧告広報課，リスクコミュニケーション官，評価情報分析官から構成されている。

❷ リスク管理機関

(1)　厚生労働省

　厚生労働省は，食品衛生法に基づく食品，添加物，残留農薬などの規格・基準の策定や監視指導などのリスク管理を国の厚生労働省（本省）・地方厚生局・検疫所や地方自治体と相互連携して行っている。本省では，医薬・生活衛生局が食品衛生行政全般の企画立案等を行う。地方厚生局は HACCP に基づく衛生管理，輸出食肉施設，輸出水産食品施設等の指導・監督，食品等の登録検査機関の登録，立入調査を行っている。輸入食品の安全性の確保は「輸入食品監視指導計画」に基づいて輸出時，輸入時，国内で対策が行われている（図 1-6）。販売や営業目的で食品を輸入する場合には食品衛生法により厚生労働省の検疫所（全国 32 か所）に届出を行わなければならない（図 1-7）。検疫所では，水際での輸入食品の監視指導，検査を行っており，食品衛生法違反の食品は廃棄，積み戻しなどの措置が講じられる。食品の検査は厚生労働省が指定した登録検査機関においても行われている。また，付属機関の国立医薬品食品衛生研究所，

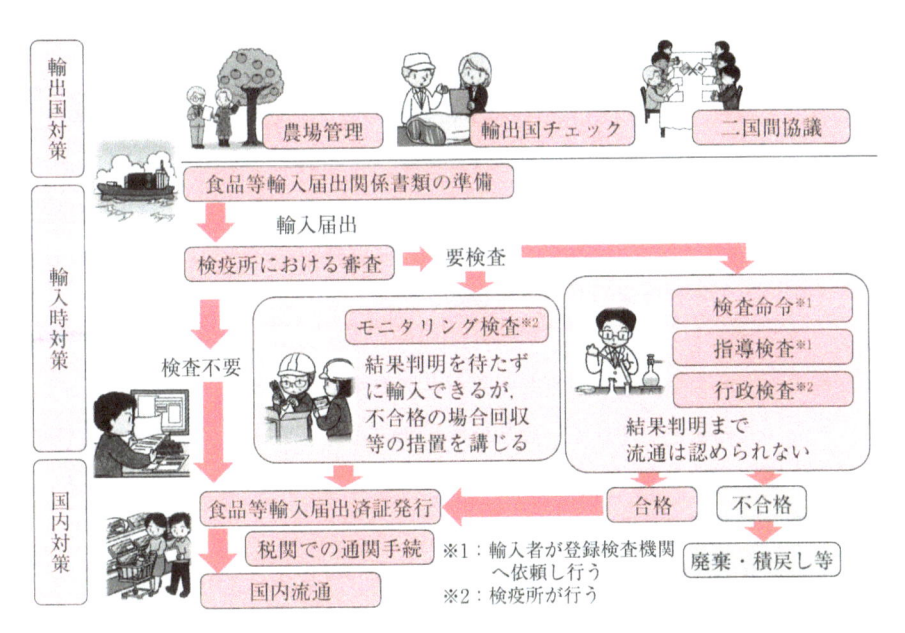

図 1-6　輸入食品の監視体制

資料：食の安全を守るための厚生労働省の取組
（https://www.mhlw.go.jp/file/06-Seisakujouhou-11130500-Shokuhinanzenbu/0000172344.pdf）

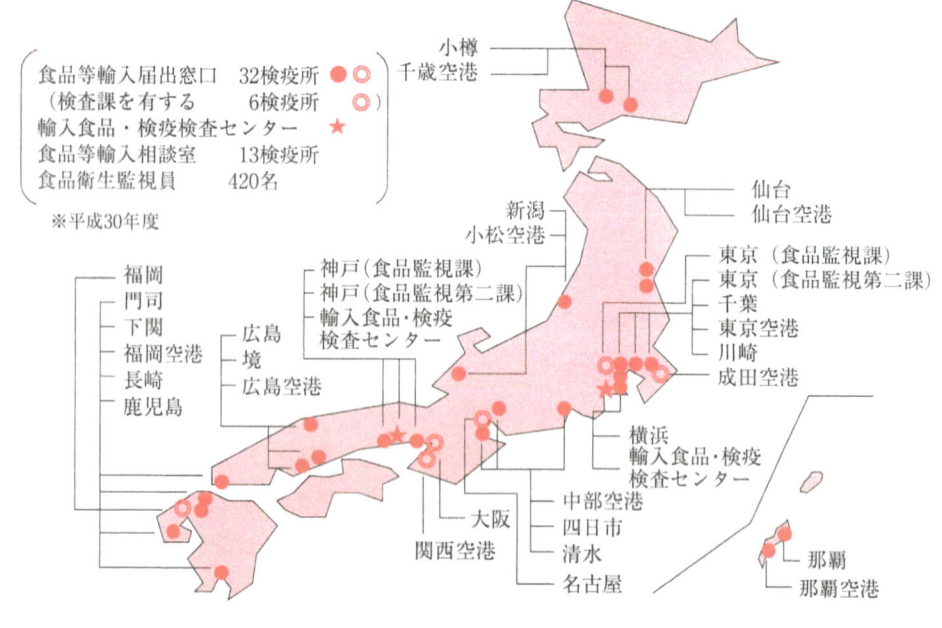

図 1-7　食品等輸入食品届出窓口（検疫所）
資料：厚生労働省ホームページを編集
(https://www.mhlw.go.jp/content/11131500/000480807.pdf)

国立感染症研究所，国立保健医療科学院，国立健康・栄養研究所などは食品衛生に関する研究等を行っている。

⑵　農林水産省

農林水産省は，農薬，肥飼料等の生産資材の適正な使用・管理，食の安全，食品表示による情報の伝達・提供，家畜や農作物の病気や害虫のまん延防止による食料の安定供給や食育の推進等を行っている。食の安全にかかわる業務は消費・安全局が担っており，7つの地方農政局に消費・安全部が設けられている。農畜産物の生産振興政策の推進は生産局が担当している。

⑶　消費者庁

消費者庁では，食品表示法に基づく食品の表示に関する業務全般を担っている。また，食の安全に関して，食品の事故情報の一元的収集・共有，緊急事態への対応等の連携など府省庁の情報共有，連携などの総合調整を行っている。

⑷　都道府県等地方自治体

地方の行政機構には都道府県，保健所設置市，特別区があり，そのもとには保健所が設置されている。保健所の管轄する地域の食品衛生監視員は食品営業許可，立入・監視指導，収去検査等を行っている。また，都道府県には衛生研究所が設置されており食中毒，食品添加物，残留農薬などの安全性にかかわる

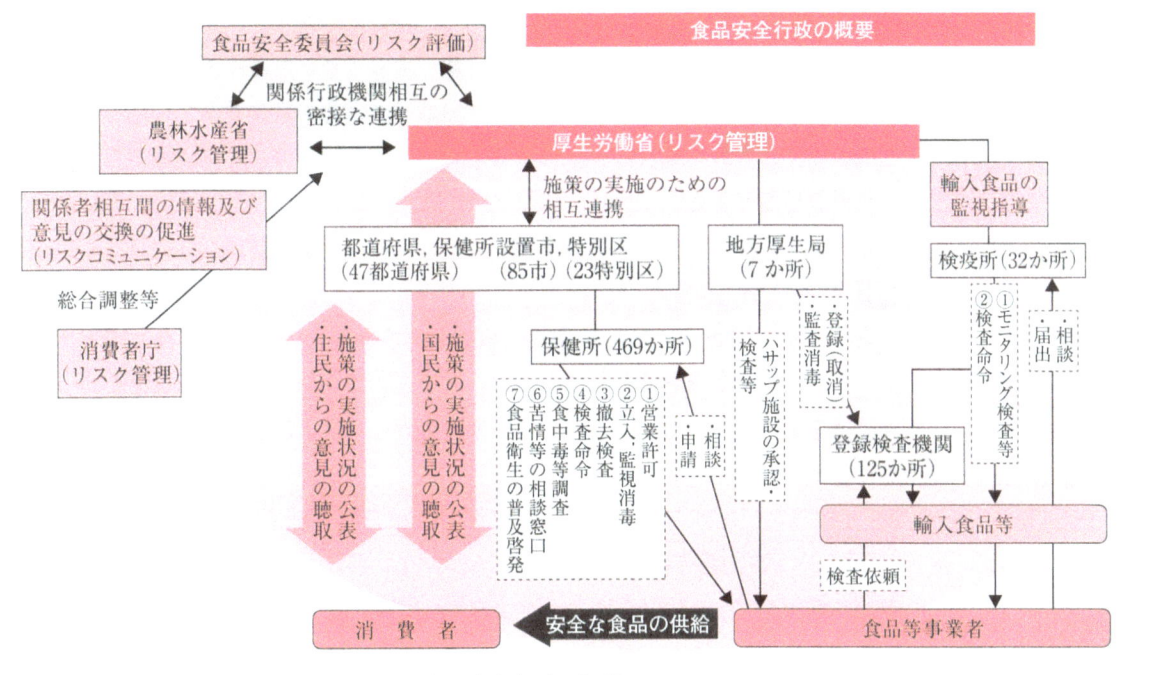

図 1-8　食品安全行政の概要
資料：厚生労働省「食品安全確保に向けた取組」2020

試験・検査を実施している。食品安全行政の概要を図 1-8 に示す。

3-3 ┃ 食品衛生を担う人材

❶ 食品衛生監視員

　食品衛生監視員は，厚生労働大臣が任命する国家公務員と都道府県知事が任命する地方公務員からなり，前者は，国の検疫所等で輸入食品監視指導計画に基づき輸入食品の監視・指導を行っている。後者は，保健所で管轄地域の食品衛生にかかわる監視・指導を行う。食品衛生監視員は，食品衛生法に基づき，①食品衛生監視員の養成施設で所定の課程を修了した者，②医師，歯科医師，薬剤師，獣医師，医学，歯学，薬学，獣医学，畜産学，農芸化学の課程を卒業した者，④栄養士で 2 年以上の食品衛生行政の従事経験のある者から**任用**される。

❷ 食品衛生管理者

　食品衛生管理者は，衛生上重要な乳製品，食品添加物，食肉製品，食用油脂など特定の食品を製造する施設ごとに**営業者が**自主管理のために**置く**必要がある管理者であり**都道府県知事に届ける必要がある。**

③ 食品衛生責任者

　食品衛生責任者は，食品衛生管理者を置く義務のない飲食店や販売店，食品製造施設などに**都道府県条例**によって営業者の自主的な管理基準ではなく**法的義務として**営業許可施設ごとに置くことになっており，清潔保持，従業員の衛生教育を目的とする。

④ 食品衛生推進員

　食品衛生推進員は，食品事業者の相談や助言等の活動をするボランティアリーダーとして**都道府県等が委嘱**する。食中毒の発生防止など，保健所が行う食品衛生業務に協力し，飲食店営業の衛生管理など食品衛生の向上を図る。

4 国際機関

　食品の流通の国際化が進むなか，人獣共通感染症，食中毒，残留農薬，食品添加物など食品衛生上の問題は世界共通の課題となっており，食品衛生にかかわる各国独自で定める規制や基準の違いは国際貿易の支障の要因になることがある。そこで，国際的なレベルで食品の安全を守るための規格・基準の調和や調整を図るためにさまざまな国際機関が設けられている。

4-1 ▎世界保健機関 (WHO:World Health Organization)

　「すべての人びとが可能な最高の健康水準に到達すること」を目的として1948年に設立された国連の専門機関で194か国（2021年3月時点）が加盟している。国際保健に関する指導・調整，研究の促進，食品の国際的基準の策定，技術協力等を行っている。

4-2 ▎国際連合食糧農業機関 (FAO:Food and Agricultire Organization of United Nation)

　主に「人類の飢餓からの解放」を目的に設立された国連の専門機関であり，世界各国の人びとの栄養状態や生活水準の改善，食糧の生産・分配の改善向上，農村開発の促進などを行っている。

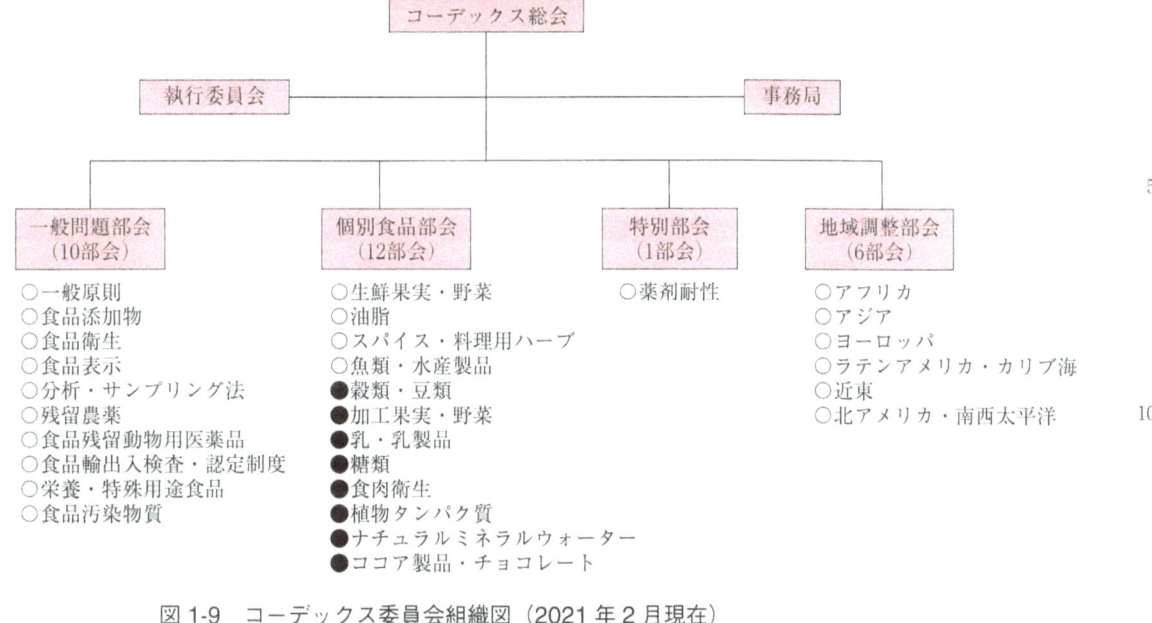

図 1-9　コーデックス委員会組織図（2021 年 2 月現在）
注：●印は休会中
資料：厚生労働省「コーデックス委員会組織図」
(https://www.mhlw.go.jp/topics/idenshi/codex/dl/soshikizu_201903.pdf)

4-3　コーデックス委員会 (Codex Alimentarius Commission)

　FAO（国連食糧農業機関）と WHO（世界保健機関）によって設立された国際政府間組織であり，国際食品規格（コーデックス規格）を作成し消費者の健康保護と食品の公正な貿易を促進することを目的とする。188 か国と 1 機関（EU）が加盟しており，執行部会（Committee）を含めて 23 の部会が活動している（2021 年 3 月時点）。部会には，一般問題部会，個別食品部会，特別部会などがある。一般問題部会には食品表示，分析・サンプリング法，食品輸出入検査・認証制度，栄養・特殊用途食品部会などがあり，特別部会は薬剤耐性部会のみである（図 1-9）。

4-4　FAO と WHO が合同で運営するリスク評価機関

　コーデックス委員会からの要請でコーデックス委員会から独立したリスク評価機関である。食品添加物，汚染物質，自然毒および動物用医薬品に関するリスク評価を行う JECFA（FAO/WHO 合同食品添加物専門家会議），残留農薬に関するリスク評価を行う JMPR（FAO/WHO 合同残留農薬専門家会議）および微生物学的安全性にかかわるリスク評価を行う JEMRA（FAO/WHO 合

同微生物学的リスク評価専門家会議）等がある。

4-5 ▌ 世界貿易機関 (WTO:World Trade Organization)

「世界の自由と公平な貿易」を目的とする国際機関で，加盟国間で貿易ルールの作成や交渉を行い紛争の解決を図る。食品衛生にかかわる WTO 協定附属書の一つに「衛生植物検疫措置の適用に関する協定（SPS 協定）」があり，動植物検疫，食品や飼料中の添加物，汚染物質等による危険から国内の人・動物の生命・健康を保護するなどの具体的なルールを定めている。

4-6 ▌ 海外政府機関

1 欧州食品安全機関 (EFSA：European Food Safety Authority)

欧州連合における食品の安全性に関するリスク評価機関であり，食品および飼料の安全，栄養，動植物衛生ならびに動物福祉についてリスク評価とリスクコミュニケーションを行っている。

2 米国食品医薬品庁 (FDA：Food and Drug Administration)

米国の保健福祉省に置かれた機関で，医薬品，食品（畜肉，家きん肉および卵製品を除く），医療機器，化粧品等の安全性および効能を確保するための規則の策定，許認可審査，検査，調査研究等を行っている。内部組織に食品安全・応用栄養センター（CFSAN：Center for Food Safety and Applied Nutrition）がある。

【練習問題】

問題1 食品衛生法およびその関連法規に関する記述である。正しいのはどれか。2つ選べ。

(1) 食品安全基本法は，内閣府が所管し，国民の健康が最も重要であるという基本的認識に基づいている。

(2) 食品衛生法では，食品とは医薬部外品を含むすべての飲食物をいう。

(3) 食品衛生法では，乳幼児用のおもちゃは規制の対象外である。

(4) 食品安全基本法によって内閣府は個々の食品の規格基準を定める。

(5) 食品衛生法には罰則がある。

問題2 食品衛生行政に関する記述である。正しいのはどれか。2つ選べ。

(1) リスク分析の考え方は食品安全基本法で定められている。

(2) リスク管理は食品安全委員会で行われる。

(3) 食品添加物公定書を作成するのは，厚生労働大臣および内閣総理大臣である。

(4) 食品衛生推進員は，国によって委嘱される。

⑸ 食品衛生責任者は，営業者の自主的な管理基準である。

問題3 食品衛生行政に関する記述である。正しいのはどれか。2つ選べ。
⑴ コーデックス委員会は，FAO（国連食糧農業機関）によって設立された。
⑵ コーデックス委員会における薬剤耐性部会は，一般問題部会に属す。
⑶ 食品用器具・容器包装のポジティブリスト制度は食品用器具・容器包装の原材料を構成するすべて物質を対象とする。
⑷ 食中毒が起こった場合，国や都道府県が連携をとり，厚生労働大臣は広域連携協議会を開催して拡大を防止することが大切である。
⑸ HACCPは原則すべての食品事業者に義務化された衛生管理である。

【解答】
問題1　⑴と⑸
解説
⑵ 医薬部外品は含まない。
⑶ 対象である。
⑷ 個々の食品の規格基準は，厚生労働大臣が食品衛生法によって定める。

問題2　⑴と⑶
解説
⑵ 食品安全委員会はリスク評価を行う。
⑷ 食品衛生推進員は都道府県等が委嘱する。
⑸ 食品衛生責任者は自主的な管理基準でなく法的義務として営業許可施設ごとに置くことになっている。

問題3　⑷と⑸
解説
⑴ FAO（国連食糧農業機関）とWHO（世界保健機関）によって設立された。
⑵ 薬剤耐性部会は特別部会に属す。
⑶ 食品用器具・容器包装の原材料を構成する合成樹脂を対象とする。

2章

食品衛生と微生物

1 食品中の微生物

1-1 微生物の分類

　微生物とは一般的には，微小の肉眼では観察することのできない生物の総称であり，図 2-1 に示したように，細胞の構造から，真核生物，原核生物，さらに細胞の形態がないウイルスに分けられる。われわれが生活している環境中には多くの種類の微生物が常在菌として存在し，これら微生物の中には有用な微生物もあれば，有害な微生物もある。有用な微生物は発酵や医薬品の生産に利用されているが，有害微生物は，食品の腐敗や感染症，食中毒の原因となる。

　食品衛生上問題となる食中毒に関連する細菌は大きさが $0.5 \sim 5 \, \mu m$ で，核膜をもたない**原核生物**である。カビや酵母は細菌に比べて大きく $5 \sim 10 \, \mu m$ で**真核生物**と呼ぶ。なお，ウイルスは細菌よりも小さく $0.01 \sim 0.3 \, \mu m$ 程度である。

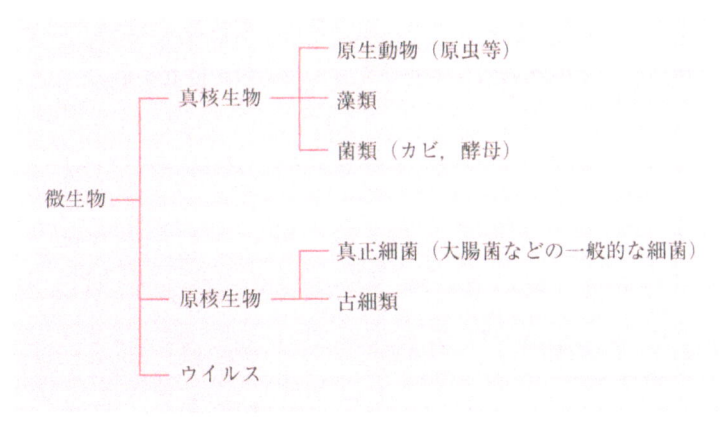

図 2-1　微生物の分類

1-2 ▌ 細菌

● 1　細菌の形態

　細菌は図 2-2 に示すように外形より，球状の**球菌**，棒状の**桿菌**，らせん状あるいは波状の**らせん菌**に分類される。さらに，細胞の配列により球菌では，単球菌，双球菌，球菌が連なった連鎖球菌，ブドウのように塊を形成しているブドウ球菌，桿菌では短桿菌や長桿菌，連鎖桿菌等に分けられる。

　また，細菌はグラム染色によりグラム陽性菌とグラム陰性菌に分けられる。グラム染色とは，1884 年にデンマークの学者ハンス・グラム（Hans C. J. Gram）が考案した実用性の高い細菌の分別染色法で，細菌を固定後，クリスタルバイオレットなどの塩基性染色液によって染色し，ルゴール液で媒染，エチルアルコールで脱色後さらに，サフラニンによる染色を行う。この染色で，脱色されずに青紫色に染まるものをグラム陽性菌，紫色に染まらず赤く染まるものをグラム陰性菌という。

　グラム陽性菌はペプチドグリカン層が厚く，多糖やテイコ酸から形成される。グラム陰性菌はペプチドグリカン層が薄く，外側に外膜を有する。

● 2　細菌の構造

〔1〕　細胞壁

　細胞壁は細胞の表層にあり細胞の形を維持し，菌体を保護するとともに外敵からの侵入を防ぐ役割がある。グラム陽性菌では，糖とアミノ酸から構成されるペプチドグリカン層が厚い。グラム陰性菌は，陽性菌に比べてペプチドグリカン層は薄いが，その外側にリポ多糖を含んだ外膜が存在する。

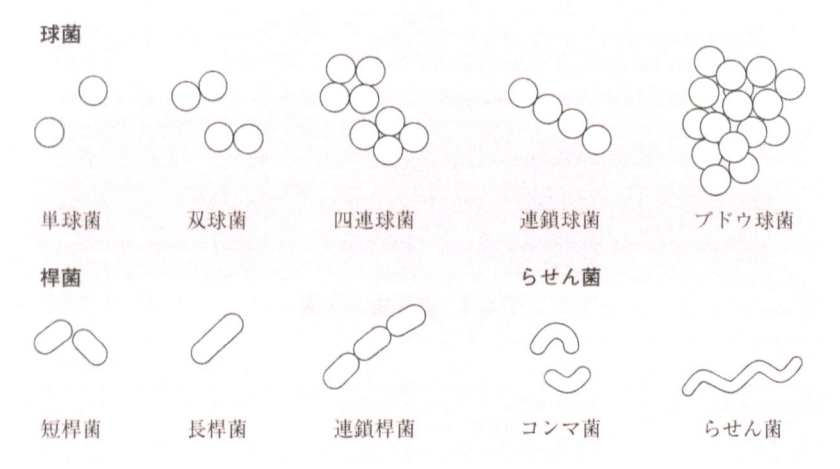

球菌

単球菌　　双球菌　　四連球菌　　連鎖球菌　　ブドウ球菌

桿菌　　　　　　　　　　　　　　　　**らせん菌**

短桿菌　　長桿菌　　連鎖桿菌　　コンマ菌　　らせん菌

図 2-2　細菌の形態

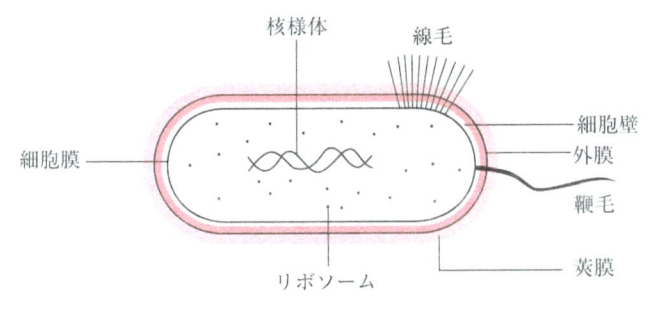

図 2-3　細菌の構造

⑵　**細胞膜**

細胞質を包む膜であり，リン脂質二重層からなる。細胞膜は，物質の輸送，代謝産物の排出，エネルギー産生等も行っている。

⑶　**細胞質**

細胞質は，細胞内代謝が行われる場所であり，たんぱく質の合成を行うリボソーム，核様体，栄養分をもった顆粒が存在する。さらに，染色体外遺伝子のプラスミドが存在する菌もある。

⑷　**核様体**

細菌は核膜に包まれた核をもたないが，染色体は細胞質内に存在し，核様体と呼ぶ。

⑸　**鞭毛，線毛**

鞭毛は細菌の運動をつかさどっており，鞭毛の位置や数などにより図 2-4 のように分けられる。

線毛は細く短い毛状の構造である。鞭毛と異なり運動性はみられない。主にグラム陰性菌に存在する。

⑹　**芽　胞**

芽胞は，菌体が生存，存続するための器官である。バチルス属，クロストリジウム属などは環境状態が良ければ増殖を繰り返すが，栄養状態や環境状態が悪くなると生命を維持するために芽胞を菌体内部に形成し，増殖を停止する。

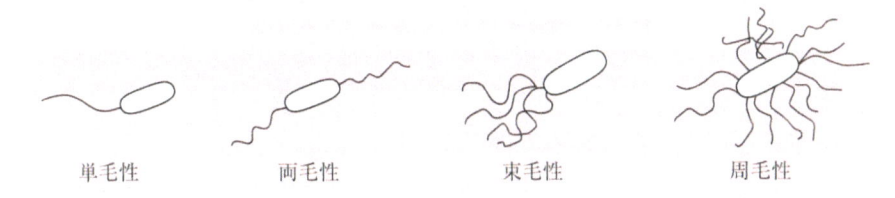

図 2-4　鞭毛の種類

発育環境が回復すると芽胞が発芽し増殖する。芽胞は厚い殻で覆われており，熱や乾燥，化学薬品，紫外線などに対し抵抗性が強い。

1-3　細菌の増殖条件

❶ 温度

　細菌が増殖するためにはそれぞれの細菌に適した**至適温度**がある。至適温度によって低温細菌，中温細菌，高温細菌に分けられる。すなわち，**低温細菌**は15 ～ 25 ℃，**中温細菌**は 25 ～ 45 ℃，**高温細菌**は 50 ～ 60 ℃が増殖の至適温度である。なお，食中毒菌など多くの細菌は至適温度 37 ℃付近の中温細菌である。

❷ 水分

　細菌の増殖には，水分が必要である。食品中の水分は結合水と自由水から成り，結合水は食品成分と結合している水のため微生物が利用できにくいが，自由水は食品中の成分と結合していない水のため微生物が利用できる。食品中の自由水の存在割合を示すのが**水分活性**（**Aw**：water activity）で一般細菌は約 0.90 以上，カビは 0.80 ～ 0.85 以上で増殖する。

$$水分活性（Aw）= \frac{密閉した容器における食品の飽和水蒸気圧}{密閉した容器の中の純水の飽和水蒸気圧}$$

❸ 栄養素

　自然界には**独立栄養細菌**などのように有機物を必要とせず無機物だけで増殖できる菌も存在するが，腐敗や食中毒細菌の多くの場合は有機物である栄養素を必要とする**従属栄養細菌**である。栄養源としては，炭素源であるグルコースなどの糖類，窒素源であるたんぱく質やアミノ酸，細胞内の浸透圧調整や酵素のはたらきにかかわる無機塩類を必要とする。

❹ 酸素

　細菌においては酸素の要求性から**表 2-1** のように**好気性菌，微好気性菌，通性嫌気性菌，偏性嫌気性菌**に分けられる。

表 2-1　酸素要求性による微生物の分類

分　類	酸素の必要性	代表的な微生物
好気性菌	酸素がないと増殖できない	カビ類，セレウス菌
微好気性菌	大気より低い酸素濃度（約 5%）で増殖する	カンピロバクター
通性嫌気性菌	酸素の有無にかかわらず増殖する	大腸菌，ブドウ球菌，サルモネラ属菌
偏性嫌気性菌	酸素が存在すると増殖できない	ボツリヌス菌，ウェルシュ菌

⑤ pH

細菌の増殖には温度や酸素と同様に**至適pH**があり，菌によって異なる。しかし，多くの細菌が増殖に適したpHは中性から微アルカリ性のpH6.5〜8.0程度である。

腸炎ビブリオやコレラ菌はpH8.0〜8.6のアルカリ性で増殖するものもある。酵母やカビの増殖には至適pHは6.0〜6.6であり，酸性下でも増殖する。

⑥ 塩分

細胞の内部はある程度高めの浸透圧で保たれていることから，外部の塩分濃度が影響する。塩分が低い環境では細胞質内に水分が流入し，塩分濃度が高すぎる場合は菌体から水分が流出する。多くの細菌においては，塩分濃度が0.85〜0.95％が増殖に適している。腸炎ビブリオは増殖には2〜3％の塩分を必要とし，**好塩菌**という。なお，ブドウ球菌のように，8〜10％の塩分濃度が高い環境でも耐えうる細菌も存在するが，これらの細菌を**耐塩菌**という。

2 食品微生物の由来

食品は生産段階で微生物に汚染されることが多いが，加工や貯蔵工程以前に微生物により汚染されることを**一次汚染**という。食品の加工，貯蔵，流通の間にほかの食材，環境，ヒト，動物などによりヒトの口に入るまでに汚染されることを**二次汚染**という。これらの微生物は，土壌，水，空中，ヒトや動物由来であると考えられる。

2-1 土壌由来微生物

食品の微生物汚染では土壌由来が最も多く，細菌，放線菌，酵母，カビなどの菌類などが存在する。クロストリジウム属（*Clostridium*）やバチルス属（*Bacillus*）などの芽胞細菌が多く，食品への汚染は，野菜や果実などの農作物に直接付着したり，土やほこりから食品を汚染して食品加工現場に持ち込まれることが多い。

2-2 水由来微生物

河川等の淡水や海水に由来する細菌である。淡水には，シュードモナス属（*Pseudomonas*），アシネトバクター属（*Acinetobacter*），アエロモナス属（*Aeromonas*）などが存在している。特に，衛生状態が悪い国においては河川

が病原菌で汚染されていることがある。海水中に生息する菌は，ビブリオ属（*Vibrio*）などの好塩菌が多く，魚の表面や腸管内に存在している。魚介類による食中毒の原因となるケースが多い。

2-3 ┃ 空中由来微生物

空気，ちり，ほこりなどには，バチルス属，クロストリジウム属，カビ，酵母などの微生物が存在する。これらの菌は乾燥や紫外線に抵抗性があるものが多い。加熱調理後など放置時間が長いと，二次汚染を受けることがある。

2-4 ┃ ヒト，動物由来微生物

ヒトや動物由来の細菌では，腸管，体表，呼吸器系からもたらされ，バクテロイデス属（*Bacteroides*），クロストリジウム属（*Clostridium*）などが多く，大腸菌など腸内細菌は糞便からの汚染も考えられる。食中毒を引き起こす細菌としてサルモネラ属（*Salmonella*），カンピロバクター属（*Campylobacter*），病原性大腸菌（pathogenic *Escherichia coli*）などが存在する。これらの微生物は，食肉，乳製品，卵類に付着していることが多い。また，ヒトの体表や呼吸器系由来では黄色ブドウ球菌があり，不十分な手洗い後の調理や傷のある手で食品を直接触った場合などに食中毒の原因となる。

3 衛生指標菌

衛生指標菌とは，微生物汚染の状況や品質を客観的に評価するための指標となる細菌を指す。汚染指標菌には，「一般生菌数」，ヒトや動物の糞便汚染の指標菌である「大腸菌群」，「大腸菌」，「腸球菌」などがある。

3-1 ┃ 一般細菌数

標準寒天培地を用いて好気的な条件で，35 ± 1℃，48 ± 3時間で培養して検出される細菌の数をいう。通常 1 g あるいは 1 mL 当たりの生菌数であらわされる。この条件で生存する細菌は中温性好気性細菌であり，食品や食品製造環境における細菌の汚染を反映し，食品の安全性，保存性，取り扱いの適否を総合的に評価する際の指標となる。一般細菌数が多い場合は，細菌が増殖している可能性のあることを示すとともに，製造時の加熱不足や二次汚染，保存時の温度管理に問題があったことが考えられる。一般の食品では 10^7/g を初期腐敗の目安とする。

3-2 ▊ 大腸菌群数

　グラム陰性の無芽胞桿菌のうち，乳糖を分解して酸とガスを産生する好気性
または通性嫌気性菌を指す。主に腸内細菌を対象とする衛生指標菌であるが，
腸管内以外にも，土壌，海水などでも増殖する細菌も含まれる。飲料水や生食
用の食材からの検出では糞便汚染の指標としてとらえられるが，加熱後の食品
から検出された場合は，加熱不足や加熱後の不適切な取り扱いが考えられる。

　大腸菌群の規格基準が設定されている食品は，乳，乳製品，清涼飲料水，氷
雪，包装後加熱食肉製品，魚肉ねり製品，無加熱摂取冷凍食品，凍結直前に加
熱された加熱後摂取冷凍食品，氷菓，冷凍ゆでだこ，鯨肉製品などである（巻
末資料Ⅰ参照）。

3-3 ▊ 大腸菌数

　大腸菌群の中で44.5℃で発育して，乳糖を分解しガスを産生する菌群を糞
便系大腸菌群という。この糞便系大腸菌群のなかで，インドール産生能（I），
メチルレッド反応（M），Voges-Proskauer 反応（Vi），クエン酸塩利用能（C）
の各試験を行い，この IMViC 試験の結果が「＋＋－－」であった場合に，大
腸菌とされている。これらの菌は，大腸菌群と比較してヒトおよび動物の糞便
に存在する確率が高く，直接または間接的に，糞便汚染があったこと，比較的
新しい糞便汚染であることが考えられる。指標菌としては，自然界からの汚染
がそのまま反映される生野菜，生肉，魚介類などの未加熱食品に適用される。
大腸菌数の規格基準が設定されている食品は，乾燥食肉製品，生食用かき，加
熱後摂取冷凍食品（凍結直前加熱以外）などである（巻末資料Ⅰ参照）。

【練習問題】

問題 1 細菌についての記述である。正しいものを1つ選べ
(1) 食中毒に関連する細菌は核膜につつまれた核をもつ真核生物である。
(2) 球菌はすべてグラム陽性菌のため，グラム染色では紫色に染まる。
(3) 一般細菌数は，標準寒天培地を用いて嫌気的な条件で，35℃±1℃，48±3時間
　　で培養して検出される細菌数をいう。
(4) 大腸菌群はグラム陰性菌であり，芽胞をもたない桿菌である。
(5) 糞便系大腸菌群は，ブドウ糖を分解し，ガスを産生する菌群のことをいう。

問題 2 細菌の増殖についての質問である。正しいものを1つ選べ。
(1) 偏性嫌気性菌は，酸素があってもなくても増殖する菌のことをいう。
(2) 大気より低い酸素濃度でよく生育する菌を微好気性菌という。

(3) 塩分濃度が 0.9 % 程度で増殖する菌を好塩菌という。

(4) 細菌は 25 ℃以下では増殖しない。

(5) 一般細菌は水分活性 0.70 以上で増殖する。

【解答】

問題 1　(4)

解説

(1) 食中毒に関連する細菌は，核膜をもたない原核生物である。

(2) 球菌はすべてグラム陽性ではない。

(3) 標準寒天培地を用いて好気的な条件で検出される。

(4) 正しい。

(5) 糞便系大腸菌群は，大腸菌群の中で，44.5 ℃で発育して，乳糖を分解しガスを産生する菌群をいう。

問題 2　(2)

解説

(1) 偏性嫌気性菌は酸素が存在すると増殖できない。

(2) 正しい。微好気性菌は，約 5 〜 15 % 程度で増殖する。

(3) 好塩菌は，2 〜 3 % で増殖する。多くの細菌は 0.85 〜 0.95 % が増殖に適している。

(4) 25 ℃以下でも増殖する低温細菌が存在する。

(5) 一般細菌は水分活性が 0.90 以上で増殖する。

食品の変質

食品（食物）は３大栄養素である糖質，たんぱく質，脂質をはじめ種々さまざまな成分から構成されており，発酵食品のように食品の価値を高める場合を除き，加工工程や保存中に徐々に分解し，この分解過程は品質を劣化変質させる場合が多い。変質の要因は大きく２つに分類される。第１の要因は，微生物および微生物の有する酵素によるものである。微生物は自然界に広く生息しているので，食品は生産現場あるいは加工，流通の間に微生物汚染を受ける機会が多い。しかも，食品の多くは微生物の増殖に必要な栄養素を含んでいるので，保存条件により微生物が増殖し，その酵素作用で食品は**変質**する。第２の要因は食品自身がもつ酵素作用，および酸素，光など食品がさらされる環境からの物理化学的な因子による変質である。一方，食品に含まれる脂質の劣化は，空気中の酸素の酸化作用によるものが主な変質要因である。

1 腐敗（微生物による変質）

1-1 ▌食品の変質機序

食品が時間とともに色，味，香り，外観などの成分が変化し，可食性を失った状態を**変質**という。一般に変質によって，たんぱく質などの含窒素化合物がある種の微生物の作用により分解し，アンモニア，アミン類，硫化水素などの悪臭ガスを生じて，不快あるいは有害な物質を生成する現象を**腐敗**（putrefaction）という。これに対して，糖質類や脂質は微生物の作用によって変化しても，比較的有害な物質を生成することが少ないので，これを**変敗**（deterioration）という。このうち脂質が酸素，光，金属などの影響で悪臭，変色，風味の劣化を起こすことは**酸敗**（rancidity）として区別している。一方，微生物の作用が人間生活にとって有益な場合は**発酵**（fermentation）という。しかし，食品には，糖質，たんぱく質，脂質などの栄養素が混在しており腐敗，変敗，酸敗などの現象は同時進行する場合が多く，一般的にはこれらを厳密に区別せずに"腐敗"と呼ぶ（図3-1）。

ここでは，たんぱく質の分解による食肉の変質（腐敗）について述べる。

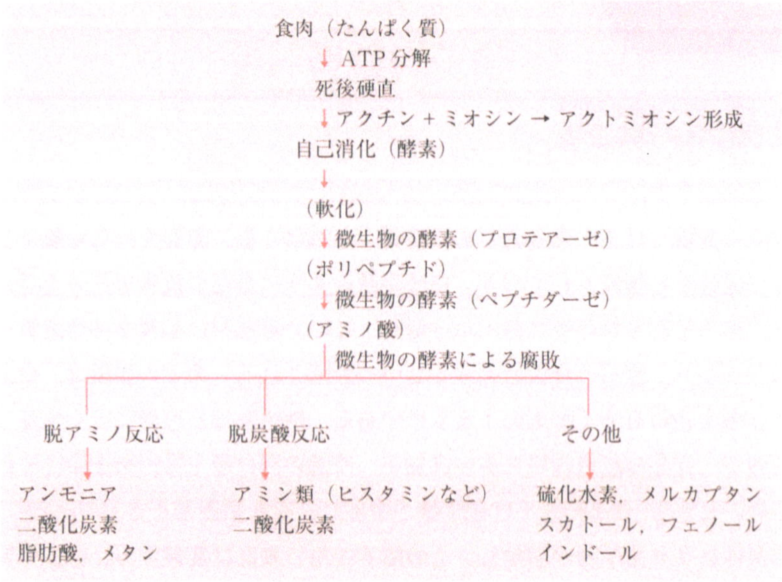

食肉（たんぱく質）
↓ ATP 分解
死後硬直
↓ アクチン＋ミオシン → アクトミオシン形成
自己消化（酵素）
↓
（軟化）
↓ 微生物の酵素（プロテアーゼ）
（ポリペプチド）
↓ 微生物の酵素（ペプチダーゼ）
（アミノ酸）
微生物の酵素による腐敗

脱アミノ反応	脱炭酸反応	その他
アンモニア	アミン類（ヒスタミンなど）	硫化水素，メルカプタン
二酸化炭素	二酸化炭素	スカトール，フェノール
脂肪酸，メタン		インドール

図 3-1　食肉の腐敗機序

資料：太田房雄・西島基弘編著『食品衛生学（第 2 版）』建帛社，2008，p.27 を改変

1　死後硬直

　と殺された肉は，死後硬直を起こす。これは，生命のある場合は，筋肉中のたんぱく質のミオシンが ATP（アデノシン三リン酸）と結合しているが，と殺後，グリコーゲンの分解に伴う乳酸の生成で pH が下がり，ATP が分解してできるエネルギーにより筋肉中のたんぱく質であるアクチンと ATP と分離したミオシンが結合して，粘性が強く収縮性のあるアクトミオシンができ筋肉の収縮が起こる。死後は ATP の再合成は行われず ATP の分解だけが起こり，アクトミオシンが形成されたままなので硬直が生じる。

2　自己消化による軟化

　死後硬直状態では筋肉は酸性を呈するが，時間の経過に従い，自らの有する酵素によってたんぱく質が徐々に分解し，筋肉が次第に自己消化して軟化する。ただし，この段階では無傷なたんぱく質には微生物は作用しにくく，自己のたんぱく質分解酵素（プロテアーゼ）によって低分子化し，ペプチドやアミノ酸にまで分解される。この段階では，食肉の旨味が増す時期であることを利用して，一定の日数，冷蔵保存して熟成を行わせる。

3　変質（腐敗）とその生成物

　新鮮な段階では，微生物による汚染はほぼ食品の表面に限られるが，成分の

化学的な変化に伴って，組織の堅固性，弾性，保水性などの物理的性状が変わり，微生物の組織内部への侵入を招くことになる。それによって，さらに分解が起こり，アンモニア，二酸化炭素，各種アミン類，硫化水素，フェノール，インドール，スカトール，メルカプタン，脂肪酸，メタンなどの多くの腐敗生成物を生じ，悪臭を発する。悪臭以外では，味の変化（酸味，苦味），色素産生，組織の脆弱化，二酸化炭素の産生，ねと（糸引き）形成が認められる場合もある。

　一般に好気的条件下で増殖する好気性細菌や通性嫌気性細菌は，食品の表面で増殖しアンモニアを生成，同時に脂肪酸やケト酸など種々の有機酸を生成する（脱アミノ反応）。一方，嫌気的条件下で増殖する偏性嫌気性細菌や一部の通性嫌気性細菌は，食品の内部で増殖して脱炭酸を繰り返して種々のアミン類を生成する（脱炭酸反応）。特にヒスチジンを多く含む食品（アジ，サバ，イワシなどの赤身の魚）の変質では，脱炭酸酵素（デカルボキシラーゼ）活性の高い腐敗細菌であるヒスタミン生成菌の一種 *Morganella morganii*（モルガン菌）などの作用でヒスタミンが生成し，アレルギー様食中毒[*1]が起こること

＊1：アレルギー様食中毒

　顔面や全身の紅潮，じん麻疹，発熱などアレルギー症状に似た中毒症状を呈する。食後5分から数時間以内に発症し，半日程度で回復する。抗ヒスタミン剤の投与が有効である。

表 3-1　脱アミノ反応と脱炭酸反応

1.　脱アミノ反応：アミノ酸からアミノ基(-NH₂)が離脱し，アンモニアが生成される反応

$-NH_2$

1. 脱アミノ反応：アミノ酸からアミノ基($-NH_2$)が離脱し，アンモニアが生成される反応
   ① 酸化的脱アミノ反応→αケト酸＋アンモニア
   ② 還元的脱アミノ反応→飽和脂肪酸＋アンモニア
   　【例】グリシン＋2水素→酢酸＋アンモニア
   ③ 不飽和化的脱アミノ反応→不飽和脂肪酸＋アンモニア
   　【例】アスパラギン酸→フマル酸＋アンモニア
   ④ 加水分解的脱アミノ反応→ヒドロキシ酸＋アンモニア
   　【例】アルギニン＋水→シトルリン＋アンモニア
   ⑤ アミノ酸相互の酸化還元による脱アミノ反応→有機酸＋二酸化炭素＋アンモニア
   　【例】グリシン＋アラニン＋水→酢酸＋アンモニア＋二酸化炭素

2. 脱炭酸反応：アミノ酸から末端のカルボキシル基（-COOH）が離脱し，アミンと二酸化炭素が生成される反応
   【例】
   グリシン→メチルアミン＋二酸化炭素
   アラニン→エチルアミン＋二酸化炭素
   ロイシン→イソアミルアミン＋二酸化炭素
   グルタミン酸→γ-アミノ酪酸＋二酸化炭素
   リジン→カダベリン＋二酸化炭素
   チロシン→チラミン＋二酸化炭素
   ヒスチジン→ヒスタミン＋二酸化炭素
   　生成された各種アミン類は，最終的にはアンモニア，二酸化炭素，水になる。

3. 脱アミノと脱炭酸の併行反応
   ① 加水分解的併行反応
   　バリン＋水→イソブチルアルコール＋アンモニア＋二酸化炭素
   ② 酸化的併行反応
   　アラニン＋酸素→酢酸＋アンモニア＋二酸化炭素
   ③ 還元的併行反応
   　グリシン＋水素→メタン＋アンモニア＋二酸化炭素

表 3-2 腐敗に関与する主な微生物の属名

細 菌	好気性菌
	Pseudomonas（シュードモナス），*Achromobacter*（アクロモバクター）*Alcaligenes*（アルカリゲネス），*Flavobacterium*（フラボバクテリウム）*Bacillus*（バチルス：好気性芽胞形成菌）*Micrococcus*（ミクロコッカス）
	通性嫌気性菌
	Proteus（プロテウス），*Serratia*（セラチア），*Escherichia*（大腸菌），*Sarcina*（サルシナ）
	嫌気性菌
	Clostridium（クロストリジウム：偏性嫌気性芽胞形成菌）
カ ビ	*Mucor*（ムコール；ケカビ），*Rhizopus*（リゾプス；クモノスカビ），*Aspergillus*（アスペルギルス；麹カビ），*Penicillum*（ペニシリウム；青カビ），*Neurospora*（ノロスポラ；アカパンカビ）
酵 母	*Saccharomyces*（サッカロミセス），*Pichia*（ピキア）*Torulopsis*（トルロプシス）

もある。脱炭酸反応は食品の pH が酸性のとき起きる。一方，脱アミノ反応は食品の pH が中性からアルカリ性で，アミノ酸の酸化，還元，不飽和化，加水分解が起こる。さらに，以上の反応のほかに脱アミノ反応と脱炭酸反応が併行して起こる場合もある。これらの反応例を表 3-1 に示す。

1-2 腐敗に関与する微生物

　生産段階から土壌，大気，水中に生息する細菌，カビ，酵母など多数の微生物の汚染が，食品の腐敗に関与している。原材料に付着する微生物の種類は多いが，食品の種類，成分，物理的および化学的性質や環境要因（温度，水分，pH，酸素量），あるいは食品の製造，加工，調理法，保存法などの影響を受けて，特定の微生物が優勢となって増殖し，食品ごとに特有のミクロフローラ（微生物叢）を形成している。食品の腐敗に伴ってミクロフローラの変動が起こり，腐敗の様相もまた異なってくる。特に腐敗食品から高頻度に検出される微生物の属名を表 3-2 に示す。なお腐敗に関与する微生物とは，食品のミクロフローラの中で腐敗作用がある微生物の総称である。

2 油脂酸敗（化学的変質）

　食品の化学的変質には，食品の加工，調理，貯蔵中に，構成成分が反応して起こる褐変や油脂の酸敗がある。褐変には，野菜や果物に含まれるフェノール類が自己の酵素により酸化されて褐色物質が生じる酵素的褐変と，アミノ化合

物とカルボニル化合物の反応で**メラノイジン**という褐色物質を生じる非酵素的
褐変（アミノカルボニル反応）がある。このような食品の褐変は品質の低下を
招くが，安全性に影響することはほとんどない。これに反し油脂の酸敗は，油
脂を多く含む食品が，微生物による腐敗がなくても，酸素，光，熱，金属，酵
素などの影響により異臭，着色，粘度変化などの品質劣化が起こる。そして，
これを食することで，下痢，嘔吐など食中毒様症状を起こす場合がある。油脂
の酸敗の原因は，酸素による自動的，連続的に進行する**自動酸化現象**であり，
表3-3の機序で起こる。

2-1　油脂，脂質の変質（酸敗）の機序（メカニズム）

　食品に含まれる油脂でも，特に高度不飽和脂肪酸（リノレン酸，アラキドン酸，
エイコサペンタエン酸など）を含んだ油脂が酸化されることにより酸敗は起こ
り，飽和脂肪酸では起こらない。不飽和脂肪酸でも二重結合（C=C）1個のオ
レイン酸や二重結合2個のリノール酸のような脂肪酸では起こりにくく，二重
結合が3個以上の高度不飽和脂肪酸で起こりやすい。植物油，魚油などはこの
高度不飽和脂肪酸を多く含むので，空気中に放置すると酸敗臭を生ずる。この
脂肪酸は，生体内の中性脂肪，リン脂質中にも存在する。

　表3-3に示したように油脂・脂質の自動酸化の経路は複雑であるが，一度
脂質**ラジカル**[*2]が生成すると連鎖的に反応が進行していく特徴がある。この
ラジカル連鎖反応では，まず，（1）の反応で脂質LHが光，熱，金属などによ
り，脱水素されて脂質ラジカルL・を生じる。反応性に富んだL・は（3）の

表3-3　油脂の自動酸化機序

連鎖開始反応
（1）LH → L・+H・
（2）LOOH → L・，LO・，LOO・，HO・

連鎖成長反応
（3）L・+O_2 → LOO・
（4）LOO・+LH → L・+LOOH

LH	：脂質
L・	：脂質ラジカル
H・	：水素ラジカル
LOOH	：脂質ヒドロペルオキシド（過酸化脂質）
LOO・	：脂質ペルオキシラジカル

連鎖停止反応
（5）2L・ → LL
（6）L・+LOO・ → LOOL
（7）2LOO・ → LOOL+O_2

資料：谷村顕雄・豊川裕之編『食品衛生学（改訂第2版）』
南江堂，1997，p.45を改変

＊2：ラジカル（遊離基）

　フリーラジカルともいい，不対電子をもち，通常その電子のある原子記号に●をつけてあらわす。分子が熱，光による分解，放射線，金属による還元などで生成する。活動性に富み，生成後すぐに他分子と反応してしまう。酸素分子も不対電子を2つ有するラジカルである。

反応で分子状酸素の存在で脂質ペルオキシラジカル LOO・ となる。(4) の反応でこの LOO・ は未変化の LH から水素を引き抜き**一次安定生産物**のヒドロペルオキシド（過酸化脂質）LOOH になる。もう一方の LH は L・ となり，LOO・ に酸化され，反応はさらに進行する。これらの反応は自動的，連続的に進行するため自動酸化という。また，(2) の反応により LOOH は分解すると，L・，LO・，LOO・，HO・ などを生じ，それぞれ反応がさらに進行する。反応が停止するのは (5)，(6)，(7) の反応で二量体が生成するときである。生成した過酸化脂質（LOOH）は，重合，開裂，酸化，脱水などにより徐々に分解し，有害性を有するアルデヒド，アルコール，ケトン，短鎖脂肪酸などの二次生成物を生じる。その結果，油脂は，異臭，着色，粘度変化などの品質劣化が起こる。

　また，生体膜を構成するリン脂質がこのような酸化変質を受けると細胞機能障害を招き，動脈硬化などの疾病発症に関与しているとも示唆されている。

2-2　油脂の酸敗の促進因子と防止法

　油脂の酸敗促進因子には，① 酸素，② 光（波長 500 nm 以下のエネルギーの高い可視光線，特に紫外線），③ 温度，④ 金属（鉄，銅，ニッケルなど），⑤ 食品中の酵素（リポキシゲナーゼ，リパーゼなど），⑤ 水分，⑥ 放射線などがある。これらの因子を制御することにより，酸敗の進行を防止できる。油脂は空気に接する面積が増加すると酸敗されやすくなるため，酸素との接触を最小限にすることが必要である。その方法としては，真空包装，不活性ガス(N_2，CO_2）置換，脱気，脱酸素剤封入が有効である。光の遮断のためには，暗所での保存や，遮光性の高い着色，不透明包装材料の使用がある。温度に関しては，低温保存が有効であるが，化学反応は低温でも徐々に進行する。油の使用頻度や加熱温度には注意が必要である。金属の中でも二価の鉄が最も LOOH の分解を促進するので，キレート剤[*3]系の酸化防止剤による金属除去が有効であるし，その他熱処理による酵素の失活（ブランチング[*4]処理など）の方法などが有効である。水分の影響は油脂表面を水分でおおう状態，Aw0.4 あたりが酸敗に対して安定である。しかし，より乾燥状態になると，油脂と酸素が直接触媒して酸敗が促進される。

2-3　油脂酸敗の判別

　1960 年代，関西でめんを油で揚げた即席めんによる食中毒が発生し，食品衛生上大きな問題となった。現在，食品衛生法などで，油脂で処理した即席めん類あるいは菓子に酸価，過酸化物価の基準が設けられている（表3-4）。

＊3：キレート剤
　キレート試薬ともいう。金属イオンをはさむように配位して安定な環構造のキレート化合物をつくる多座配位子をいう。エチレンジアミン四酢酸（EDTA）などは遊離金属イオンの性質をマスクするので，金属塩の分離，精製，分析などに用いられる。

＊4：ブランチング
　加熱（蒸し煮，湯通し）処理をし，酵素を不活性化すること。冷凍食品，乾燥食品，缶詰などを製造する際に，前処理として不可欠な方法である。

表 3-4 油脂および油脂性食品の法規制

即席めん類 （めんを油脂で処理したもの）	食品衛生法規格基準： 　めんに含まれる油脂について酸価が3を超え、または過酸化物価が30を超えない JAS 規格： 　めんの油処理に使用した油脂の酸価は 1.5 以下でなければならない。なお、当該油脂の酸価をもって、油処理により乾燥しためんの酸価に代えることができる
食用植物油	JAS 規格： 　未精製油：酸価 0.2 〜 4.0 以下 　精製油　：酸価 0.2 〜 0.6 以下 　サラダ油：酸価 0.15 以下 　食用精製加工油脂：酸価 0.3 以下、過酸化物価 3.0 以下
油で処理した菓子 （油脂分 10% 以上のもの）	指導要領： 　酸価が3を超え、かつ過酸化物価が30を超えないこと、および酸価だけでは5を超えないことまたは過酸化物価のみでは50を超えないこと
弁当およびそうざい	衛生規範： 　原材料（ただし、再処理のものは除く）として酸価1以下（ただし、ごま油は除く）および過酸化物価 10 以下のものを使用すること 　揚げ処理中の油脂については発煙点が 170℃ 未満となったもの、酸価が 2.5 を超えたもの、カルボニル価が 50 を超えたものは新しい油脂と交換すること
洋生菓子	衛生規範： 　原材料（油脂類）として、酸価3以下、過酸化物価が30以下

　油脂の変質の程度は、酸価（AV）、過酸化物価（POV）、チオバルビツール酸価（TBA value）、カルボニル価（CV）などの化学的指標により判定する方法がある。なお、AV、POV などについては、試験紙を用いて簡単に測定できる簡易キットが市販されている。

❶ 酸価（AV：acid value）

　酸価とは、脂質中に存在する酸性脂質（遊離脂肪酸、酸性リン脂質、硫脂質など、主として遊離脂肪酸）の量を示す尺度である。試料 1 g 中の遊離脂肪酸を中和するのに要する水酸化カリウムの mg 数であらわす。

　油脂精製工程において脱酸操作が不完全なとき、あるいは油脂の保存状態が悪い、または調理により長時間加熱されたなど油脂の酸敗により酸価は増加する。よって油脂の劣化の指標および油脂の精製度の判定に用いられ、酸化が進むと値は増大する。

❷ 過酸化物価（POV：peroxide value）

　過酸化物価は、油脂の酸化ないし変敗の程度を示す尺度であり、油脂中の過

酸化物量を間接に示し，酸化油の臭さとよく相関している。

試料にヨウ化カリウムを加えたとき遊離されるヨウ素をチオ硫酸ナトリウムで滴定し，試料 1 kg に対するミリ当量数（mEq/kg）であらわしたものである。これは，油脂酸化の初期に生ずる過酸化物（パーオキサイド）がヨウ化カリウムと反応してヨウ素を遊離させる性質を利用している。よって酸化の初期に急増し，その後分解していくため，次第に POV 値は低値を示す。

3 チオバルビツール酸価 （TBA 価：thiobarbituric acid value）

チオバルビツール酸価は，油脂の変性に伴って過酸化脂質から生じるマロンジアルデヒド（MDA）の量を示す指標であり，チオバルビツール酸（TBA）と MDA を酸性下で加熱すると縮合し，赤色物質を生ずる。この物質を 530 nm で比色し，試料 1 g 当たり吸光度で示したものを TBA 価とする。酸敗が進むと TBA 価は増大する。簡便かつ鋭敏な方法であるが，MDA 以外にも TBA 反応陽性物質が存在する問題点がある。

4 カルボニル価 （CV：carbonyl value）

カルボニル価は，試料 1 kg 中に含まれるカルボニル化合物をミリ当量数（mEq/kg）であらわしたものである。油脂からの過酸化物がさらに分解し，揮発性のアルデヒド，ケトン，不揮発性のケト酸，ケトグリセリドなどが生成される。酸敗が進行するとカルボニル価は増大する。

3 トランス型不飽和脂肪酸（トランス脂肪酸）

コーデックス委員会において，トランス脂肪酸（TFA）は，「少なくとも 1 つ以上のメチレン基で隔てられたトランス型の非共役炭素−炭素二重結合をもつ単価不飽和脂肪酸および多価不飽和脂肪酸のすべての幾何異性体」と定義されている（図3-2，図3-3，図3-4）。トランス脂肪酸は一般にシス型脂肪酸より融点が高い。

近年，国際的に脂質に関する科学的な知見が蓄積され，トランス脂肪酸を大量に摂取すると，LDL（悪玉）コレステロールを増やすだけでなく HDL（善玉）コレステロールを減らし，冠動脈性心疾患にかかるリスクを高めると報告されている。カナダやアメリカでは，深刻さを増す心疾患への対応策として，そのリスクを高めるといわれるトランス脂肪酸量表示を義務化することとして，栄養成分表示にトランス脂肪酸が追加されている。南米諸国やアジアでも，トラ

ンス脂肪酸の表示の追加や義務化が進められている。わが国は，消費者庁が「ト
ランス脂肪酸の情報開示に関する指針」（2011 年 2 月 21 日）を出し，食品事
業者による自主的な情報開示の取組みを促進し，同年 8 月に同庁の出した栄養
成分表示検討会報告書では，トランス脂肪酸の表示は「今後の検討項目」となっ
ている。

　なお，トランス脂肪酸は，食品の脂質に含まれる脂肪酸の一種であり，天然
に含まれるものと工業的につくられるものがあるが，これらを正確に区別して
分析することができないため，区別して取り扱わない。天然の不飽和脂肪酸の
多くはシス型で存在している。しかし，ウシやヒツジ，ヤギなどの反芻動物で
は，胃のなかの微生物のはたらきによって，トランス脂肪酸がつくられている。
よって牛肉や羊肉，牛乳や乳製品のなかには微量のトランス脂肪酸が含まれる。

　一方工業的につくられるトランス脂肪酸の多くは，常温で液体の植物油か
ら，半固体または固体の油脂を製造する加工技術の一つである「水素添加」に
よって生成する場合がある。このため水素添加によって製造されたマーガリン
やファットスプレッド，ショートニング（硬化油）などや，それらを原材料に
使ったパン，ケーキ，ドーナッツなどの洋菓子，揚げ物などにトランス脂肪酸
が含まれる。また，植物油を精製する工程で，高温処理による脱臭を行う際に，
植物に含まれているシス型の不飽和脂肪酸からトランス脂肪酸ができる。よっ
て，サラダ油などの精製した植物油にも微量のトランス脂肪酸が含まれている。

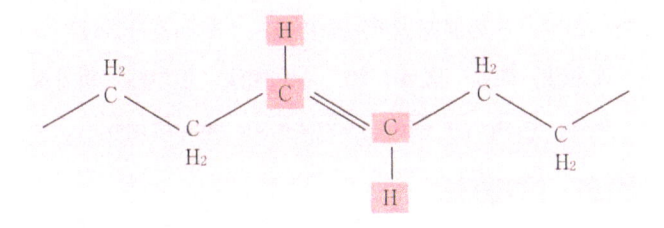

図 3-2　不飽和脂肪酸中のトランス型炭素 - 炭素結合

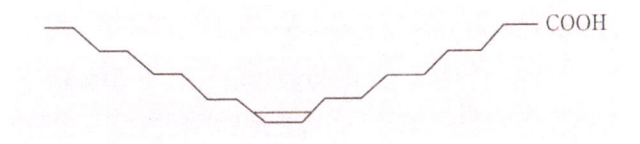

図 3-3　オレイン酸（9 シス -18：1）

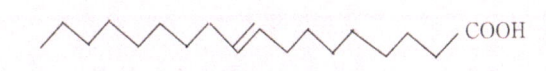

図 3-4　エライジン酸（9 トランス -18：1）

WHO/FAO 合同専門家会合は報告書（2003 年）のなかで，トランス脂肪酸の摂取に関して，1 日当たりの総エネルギー摂取量の 1 ％未満とするよう勧告を行った。その後，2008 年には最新の知見を踏まえ，これまで総エネルギー量の 1 ％未満としていた 1 日当たりのトランス脂肪酸の平均摂取量を見直すことを課題として指摘している。

一方，日本人の 1 日当たりのトランス脂肪酸の平均摂取量は食品安全委員会の調査報告によると，総エネルギー摂取量の 0.3 ％程度とされ，一般的な食生活では健康への影響は小さいと考えられる。

4 食品の変質防止法

食品の変質は微生物が大きくかかわっている。食品への微生物汚染を最小限にし，食品を長期間保存するには，① 殺菌，② 微生物の生育阻止の 2 つの方法がある。① は加熱その他の方法で食品中の微生物を殺滅し，無菌あるいは微量の菌数の状態で密封してしまう方法である。また，② は微生物の増殖条件（温度・水分・pH，栄養分など）を 1 つでも不適切な状態にすることである。すなわち，水分を減少させたり，低温や高温に保ったり，酸や化学物質を添加したりする方法がある。その際，初期汚染菌数（初発菌数）が低いほど，変質防止はより効果的である。しかし，すべての食品や加工食品に対して万能な変質防止法はないので，その問題点や限界を知って用いなければならない。ここでは，冷蔵・冷凍法，脱水（乾燥）法，くん煙法，加熱法，紫外線照射法，放射線照射法，塩蔵・糖蔵・酢漬法，真空包装法，食品添加物について述べる。

4-1 ■ 冷蔵・冷凍法

低温に設定して，食品中の微生物の活動を抑制することにより食品の変質を防止する方法である。冷蔵法は，一般には氷結しない 0 ～ 10 ℃で保存する方法であり，微生物の増殖はかなり抑制可能である。しかし，エルシニア・エンテロコリチカ，リステリア菌などの低温微生物は 4 ℃でも増殖できる。

現在，食品衛生法で規定されている冷蔵保存基準では，一部例外はあるが，清涼飲料水，食肉・食肉製品，魚肉ねり製品，ゆでだこ，生食用かき，ゆでがに，生食用鮮魚介類の保存基準は 10 ℃以下とされている。

一方，冷凍法は，0 ℃以下で食品を保存する方法である。冷蔵と同様に，食品衛生法で規定されている冷凍食品の保存基準では，一部例外があるが−15 ℃以下となっている（巻末資料 I 参照）。一般に，食品中の水分は，塩分

や糖分が溶解しているため，0℃ではなく，**最大氷結晶生成帯**[*5]**温度**（−1〜−5℃）で凍結する。この最大氷結晶生成帯温度の通過時間が長いと（**緩慢凍結**）大きな氷結晶が生成され，食品の組織損傷などの品質低下を招くため，急速冷凍する必要がある。凍結した場合，多くの細菌は，代謝が抑制されるため，増殖することはない。しかし，冷凍により完全に死滅することはなく休眠状態にあるため，解凍方法や解凍後の保存管理が重要である。

＊5：最大氷結晶生成帯

食品を凍結するとき水分の約80％が氷となり，できる氷の結晶が最も大きく成長する温度帯。

4-2 脱水（乾燥）法

食品中の水分を気体にして除去する方法を乾燥，液体のまま除去する方法を脱水という。脱水（乾燥）は，微生物が食品中で増殖するために，利用可能な食品成分に水和していない遊離型の自由水を食品から除去することにより，微生物による食品の変質を防ぐ方法である。一般に食品の**水分活性（Aw）**が1.0に近いほど微生物は増殖しやすくなるが，Awを0.65以下にすればほとんどの微生物は増殖しなくなる。しかし，水分活性の影響は微生物の種類により大きく異なり，一般に細菌よりも酵母やカビは比較的低いAw値でも生育が可能である。

乾燥法には，大別して天日干し，陰干しなどの自然乾燥法と加圧，常圧，真空（減圧）それぞれの状態で乾燥を行う人工乾燥法がある。**自然乾燥法**は，古くから行われている方法であり，簡単で経済的であるが，天候に左右され，衛生的にも問題があり品質を一定に保てないなどさまざまな欠点がある。一方，**人工乾燥法**は，機器，装置の稼働等に経費がかかるが，品質を一定に保つことが可能である。

4-3 くん煙法

食肉や魚介類を乾燥させた後，サクラ，ナラ，クヌギ，カシなどの樹脂の少ないチップを不完全燃焼させ，生じた煙でいぶす保存方法である。これは脱水や乾燥作用に加え，食品に独特の風味を与えると同時に，煙の中に含まれる微量のアルデヒド，アセトン，フェノール，有機酸類などの物質の相乗作用により保存性を高める効果があり，古くから用いられている方法である。しかし，木材の不完全燃焼作用で，ベンゾ［*a*］ピレンなどの発がん性のある**多環芳香族炭化水素**（PAH：polycyclic aromatic hydrocarbon）が生成され，微量ではあるが食品に含有される危険性が指摘されている（第6章3節3項参照）。

4-4 加熱法

食品を加熱処理することにより，食品中の微生物を死滅させたり，酵素を不

活性化して，食品の変質を防止する方法である。加熱殺菌における重要な因子は，温度と処理時間である。微生物の耐熱性を示す数値としてD値がある。これは一定温度下で滅菌を行ったとき，最初に存在していた菌を90％死滅させる（生残菌数を1/10に減少）時間を分単位であらわしたものである。また，D値を1/10に縮めるための温度差（℃）としてZ値がある。したがって，ある微生物のZ値が，他の微生物より大きいということは，D値をたとえば1/10に縮めるために，より多く温度を上げなければならないことを意味する。加熱は確実で効果的な方法であるため，食品の変質防止法として一般的に広く用いられているが，食品成分の性状などが変化して風味が悪くなったり，栄養価の低下が起こることには注意が必要である。

① 低温保持殺菌法（LTLT法：low temperature long time 殺菌）

62〜65℃で30分の加熱を行う方法である。ワインの腐敗・変質を防止するためパスツールによって考え出され，牛乳，ビール，果汁の殺菌に用いられている。低温で処理するため，熱に対して不安定な食品の品質を保持しやすいが，すべての微生物を死滅させるわけではない。牛乳の殺菌は，食品衛生法，乳等省令において，63℃で30分間加熱殺菌するか，またはこれと同等以上の殺菌効果を有する方法によるとされているが，これは主としてQ熱病原体（コクシエラ菌）などの病原微生物を死滅させることが目的である。

② 高温短時間殺菌法（HTST法：high temperature short time 殺菌）

72〜85℃で1〜15秒加熱する殺菌方法である。牛乳，果汁，スープなどの殺菌に利用されている。

③ 超高温殺菌法（UHT法：ultra high temperature 殺菌）

120〜150℃で数秒加熱する殺菌方法である。日本国内において，牛乳，ケチャップの殺菌法として，最も広く利用されている。LL牛乳（long life milk）は140〜150℃で数秒間滅菌した後（超高温滅菌法），無菌充填処理をしているため，室温保存が可能である。また，缶詰，びん詰，レトルトパウチなどの密閉保存食品の殺菌には高圧加熱殺菌（レトルト殺菌）が用いられている。この方法は高圧下，120℃で4分以上の加熱処理をする方法である。

④ 電磁波（マイクロ波）殺菌

周波数2,450MHzの電磁波（マイクロ波）を食品に照射すると，食品内分子の振動や回転が起こり，摩擦熱が発生する。この方法は，短時間で効率よく加

熱殺菌できるが，均一に加熱するには工夫が必要であり，金属製容器はマイクロ波を遮断するので使用できない。家庭では電子レンジとして利用されている。

4-5 ▌ 紫外線照射法

　太陽光線には微生物の DNA にチミンダイマーを形成させたり，染色体の損傷を起こす強い殺菌力を示す紫外線が存在する。最も強力な紫外線波長は 250 ～ 260 nm 付近であり，市販の殺菌灯の波長は 254 nm のものが用いられている。加熱を伴わないので低温で殺菌でき，放射線照射法とともに冷殺菌と呼ばれる方法の一つである。しかし，透過性に乏しく，その効果は表面的であり紫外線が直接当たらない陰の部分や内部には届きにくいため，微生物の混入機会の多い食品製造設備，環境（空気，飲料水），調理器具や包装の殺菌に限定的に使用されることが多い。さらに，変色や悪臭の原因となることもあるので，食品の殺菌目的の使用には不向きである。また，殺菌効果は，ウイルスや芽胞に対しては比較的弱い。目や皮膚に直接光が当たると網膜炎や皮膚炎を起こす危険性があるので，使用の際には，防護対策が必要である。

4-6 ▌ 放射線照射法

　発芽防止，殺菌，殺虫，果物の熟成の抑制のために，放射性物質から放出される β 線や γ 線が用いられている。この殺菌方法は細胞内の遺伝子に直接障害を起こすとともに，細胞内成分をイオン化させて微生物や虫を死滅させるものである。放射線は透過力があり食品の内部に対しても有効で，殺菌や殺虫効果が期待できるが，わが国では，ばれいしょ（ジャガイモ）の発芽防止のために，^{60}Co の γ 線が 150 グレイ以下 1 回のみの照射が認められている以外，食品の殺菌には利用できない。外国では，香辛料，乾燥野菜，穀類，食肉などに殺菌の目的で利用が許可されている国もあるので，輸入食品に問題となることがある（第 8 章 3 節参照）。

4-7 ▌ 塩蔵・糖蔵・酢漬法

　塩蔵や糖蔵は，食塩や砂糖を添加して浸透圧を高め，水分活性を低下させて微生物の増殖を防ぐ保存法である。一般細菌は，食塩濃度 10 % 以上，糖濃度 50 % 以上では増殖が抑制されるが，カビや酵母では飽和濃度に近い食塩や砂糖の濃度でも増殖する耐性の高いものがある。また，近年，消費者の健康志向や嗜好性の変化により食品の低塩，減塩，低糖化が進んでいるため，低温保存との併用がより有効である。酢漬法は，食酢や果汁などの有機酸を加え pH を低下させ，酢酸や乳酸などの非解離分子の作用により，食品中の微生物の増殖

を抑制し，酵素の変性や失活を誘導することで，食品の変質を防ぎ保存性を高める方法である。酢とともに食塩や砂糖などを添加すると，それらの相互作用により食品の保存性はさらに高まる。

4-8 ▌ 真空包装法

食品を通気性のないプラスチックフィルムで真空包装したり，脱気することによって空気（酸素）を除去した後，密封する方法である。さらに脱酸素剤（鉄粉）を封入することもある。この方法では酸素が除去されるため，カビや偏性好気性微生物の増殖を抑えるだけでなく，食品中の脂質の酸化も防止できる。しかし，ボツリヌス菌やウェルシュ菌のような偏性嫌気性菌は，嫌気的条件では逆に活発に増殖するので注意が必要である。

4-9 ▌ 食品添加物

食品の変質防止を目的に，化学的合成品や天然物由来の成分が食品添加物として指定され，用いられている。化学的合成品の主なものに，① 微生物を殺菌する目的の殺菌料（過酸化水素，次亜塩素酸ナトリウム），② 微生物の増殖を抑制するための保存料（安息香酸，ソルビン酸），③ 貯蔵や輸送中のカビの発生を抑制する目的の防カビ剤（ジフェニル，イマザリル），④ 食品の褐変や酸化の防止のための酸化防止剤〔ジブチルヒドロキシトルエン（BHT），エリソルビン酸〕，⑤ 果実，果菜の長期間鮮度保持のための被膜剤（オレイン酸ナトリウム，酢酸ビニル樹脂）などがある（第7章5節2項参照）。

5 鮮度・腐敗・酸敗の判定法

新鮮ではないが，外観的に明白な腐敗には達していない状態を初期腐敗という。このような初期腐敗の段階を判定することは食品衛生上重要であり，その判定方法には，官能試験，化学的試験，微生物学的試験などがある。

官能試験は，外観，味，臭いなどのヒトの五感によって判定する方法である。また，化学的試験は，揮発性アミンや不揮発性アミンなどの腐敗生成物を測定する方法がある。微生物学的試験は，腐敗の進行と関連のある食品中の生菌数を測定する方法である。

5-1 ▌官能試験

　官能試験は，人の五感である視覚，臭覚，味覚，触覚などで初期腐敗を感知する直接的な方法である。視覚は色調の変化や混濁を，臭覚は腐敗臭や刺激臭を，味覚は異味や刺激味を感知し，触覚では弾力性の消失や粘稠度の変化を感知し腐敗を認識し得る。また，聴覚を利用した缶詰の打缶検査など正常な製品と異なった変化を知る方法もある。これらの方法は判定に個人差があり，腐敗の程度を客観的に表現できないのが欠点である。しかし，魚介類のように漁獲後の鮮度変化の速いものには有効な手法の一つとなっている。現在では，味覚センサーのような測定装置も開発されている。

5-2 ▌化学的試験

❶ 揮発性塩基窒素（VBN：volatile basic nitrogen）

　魚肉は，一般に畜肉に比較して，自己消化が速い。死後硬直後，自己消化によりたんぱく質の分解が起こり，生じたペプチドやアミノ酸に微生物が付着すると速やかに腐敗が進み，異味や異臭を呈する。腐敗に伴って生成するアンモニアやトリメチルアミンなどは，揮発性塩基窒素量として測定して，腐敗の程度（特に初期腐敗）の指標として用いられている。一般的な方法として**コンウェイ微量拡散法**[*6]を用いて測定する方法がある。食品検体 100 g 中の揮発性塩基窒素の mg 数（mg％）であらわされる。一般的に，新鮮魚肉では 5 〜 10 mg％，初期腐敗時には 30 〜 40 mg％，完全腐敗の魚肉では 50 mg％以上である。ただし，魚種および部位によって，値が大きく異なるものもある。また，肉の場合は 20 mg％で初期腐敗とみなされる。

❷ トリメチルアミン（TIMA：trimethyl amine）

　揮発性塩基物質の一つであり，海産魚介類の鮮度低下初期に多く産生されるため，初期腐敗の指標として測定される。海産魚介類のエキス成分であるトリメチルアミンオキシドが，細菌酵素により還元されて**トリメチルアミン**となり，特有の生ぐさ臭を発する。4 〜 5 mg％で初期腐敗とみなされる。

❸ ヒスタミン

　サンマ，サバ，アジ，イワシ，カツオなどの赤身の魚やその加工品を食べたときに引き起こされる食中毒で，じん麻疹様発疹や頭痛などアレルギー性疾患と似た症状が起こるものを**アレルギー様食中毒**という。この食中毒は必須アミノ酸の一種であるヒスチジンを多量に含む赤身の魚類に，**ヒスタミン**生成菌

＊6：コンウェイ微量拡散法

　試験溶液の一定量をガラス製コンウェイユニットの外室に入れ，これをアルカリ性とし，発生する VBN ガスを内室に入れたホウ酸溶液に吸収させる。その溶液を薄い硫酸で滴定する方法。

の一種である *Morganella morganii*（モルガン菌）などが付着し増殖する際に，ヒスチジン脱炭酸酵素を産生し魚肉中のヒスチジンをヒスタミンに変換することによって発症する。ヒスタミンが試料 1 g 中に 4 〜 10 mg 存在すると中毒を起こすと推定されているので，腐敗の指標として利用可能である。

4 K 値（ATP 関連鮮度指標）

魚肉中のアデノシン三リン酸（ATP）関連化合物の消長を酵素化学的に測定し，鮮度を判別する方法である。魚は死後，筋肉中の ATP は，次のように酵素的に代謝，分解される。

アデノシン三リン酸（ATP）→アデノシン二リン酸（ADP）→アデノシン一リン酸（AMP）→イノシン酸（IMP）→イノシン（HxR）→ヒポキサンチン（Hx）

したがって，鮮度が良好な場合は ATP，ADP，AMP などが多いが，鮮度の低下とともに HxR，Hx 量が増加する。K 値とは，ATP 分解生成物全量（μmol/g）に対する HxR と Hx の合計量（μmol/g）の百分率であり，次式によって示される。

K値（%）＝（HxR + Hx）/（ATP + ADP + AMP + IMP + HxR + Hx）×100

K 値は魚類の初期腐敗というより鮮度の判定指標で，値が小さいほど鮮度がよいことを意味する。K 値 10 % 以下は死後直後の魚肉，20 % 以下は極めて鮮度良好な刺身用の魚肉，30 〜 50 % は普通の魚肉，60 〜 80 % 初期腐敗の魚肉とみなされる。K 値測定法として HPLC[*7]法，酵素法，鮮度試験紙法などもある。

5-3 微生物学的試験

生菌数の測定は，食品の腐敗の進行度を推定する有力な目安の一つである。しかし，培養条件などから発育しがたい菌，発育の遅い菌もあるうえ，腐敗に伴うミクロフローラの様相は複雑で，腐敗作用の強い菌よりも作用の弱い菌が多い場合には必ずしも腐敗の進行と平行しない。

一般に食品中の生菌数が 10^7 〜 10^8 CFU[*8]/g 以上に達したとき，初期腐敗の段階に達したとみなすことが多い。培地を用いた検査では，結果が出るまで時間がかかることや食品中には有用菌や無作用菌も存在し，すべての菌を検出測定できるわけではないため，生菌数だけで正確に腐敗の判定をすることはできない。近年，細菌の有する ATP に基づく発光を利用したり，特定酵素活性を測定する簡便法などが開発されている。

＊7：HPLC high performance liquid chromatograph（高速液体クロマトグラフ）

＊8：CFU CFU については，第 4 章（p.60 ＊2）参照

【練習問題】

問題1 食品の変質の記述である。正しいのはどれか。1つ選べ。

(1) 揮発性塩基窒素量は肉類の ATP 関連化合物の分解の程度を測定する。
(2) 酸価は，油脂の腐敗の程度を示す指標の一つであり，塩化カリウムを用いて測定する。
(3) トランス脂肪酸は，食用油の精製工程での高温加熱では生成しない。
(4) トリメチルアミンは，海産魚類で 4 〜 5 mg/100 g 程度で初期腐敗とされている。
(5) 細菌学的には，一般に食品 1 g 当たりの生菌数が 10^3 〜 10^4 CFU/g に達したとき，初期腐敗とみなされる。

問題2 食品の変質の防止についての記述である。誤っているのはどれか。1つ選べ。

(1) エリソルビン酸は，ビタミン C の強化剤としてではなく，酸化防止の目的に限って使用が認められている。
(2) くん煙法は，食品を脱水，乾燥するばかりでなく，煙中のアセトン，フェノール等の化学成分により抗菌性や抗酸化性を与え，保存効果を高めたものである。
(3) 真空包装は好気性菌の増殖を抑え，食品の保存性を高める方法として有効であるが，ウェルシュ菌の増殖抑制については効果がない。
(4) 260 nm 付近の紫外線は，殺菌力が強く，使用法の簡便さなどの利点があるが，食品に対しての効果は期待できない。
(5) 安息香酸，デヒドロ酢酸，ソルビン酸などの保存料やその塩類は，完全に電離する中性溶液で保存効果を発揮する。

問題3 食品の変質についての記述である。正しいのはどれか。1つ選べ。

(1) 油脂の過酸化物価は，油脂の変敗の初期に生ずる遊離脂肪酸の量を示す値である。
(2) 細菌によってヒスチジンからヒスタミンが生成する反応は脱アミノ反応である。
(3) アンモニアやトリメチルアミンなどの揮発性塩基窒素量は，魚肉の鮮度が低下すると高値を示す。
(4) 水分活性は関係しない。
(5) 偏性好気性菌は関係しない。

【解答】

問題1 (4)

解説

(1) 間違い。揮発性塩基窒素量は，発生した揮発性アミンやアンモニアの量を測定する。ATP 関連化合物の分解の程度を測定するのは，海産魚類の鮮度判定に用いる K 値である。
(2) 間違い。酸価は，油脂の腐敗（酸敗）の程度を示す指標の一つであり，水酸化カリウムを用いて測定する。試料 1 g 中の遊離脂肪酸を中和するのに必要な水酸化カリウムの mg 数であらわす。
(3) 間違い。トランス脂肪酸は，食用油の精製工程での高温加熱では生成する。トランス脂肪酸の多くは，水素添加によって製造されたマーガリンやファットスプレッ

ド，ショートニング（硬化油）などや，それらを原材料に使ったパン，ケーキなどの洋菓子，揚げ物などに含まれている。また，植物油を精製する工程で，高温処理による脱臭を行う際に，植物に含まれているシス型の不飽和脂肪酸からトランス脂肪酸が生成される。

(4) 正しい。トリメチルアミンは海産魚介類のエキス成分であるトリメチルアミンオキシドが，細菌酵素により還元されてトリメチルアミンとなり，特有の生ぐさ臭を発し，4〜5 mg%程度で初期腐敗とされている。

(5) 間違い。細菌学的には，一般に食品1 g当たりの生菌数が$10^7 \sim 10^8$ CFU/gに達したとき，初期腐敗とみなされる。

問題2　(5)

解説

(1) 正しい。

(2) 正しい。

(3) 正しい。

(4) 正しい。

(5) 間違い。安息香酸，デヒドロ酢酸，ソルビン酸などの保存料やその塩類は，酸型保存料であり，完全に電離する中性域付近では保存効果が期待できない。よって，pHを低くして酸性にし，非解離分子の量が増加することにより保存効果を発揮する。

問題3　(3)

解説

(1) 間違い。油脂の過酸化物価は，油脂の変敗で生ずる過酸化物（パーオキサイド）の量を示す値である。過酸化物価は，初期に急増しその後分解していくため，次第に低値を示す。

(2) 間違い。細菌によってヒスチジンからヒスタミンが生成する反応は脱炭酸反応である。脱炭酸反応は嫌気的条件下，食品のpHが酸性のとき起きる。また，ヒスタミンが試料1 g中に4〜10 mg存在すると中毒を起こすと推定されている。

(3) 正しい。一般的に，新鮮魚肉では5〜10 mg%，初期腐敗時には30〜40 mg%，完全腐敗の魚肉では50 mg%以上である。ただし，魚種および部位によって，値が大きく異なるものもある。また，肉の場合は20 mg%で初期腐敗とみなされる。

(4) 間違い。水分活性は関係する。食品成分に水和していない遊離型の自由水を食品から除去することにより，微生物による食品の変質を防ぐことができる。一般に食品の水分活性（Aw）が1.0に近いほど微生物は増殖しやすくなるが，Awを0.65以下にすればほとんどの微生物は増殖しなくなる。水分活性の低下により微生物の増殖を防ぐ保存法として食塩や砂糖を添加した塩蔵や糖蔵がある。

(5) 間違い。偏性好気性菌は関係する。食品を通気性のないプラスチックフィルムなどで真空包装し，脱気することによって酸素が除去され，偏性好気性菌やカビの増殖を抑え，食品の変質を防止することができる。

4章

食中毒

1 食中毒の定義

1-1 さまざまな定義

食中毒とは，飲食によって嘔吐，下痢などの胃腸炎症状や神経障害をともなう中毒症状を示す健康障害と理解されている。食品や水などに含まれる細菌，ウイルス，寄生虫，自然毒（動物性，植物性），化学物質等を摂取することで起こる疾病を示す。「食中毒」は学術用語ではないため，明確な定義はない。科学の進歩や生活様式の変化，社会情勢に合わせ追加や変更が行われてきた。

食品安全委員会による「食品の安全に関する用語集（第6版）」では，食中毒 (foodborne illness, food poisoning) を「食品に起因する胃腸炎，神経障害などの中毒症の総称」としている。一方，行政上は，食品衛生法第21条の2において，「食品，添加物，器具又は容器包装に起因する中毒患者又はその疑いのある者」を「食中毒患者等」と称し，同法第63条において，食中毒に関して医師等の届出および報告の義務について定めている。

1-2 食中毒の分類

食中毒の分類は統一されていないが，通常，原因物質により微生物，寄生虫，化学物質，自然毒による食中毒に分類されることが多い。

微生物性食中毒として，1990年代前半までは，腸炎ビブリオ，サルモネラやブドウ球菌など細菌性食中毒に新たな細菌が原因物質として追加，指定された。しかし，食品衛生上対策が必要なウイルスや原虫の報告が増え，1996年には病因物質として指定されたために微生物性食中毒と呼ばれるようになっ

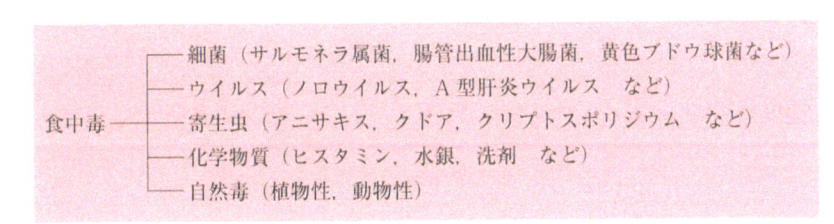

図 4-1　食中毒の種類

た。また，腸管出血性大腸菌による大規模食中毒が発生し，1999年に伝染病予防法の廃止とともに「感染症の予防及び感染症患者に対する医療に関する法律」（**感染症法**）が施行され，感染症法3類の赤痢，コレラ，チフス，パラチフスA菌，腸管出血性大腸菌など経口的に起こる感染症も食中毒として届出ることが義務づけられた。ウイルス性食中毒にはノロウイルスのほかウイルス性腸炎，A型肝炎，E型肝炎など経口感染を主とする疾病が含まれる。

アニサキスやクリプトスポリジウムなど寄生虫や原虫類等による食中毒はその他として扱われてきたが，近年，原因不明食中毒であったヒラメに寄生するクドア属，また馬肉の寄生虫であるサルコシスティスによる食中毒などが明ら

表 4-1　食中毒事件票における病因物質の種別

1	サルモネラ属菌	2	ブドウ球菌	3	ボツリヌス菌
4	腸炎ビブリオ	5	腸管出血性大腸菌(VT産生)	6	その他の病原大腸菌
7	ウェルシュ菌	8	セレウス菌	9	エルシニア・エンテロコリチカ
10	カンピロバクター・ジェジュニ／コリ	11	ナグビブリオ	12	コレラ菌
13	赤痢菌	14	チフス菌	15	パラチフスA菌
16	その他の細菌	エロモナス・ヒドロフィラ，エロモナス・ソブリア，プレシオモナス・シゲロイデス，ビブリオ・フルビアリス，リステリア・モノサイトゲネス等			
17	ノロウイルス				
18	その他のウイルス	サッポロウイルス，ロタウイルス，A型肝炎ウイルス等			
19	クドア	クドア・セプテンプンクタータ			
20	サルコシスティス	サルコシスティス・フェアリー			
21	アニサキス	アニサキス科およびシュードテラノーバ科の線虫			
22	その他の寄生虫	クリプトスポリジウム，サイクロスポラ，肺吸虫，旋尾虫，条虫等			
23	化学物質	メタノール，ヒスタミン，ヒ素，鉛，カドミウム，銅，アンチモン等の無機物，ヒ酸石灰等の無機化合物，有機水銀，ホルマリン，パラチオン等			
24	植物性自然毒	麦角成分（エルゴタミン），ばれいしょ芽毒成分（ソラニン），生銀杏および生梅の有毒成分（シアン），彼岸花毒成分（リコリン），毒うつぎ成分（コリアミルチン，ツチン），朝鮮朝顔毒成分（アトロピン，ヒヨスチアミン，スコポラミン），とりかぶとおよびやまとりかぶとの毒成分（アコニチン），毒きのこの毒成分（ムスカリン，アマニチン，ファリン，ランプテロール等），やまごぼうの根毒成分（フィトラッカトキシン），ヒルガオ科植物種子（ファルビチン），その他植物に自然に含まれる毒成分			
25	動物性自然毒	フグ毒（テトロドトキシン），シガテラ毒，麻痺性貝毒（PSP），下痢性貝毒（DSP），テトラミン，神経性貝毒（NSP），ドウモイ酸，その他動物に自然に含まれる毒成分			
26	その他	2種類以上の病因物質が原因となるとき等			
27	不明				

資料：厚生労働省「食中毒統計作成要領」（2019年3月一部変更）

かにされたことから，2012年12月に食品衛生法施行規則が一部改正され，クドア，サルコシスティスとともにアニサキスなど寄生虫も食中毒事件票の病因物質の一つとしてそれぞれ表示されることとなった（表4-1）。

化学性食中毒としては，メタノールや水銀等の有害物質によるものが含まれる。アレルギー様食中毒は微生物が関与するものの，直接の原因物質が化学物質であるヒスタミンであることから化学性食中毒に入る。

自然毒食中毒としては，キノコ類や野草，フグをはじめとする魚介類等を原因物質とする食中毒があげられる。

また，細菌性食中毒は，菌名とともに，血清型，ファージ型，遺伝子型，毒素型等が判明した場合には併記し，ウイルスについて遺伝子型等が判明している場合は，ウイルス名とともに遺伝子型を記入することで原因究明に役立てている。

さらに，細菌性食中毒は発症機構により，感染型と毒素型に分けて説明されてきたが，近年，解析が進むとともに感染型，毒素型および**中間型**（生体内毒素型）の3型に分類されることが多い。感染型は，サルモネラ属菌など食品中で増殖した細菌が摂取され，特定のメカニズムによって起こる腸炎または下痢症である。毒素型は，ボツリヌス菌，黄色ブドウ球菌のように，細菌が存在しなくとも食品中で増殖した細菌が産生した毒素を摂取して起こる中毒である。また，**中間型**（**生体内毒素型**）はウェルシュ菌など食品中では毒素を産生せず，食品とともに細菌が摂取されたのち腸管内で増殖し毒素を産生して発症するものを示す。

2 食中毒の発生状況

1949年に食中毒の届出が義務化され，食中毒統計は1952年から開始された。時代とともに輸入食品の増加，食品の製造・加工技術の進歩，流通の広域化など食生活が多様化し，食品を取り巻く環境はめまぐるしく変化してきた。これに伴って食中毒の発生状況も大きく変わってきた。

食中毒を診断した医師は，24時間以内に最寄りの保健所長に届出る（法第63条）。保健所は医師の届出を受け対処，調査をするとともに結果を都道府県知事に報告し，その結果は厚生労働大臣に報告される。50人以上の患者が発生，死者や重篤な患者が発生（規則第73条），輸入食品で発生，広範囲に発生したときなどには迅速な対応が求められ，感染の拡散防止のための通知等が発令される。

　食中毒統計は，食中毒の患者ならびに食中毒死者を的確に把握し，また複雑な発生状況を解明することを目的としている。全国の保健所から提出された食中毒事件票をもとに原因となった家庭・業者・施設等の所在地，名称，発生年月日，原因食品名，病因物質，摂食者数，患者数，死者数等を集計する。厚生労働省の食中毒事件統計資料は，都道府県別，月別，原因食品別，原因物質別，施設別の発生状況としてまとめられている。これらのデータは医師の届出のあった事件についてのみ統計処理されるために，軽症で診察を受けていないものを含めると，実際の事件数，患者数はかなり多いと考えられる。

2-1 ■ 年次別推移

　1960年代以降，衛生的な設備や管理が整い，**事件数**でみると1990年頃までに大きく減少し，年間500件程度となった。しかし，生活の質の変化とともに国際化や多様化，健康志向，流通形態の変化や大型化が進み，食生活も大きく変わった。1996年以降，腸管出血性大腸菌による大規模な食中毒の発生，サルモネラによる事件の増加，ブドウ球菌を原因とする乳製品による大規模食中毒などが続出し，急激に事件数が増えた。また，1997年以降は患者数1人の場合でも食中毒として扱われることになり，著しい増加が認められた。その後，減少傾向がみられ，現在は年間1,000件程度で推移している（図4-2）。

　死者数は1960年頃には300人を超えていたが，衛生状態の改善や衛生教育の普及で，1990年頃までには10人前後と激減した。

　一方，患者数は2007年頃まで2万人から5万人の間で推移し，その後減少

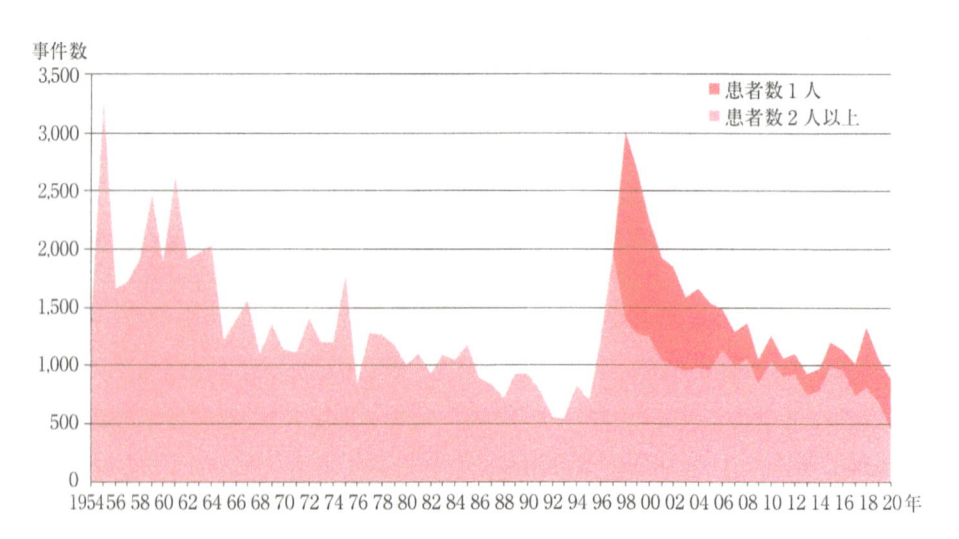

図4-2　食中毒事件数の年次推移（1954～2020年）

資料：厚生労働省「食中毒統計」

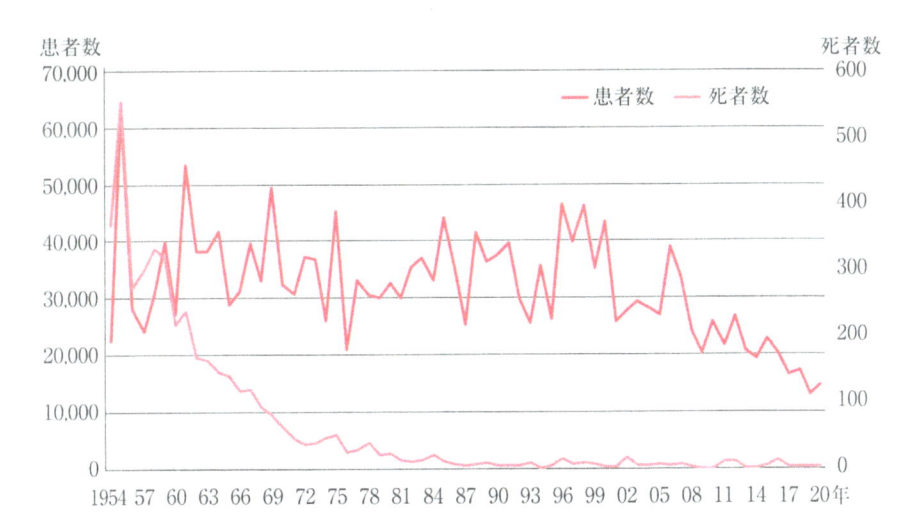

図 4-3　食中毒患者数および死者数の推移（1954 ～ 2020 年）
資料：厚生労働省「食中毒統計」

傾向がみられ，2017 年以降は 1 万人代となっている（図 4-3）。1990 年代では食品の生産・流通の大型化，広域化で 1 事件当たりの患者数が増えたが，その後の対策等により改善がみられたこと，新たに小規模のアニサキスの事例が増えたことなどから，2014 年以降は 1 事件当たり 20 人を割っている。しかし，世帯構造の変化，食のニーズの変化，グローバル化など目まぐるしく変わる社会状況に伴い広域的な発生や事件数の下げ止まり傾向がみられ，現在の課題となっている。

2-2 ■ 月別発生状況

図 4-4 は 2015 年から 2019 年までの 5 年間の月別事件数と患者数を平均した

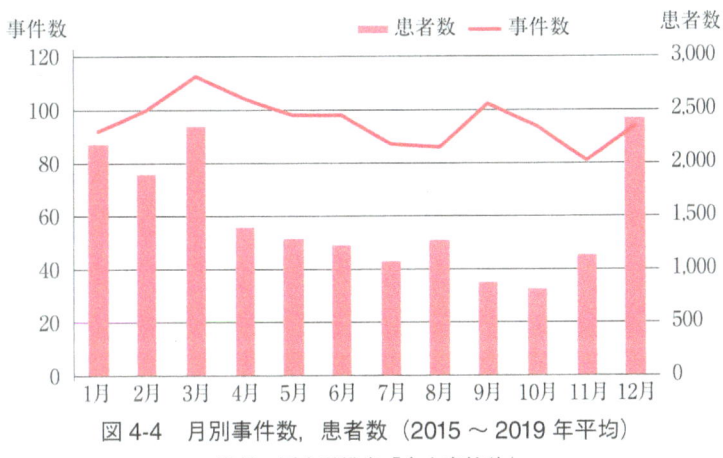

図 4-4　月別事件数，患者数（2015 ～ 2019 年平均）
資料：厚生労働省「食中毒統計」

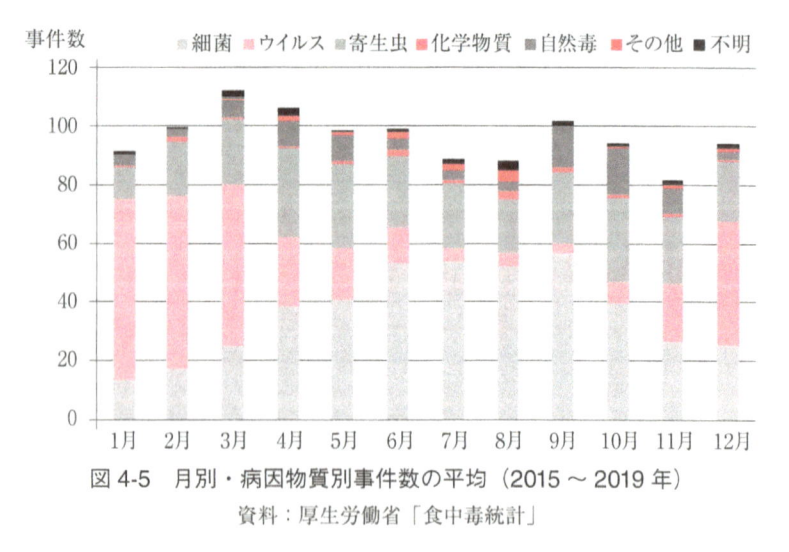

図 4-5　月別・病因物質別事件数の平均（2015 ～ 2019 年）
資料：厚生労働省「食中毒統計」

ものである。2005 年頃までは事件数は夏に多く冬に少ない傾向がみられていたが，現在は事件数では一年を通じて同じように発生し，季節性がみられなくなった。患者数では 12 月から 3 月に多くなっている。

　また，事件数を月別・病因物質別に見ると（図 4-5），細菌性食中毒は夏季に，ウイルス性食中毒は冬季に多い傾向を示すことから，両者の合計数から月別変動が少なくなったといえる。自然毒は喫食や採取時期に左右され，キノコ類など植物性自然毒は春と秋に多発している。キノコ食中毒は東北，北陸などに多いなど食習慣にも左右される。なお，化学性食中毒と寄生虫食中毒は季節的な傾向はみられない。

2-3　病因物質別発生状況

　表 4-2 は 1975 年からの病因物質別事件数の推移を示している。1985 年からウェルシュ菌，セレウス菌，エルシニア，カンピロバクター，ナグビブリオが，1998 年から腸管出血性大腸菌とその他の病原大腸菌，ノロウイルス，その他のウイルスが，2000 年からコレラ菌，赤痢菌，チフス菌，パラチフス A 菌が，2013 年から寄生虫が食中毒統計に載るようになった。

　病因物質の構成割合をみると経年変化がみられる。昭和から平成の初期には腸炎ビブリオ，サルモネラ属菌，ブドウ球菌が主な病因物質であったが，その後ブドウ球菌は，徐々に減少し，サルモネラ属菌や腸炎ビブリオおよび病原大腸菌は 1998 年頃をピークに減少し，代わってカンピロバクター・ジェジュニ/コリ，ノロウイルスを原因とする食中毒事件が多くなり，さらにアニサキスが加わり現在に至っている。

　化学物質では，近年，洗剤の混入やアレルギー様食中毒であるヒスタミンが

表 4-2　病因物質別事件数の推移

病因物質＼年次	昭和50年 1975	55年 1980	60年 1985	平成2年 1990	7年 1995	10年 1998	12年 2000	17年 2005	20年 2008	25年 2013	30年 2018	令和元年 2019	2年 2020
総　数	1,783	1,001	1,177	926	699	3,010	2,247	1,545	1,369	931	1,330	1,061	887
細菌（総数）	1,059	681	877	673	561	2,620	1,783	1,065	778	361	467	385	273
サルモネラ属菌	73	105	82	129	179	757	518	144	99	34	18	21	33
ブドウ球菌	275	209	163	110	60	85	87	63	58	29	26	23	21
ボツリヌス菌	1	1	1	0	3	1	–	–	–	–	–	–	–
腸炎ビブリオ	667	307	519	358	245	839	422	113	17	9	22	–	1
病原大腸菌	22	21	34	19	20								
腸管出血性大腸菌						16	16	24	17	13	32	20	5
その他の病原大腸菌						269	203	25	12	11	8	7	6
ウェルシュ菌			9	24	20	39	32	27	34	19	32	22	23
セレウス菌			17	11	11	20	10	16	21	8	8	6	1
エルシニア・エンテロコリチカ			–	–	1	1		1	1				
カンピロバクター・ジェジュニ／コリ			50	19	20	553	469	645	509	227	319	286	182
ナグビブリオ			1	–		1	5	–	1	3			
コレラ菌								1	–	3			
赤痢菌								1	–	3			
チフス菌								–	–	–			
パラチフスA菌								–	–	–			
その他細菌	21	38	1	3	3	39	18	8	4	7	–		1
ウイルス（総数）									304	351	265	218	101
ノロウイルス						123	245	274	303	328	256	212	99
その他のウイルス							–	2	1	1	23	9	6	2
寄生虫（総数）										110	487	347	395
クドア										21	14	17	9
サルコシスティス										1	1	–	–
アニサキス										88	468	328	386
その他の寄生虫										–	4	2	–
化　学　物　質	7	6	3	6	3	14	7	14	27	10	23	9	16
自然毒（総数）	130	74	102	107	63	147	113	106	152	71	61	81	84
植物性自然毒	79	27	70	67	28	114	76	58	91	50	36	53	49
動物性自然毒	51	47	32	40	35	33	37	48	61	21	25	28	35
そ　の　他						1	5	8	17	–	3	4	3
不　　　明	587	240	195	140	72	105	92	77	91	28	24	17	15

資料：厚生労働省「食中毒統計」

表 4-3　年齢階級および病因物質別による食中毒患者数（2019 年）

病因物質＼年齢階級	0歳	1〜4歳	5〜9歳	10〜14歳	15〜19歳	20〜29歳	30〜39歳	40〜49歳	50〜59歳	60〜69歳	70歳以上	不詳
細菌	1	99	165	358	753	1,133	489	508	346	274	589	24
ウイルス	2	98	173	429	296	1,227	988	1,225	1,154	702	623	114
寄生虫	–	–	–	–	2	39	103	124	115	83	68	–
化学物質	1	76	35	39	5	24	23	9	6	5	1	5
自然毒　植物性	–	2	4	23	4	4	11	12	14	18	42	–
自然毒　動物性	–	–	–	–	1	2	3	5	5	7	15	–
その他	–	21	5	1	4	3	–	3	–	–	–	–
不明	–	–	–	10	40	50	15	40	39	32	49	1
総数	4	296	382	860	1,105	2,482	1,632	1,926	1,679	1,121	1,387	144

資料：厚生労働省「食中毒統計」

表 4-4　病因物質別事件数，患者数，死者数（2017 〜 2019 年累計）

原因物質	事件数	患者数	1 事件当たりの患者数	死者数
総　　数	3,405	46,764	13.7	27
細　　菌	1,301	17,993	13.8	12
サルモネラ属菌	74	2,299	31.1	0
ブドウ球菌	71	1,134	16.0	0
ボツリヌス菌	1	1	1.0	1
腸炎ビブリオ	29	319	11.0	0
腸管出血性大腸菌（VT 産生）	69	789	11.4	11
その他の病原大腸菌	26	1,823	70.1	0
ウェルシュ菌	81	4,705	58.1	0
セレウス菌	19	353	18.6	0
エルシニア・エンテロコリチカ	2	14	7.0	0
カンピロバクター・ジェジュニ / コリ	925	6,247	6.8	0
ナグビブリオ	0	0	0.0	0
コレラ菌	0	0	0.0	0
赤痢菌	1	99	99.0	0
チフス菌	0	0	0.0	0
パラチフス A 菌	0	0	0.0	0
その他の細菌	3	210	70.0	0
ウイルス	704	24,462	34.7	1
ノロウイルス	682	23,860	35.0	1
その他のウイルス	22	602	27.4	0
寄 生 虫	1,076	1,549	1.4	0
クドア	43	469	10.9	0
サルコシスティス	1	8	8.0	0
アニサキス	1,026	1,056	1.0	0
その他の寄生虫	6	16	2.7	0
化学物質	41	666	16.2	0
自 然 毒	202	481	2.4	14
植物性自然毒	123	367	3.0	12
動物性自然毒	79	114	1.4	2
そ の 他	11	121	11.0	0
不　　明	70	1,492	21.3	0

資料：厚生労働省「食中毒統計」

　原因となる場合が多い。植物性自然毒では，キノコ類や野草の誤食，動物性自然毒ではフグ等の魚介類を原因とするものが多く，ほぼ横ばいで推移している。

　2019 年の年齢別および病因物質別による食中毒患者数をみると，20 歳代から 50 歳代で多く，特に 20 歳代が顕著である。また，化学物質では，10 歳代以下で多く，逆に自然毒は，高齢者で多い傾向がみられる（表 4-3）。

表 4-5 原因食品別事件数，患者数，死者数

原因食品	2000年（平成12）			2010年（平成22）			2019（令和元）			2020（令和2）		
	事件	患者	死者	事件	患者	死者	事件	患者	死者	事件	患者	死者
総　　　数	2,247	43,307	4	1,254	25,972	−	1,061	13,018	4	887	14,613	3
魚　介　類	189	2,871	−	128	1,430	−	273	829	1	299	711	1
貝　類	108	1,803	−	63	751	−	16	133	−	16	50	−
ふ　ぐ	29	40	−	27	34	−	15	18	1	20	26	1
その他	52	1,028	−	38	645	−	242	678	−	263	635	−
魚介類加工品	15	345	−	8	71	−	10	90	−	13	69	−
魚肉練り製品	1	3	−	−	−	−	1	47	−	−	−	−
その他	14	342	−	8	71	−	9	43	−	13	69	−
肉類及びその加工品	45	761	−	80	873	−	58	826	−	28	682	−
卵類及びその加工品	42	1,043	−	7	120	−	−	−	−	2	107	−
乳類及びその加工品	4	13,462	−	1	85	−	−	−	−	−	−	−
穀類及びその加工品	25	659	−	13	542	−	3	59	−	−	−	−
野菜及びその加工品	90	775	2	104	463	−	46	259	2	43	161	1
豆　類	4	72	−	−	−	−	1	28	−	−	−	−
きのこ類	64	233	1	91	263	−	26	52	−	27	71	1
その他	22	470	1	13	200	−	19	179	2	16	90	−
菓　子　類	19	436	−	9	307	−	6	536	−	2	63	−
複合調理食品	86	3,551	−	79	1,992	−	53	1,168	−	45	4,403	−
そ　の　他	464	14,131	1	560	15,409	−	460	8,728	1	284	8,089	1
食品特定	26	1578	−	19	213	−	22	223	−	13	39	1
食事特定	438	12,553	1	541	15,196	−	438	8,505	−	271	8,050	−
不　　　明	1,268	5,273	1	265	4,680	−	152	523	−	171	328	−

資料：厚生労働省「食中毒統計」

　次に，2017 年から 2019 年の 3 年間の事件数，患者数，死者数の累計と 1 次件当たりの患者数を表 4-4 に示す。事件数ではカンピロバクター，ノロウイルス，アニサキスが多い。

　一方，患者数から見ると，ノロウイルス，カンピロバクター，ウェルシュ菌，サルモネラ属菌で多い。事件が毎年発生するなかで，1 事件当たりの患者数が多いウェルシュ菌，その他の病原大腸菌，サルモネラ属菌，ノロウイルスは大規模食中毒の原因となる。また，事件数は多くないものの，死者数は自然毒，腸管出血性大腸菌，ボツリヌス菌でみられ，これらは重篤になりやすく危険性が高い。

2-4 ▌原因食品別発生状況

　わが国では，魚介類を食材として多く利用し，特に生食の習慣があるために，古くから魚介類による食中毒が多い（表 4-5）。1998 年頃までは魚介類では腸

炎ビブリオが主な原因であったが，近年，ノロウイルス，クドアによるヒラメの刺身，アニサキスによるしめさばなど生食や加熱不十分で発生するウイルスや寄生虫による食中毒が増えている。また，フグによる食中毒は，毎年発生し死者も出ている。食習慣によると考えられるが，関西から九州にかけて多く，家庭における素人の調理で起こる場合が多い。

次いで複合調理食品で食中毒が多く発生している。**複合調理食品**とは，コロッケ，ギョウザ，シュウマイおよび肉と野菜の煮付等で，食品そのものが 2 種以上の原料により，いずれをも主とせずに混合調理または加工されているもので，そのうちいずれが原因食品であるか判明しないものを指す。さまざまな食材が使用され，調理過程も多く複雑であるために二次汚染が起こりやすい。また，喫食までに室温で長時間放置されることも考えられるため，細菌やウイルスを原因とするさまざまな種類の食中毒が起こり患者数も多い傾向である。

卵類及びその加工品，乳類及びその加工品は以前に比べて減少している。これらは食品の生産から製造・加工に至るあらゆる段階での衛生管理がかなり徹底されたためと考えられるが，ひとたび事件が発生すると大規模食中毒につながるために注意が必要である。

また，肉類及びその加工品による食中毒が多い。肉類の消費が増えただけでなく，日常的にユッケやレバ刺し，鶏わさなど生食の機会が増えたことも原因となっている。特に，鶏肉によるカンピロバクター，焼き肉やレバーによるカンピロバクター，サルモネラ属菌，腸管出血性大腸菌などいずれも生食や加熱不十分な喫食で発生している[*1]。

野菜及びその加工品ではキノコ類を原因とする食中毒が多い。キノコ類，野草は，家庭での食中毒が多く特に北陸や東北地方に多いことから，家の近くで採取し食べられる種類と誤食したものと考えられる。

2-5　原因施設別発生状況

家庭が原因である食中毒の割合が，昭和 30 年代には 40 ％前後を占めていたが，減少を続け，60 年代以降には 20 ％以下となった。一方，飲食店を原因とするものの割合は増加し，30 年代には 5 ％前後であったものが 60 年代以降は 30 ％を超えるようになった。この傾向は，大量生産による調理済み食品の普及や，外食による食品摂取機会の増加などがその背景にある。

表 4-6 は，2019 年の施設別事件数，患者数，1 事件当たりの患者数，死者数をあらわしている。近年，事件数では飲食店が最も多く約 55 ％を占め家庭は 10 ％程度であるが，ここ 2, 3 年アニサキスによる事例が増えている。患者数では，飲食店に次いで，旅館，製造所，仕出屋が多い。しかし，事件数は少な

＊1：ユッケ等による事件と規制について

2011 年 4 月に富山県を中心に焼肉チェーン店で牛生肉による腸管出血性大腸菌食中毒が発生し，患者数 180 名以上，5 名が亡くなり重症者も多数報告された。厚生労働省では生食用生肉を対象に厳しい内容の加工基準，調理基準などを定めて同年 10 月から適用，事実上ユッケなどは食べられなくなった。さらに 2012 年 7 月には，現段階では予防策がない牛レバーの生食用としての販売・提供をも禁止した（巻末資料 I 参照）。

表 4-6　原因施設別事件数, 患者数, 死者数 (2019 年)

施設名				事件数	患者数	1 事件当たりの患者数	死者数
総　数				1,061	13,018	12.3	4
原因施設判明				899	12,626	14.0	4
家　庭				151	314	2.1	3
事業場	総　数			33	865	26.2	－
	給食施設	事業所等		10	286	28.6	－
		保育所		7	179	25.6	－
		老人ホーム		10	307	30.7	－
	寄宿舎			3	47	15.7	－
	その他			3	46	15.3	－
学　校	総　数			8	228	28.5	－
	給食施設	単独調理場	幼稚園	－	－	－	－
			小学校	－	－	－	－
			中学校	－	－	－	－
			その他	1	76	76.0	－
		共同調理場		1	67		－
		その他		－	－	－	－
	寄宿舎			－	－	－	－
	その他			6	85	14.2	－
病　院	総数			4	211	52.8	－
	給食施設			4	211	52.8	－
	寄宿舎			－	－	－	－
	その他			－	－	－	－
旅　館				29	1,719	59.3	－
飲食店				580	7,288	12.6	－
販売店				50	61	1.2	－
製造所				13	871	67.0	－
仕出屋				19	868	45.7	1
採取場所				1	2	2.0	－
その他				11	199	18.1	－
不　明				162	392	2.4	－

＊国外, 国内外不明の事例は除く
資料：厚生労働省「食中毒統計」

くても 1 事件当たりの患者数からみると, 大量調理を行う事業場や学校等の施設では大規模食中毒が発生しやすく, 特に, 学校の共同調理場, 製造所および仕出屋などは広域に及ぶことも想定できるため, 食中毒対策や衛生管理に十分注意する必要がある。

　死者数は, 家庭で多くみられ, 主にキノコ類や野草, フグなど自然毒が原因で, 自然から採取する食材への理解や取り扱いが課題である。

3 微生物性食中毒

　原因の判明した食中毒で患者数の 90 ％以上が微生物性食中毒である。微生物性食中毒の原因には細菌とウイルスがある。細菌性食中毒は，表 4-1 に示すようにサルモネラ属菌，ブドウ球菌などや感染症法 3 類に属するコレラ菌，赤痢菌，チフス菌，パラチフス A 菌，腸管出血性大腸菌など多くの種類が原因菌として認められている。温度，水分，栄養素，pH，酸素などそれぞれの増殖に必要な条件が揃うと，食品中で増殖する。食品中で増殖した細菌，あるいは細菌が産生する毒素によって，嘔吐，下痢などの急性胃腸炎症状や神経障害を呈する。一方，ウイルス性食中毒は，現在ノロウイルスが最も多いが，小児の下痢症として起こるサポウイルス，ロタウイルス，また A 型肝炎ウイルス，E 型肝炎ウイルスなども知られている。ウイルスは食品中では増殖しない。主に食品を介して体内に入り，ヒトの細胞を利用して増殖する。

　食中毒の発症機構はさまざまであるが，多くは 1 g 当たり 10^5 CFU[2] 以上の菌量の摂取で発症する。サルモネラ属菌やカンピロバクターのように 100 個から 1,000 個程度の少量で発症する場合もあり，個人差や年齢によっても症状が異なる。特に，感染症法 3 類に属するコレラ菌，赤痢菌，チフス菌，パラチフス A 菌，腸管出血性大腸菌（VT[3] 産生）は，ごく少量の菌を摂取するだけでも発症し，あるいはヒトからヒトへの感染も知られており，合併症を起こすなど重篤になりやすい。

3-1 ┃ サルモネラ属菌

　サルモネラは 1885 年に Salmon と Smith が豚コレラに罹ったブタから分離し，発見者の名前から *Salmonella* と名づけられた。2 菌種 6 亜種に分類されている。O 抗原と H 抗原の組み合わせで 2,500 以上の血清型がある。ヒトから分離されるほとんどは，*Salmonella enterica* subspecies *enterica* である。通常，血清型で表記し，*Salmonella enterica* subspecies *enterica* serovar Enteritidis を *Salmonella* Enteritidis と短く記載している。哺乳類，鳥類，爬虫類，両生類などに広く分布し，土壌，河川を含めて自然環境に広く生息している。

【原因微生物】：サルモネラ属菌は，腸内細菌科のグラム陰性，通性嫌気性無芽胞桿菌で周毛性の鞭毛をもつ。増殖の至適温度は 30 ～ 37 ℃の中温細菌である。熱には比較的弱く 60 ℃で 20 分間の加熱で死滅する。しかし，乾燥や低温には強く，土壌や冷凍食品においても数年間生存するといわれる。食中毒で検出される血清型は *Salmonella* Typhymurium（ネズミチフス菌），*Salmonella*

＊ 2：CFU（colony forming unit）

　寒天平板法により生菌数を計測する場合に，平板に形成されたコロニー数を表す単位。通常，寒天平板上で 1 つの細胞は分裂を繰り返し肉眼で観察できるほどに生育してコロニー（集団，塊）を形成する。したがって出現したコロニー数を試料に存在する微生物数とする。

＊ 3：VT：Verotoxin（ベロ毒素）

　VT については，p.65 ＊ 7 参照

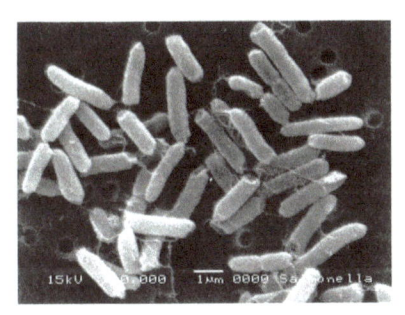

図 4-6　サルモネラ属菌

資料：内閣府食品安全委員会ホームページ（https://www.fsc.go.jp/sonota/shokutyudoku.html）

Enteritidis（ゲルトネル菌），*Salmonella* Lichfield, *Salmonella* Thompson, *Salmonella* Infanthis などである。

【臨床症状・潜伏期間】：発熱，下痢，腹痛といった急性胃腸炎症状を示す感染型食中毒で，そのほか嘔吐，悪心，頭痛などの症状がみられる。発熱は 38 〜 40℃と高熱となることがある。下痢は水様便で 1 日に数十回に及ぶこともある。経過は通常 1 〜 4 日で，1 週間程度で回復し，予後も良好である。食品中での発症菌量は 1 g 当たり 10^5 CFU 以上とされるが，高齢者や小児では 100 〜 1,000 個程度の少量の菌数でも発症することもあり，重篤になり死亡例もみられる。

事 例

サルモネラ属菌による食中毒
発生日：2018 年 7 月 20 日
発生場所：愛媛県今治市
患者数：299 名
原因物質：*Salmonella* Saintpaul
原因食品：ウナギ

（概要）
　2018 年 7 月 25 日，愛媛県今治市の産直市内テナント店舗で調理・販売されたウナギ料理の喫食者 384 名のうち，299 名が下痢，腹痛，発熱などの胃腸炎症状を呈した。ウナギ料理の残品ならびに患者，調理従事者の便より，*Salmonella* Saintpaul が検出された。本事例は 7 月 20 日から 22 日に産直市内テナント内 A 店が調理・販売したウナギ料理がサルモネラに汚染されたことによる大規模食中毒事例であると断定され，営業禁止処分となっている。
　A 店の施設調査では，生ウナギを屋外の臨時施設において，蒲焼に調理するとともに，常設の屋内施設でうな重等に加工し，加工後の白焼は，海産物を入れる箱であるトロ箱に入れて常温で保管，冷蔵室においても箱を重ねた状態で保管していた。調理従事者は，軍手で直接ウナギを掴んで調理，加熱調理前後の軍手の交換，手洗い等はしていなかった。ウナギのたれは，白焼用と蒲焼仕上げ用のたれを区別していなかった。
資料：国立保健医療科学院「健康被害危機管理事例データベース」
https://www.niph.go.jp/h-crisis/archives/136703 /

大人では，数か月にわたって保菌者になり，排菌することもある。

　潜伏期間はおおむね5〜72時間（平均12〜24時間）であるが，個人差や摂食量によっても異なる。治療には抗生物質が有効である。

【感染源】：哺乳類，鳥類，爬虫類，両生類などの腸管内に広く生息する。したがって，家畜や家禽が汚染され，これらの動物の飼料や飼育環境を汚染することも問題になる。また，養殖ウナギや愛玩動物なども高率に汚染されていることがある。ニワトリとブタから分離されることが多い。

【汚染・感染経路】：サルモネラ属菌に感染した家畜や家禽の肉，卵，乳などの畜産食品やこれらを原料とする加工品を摂食して感染する場合と，食品の製造・加工・流通・調理・保存などの段階で食材や器具の取り扱いの不備から二次汚染し発症することがある。また，愛玩動物との接触で感染することやハエ，ゴキブリ，ネズミなどによって二次汚染を受けることもある。

【原因食品】：卵およびその加工品，生あるいは加熱不十分の肉類（牛レバ刺し，鶏肉）が主な原因食品となる。また，二次汚染によるものは，ウナギ，スッポン，乾燥いか菓子，野菜サラダや複合調理食品など多岐にわたっている。

【食中毒防止，対策】：つけない，増やさない，殺菌するが基本である。飼育環境の整備や，飼料の汚染防止をはじめとし，生肉を取り扱う場合には，ほかの食材と触れないように気をつける，使用した器具や厨房などの清掃を心がけるなど，消費に至るすべての段階で二次汚染を防止することが重要である。また，低温では増殖しないために，低温流通，低温保存を徹底する。75℃で1分以上の加熱では死滅するために十分な加熱をすること，ハンバーグなどは中まで十分に火を通すことなどが重要である。生で使用する卵はひび，汚れなどを確認して消費期限内で利用し，期限を超えた卵は加熱して食べる。

　なお，食鳥卵には成分規格，保存基準，使用基準が定められている（巻末資料Ⅰ参照）。

3-2　腸炎ビブリオ

　1950年に大阪府で発生した「シラス食中毒事件」の調査において，藤野恒三郎が食中毒菌として腸炎ビブリオ（*Vibrio parahaemolyticus*）を分離した。海洋細菌で，温帯，亜熱帯，熱帯地域の海水環境や沿岸の汽水環境中に広く分布している。当初は，**病原性好塩菌**と呼ばれたが，1963年に腸炎ビブリオと名づけられた。1963年から2000年頃までは1年間に平均350件（平均患者8,000人）発生していたが，2001年，「腸炎ビブリオ食中毒防止対策のための水産食品に係る規格及び基準」が設定され，低温流通，衛生指導が行き届くようになり，2000年からは事件数，患者数ともに減少し，2006年頃から激減した。

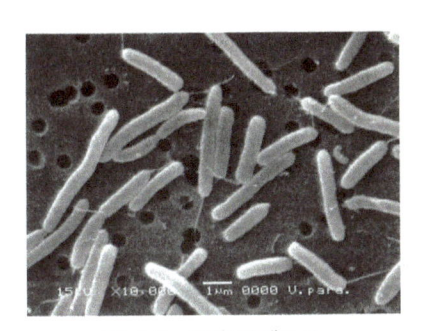

図 4-7　腸炎ビブリオ

資料：内閣府食品安全委員会ホームページ（https://www.fsc.go.jp/sonota/shokutyudoku.html）

【原因微生物】：グラム陰性の通性嫌気性の桿菌，極単毛あるいは周毛性の鞭毛をもち，運動性を示す。芽胞は形成しない。好塩性細菌で食塩濃度 0 ％では発育せず，3 ％前後で最もよく発育するが，1 〜 8 ％で生育が可能である。生化学的には白糖非分解性で，ほかの多くのビブリオ属と異なる特徴をもつ。O 抗原，K 抗原の組み合わせによる血清型別が行われている。増殖温度域は 10 〜 42 ℃（至適温度 35 〜 37 ℃）である。至適温度付近では増殖速度が極めて速く，10 分以内に分裂増殖する。したがって夏季に魚介類を室温に放置することは危険である。至適 pH は 7.6 〜 8.0（pH5.6 〜 9.5 で生存可能）で，アルカリ性環境でよく発育する。また，水分活性 0.94 以下では増殖しない。発症には 10^5 CFU/ g 以上の病原性菌株の摂取が必要といわれる。病原因子として，**耐熱性溶血毒（TDH）**[4] あるいは類似の**易熱性溶血毒（TRH）**産生菌が急性胃腸炎および下痢症に関与していると考えられている。したがって，本菌は生体内毒素型食中毒菌である。

【臨床症状・潜伏期間】：激しい腹痛，水様性や粘液性の下痢，まれに血便，粘血便がみられる。しばしば発熱（37 〜 38 ℃），嘔吐，吐き気がみられる。下痢は 1 日に数回から数十回，排菌期間はおおよそ 3 日間，高齢者でまれに脱水症状で死亡することはあるが，致死率は極めて低い。潜伏期間は 6 〜 24 時間（平均 12 時間）で，2 〜 3 日で回復する。

【感染源】：温帯地域では海水温が 15 ℃以下では底泥中に生息し，水温が 15 ℃以上になると動物プランクトンの増殖に伴い水中で検出されるようになる。海水温が 20 ℃以上では活発に増殖するが，15 ℃以下では抑制されるため外洋や海水温の低い地域では検出されない。

【汚染・感染経路】：鮮魚介類は海域で直接汚染を受ける。特に海水温の高い夏季に多く検出され，二枚貝で汚染が高い傾向である。また，漁獲後の市場や流通過程で食品や器具などを介して直接あるいは間接的に二次汚染される可能性が高い。刺身のように加熱をしない魚介類を家庭でも手軽に扱うために，調理

＊4：耐熱性溶血毒（TDH：thermostable direct hemolysin）

　腸炎ビブリオ食中毒患者由来株から検出され，神奈川現象（ウサギまたはヒトの赤血球を溶血する現象で，1965 年，神奈川県衛生研究所で確認された）の発現に関与する耐熱性（100 ℃ 10 分の加熱に耐性）のたんぱく毒素である。溶血作用のほかに細胞致死性，腸管毒性，心臓毒性をもつ。

器具やヒトの手指を介してあらゆる食品を汚染することが考えられる。

【原因食品】：生鮮魚介類，冷凍鮮魚介類，ゆでだこ，ゆでがにのほか，二次汚染を受けたサラダや漬物，弁当類，惣菜類で食中毒が発生している。25℃では，赤身の魚より生たこなど軟体類や甲殻類で活発に増殖するといわれる。

【食中毒防止，対策】：腸炎ビブリオは熱に対する抵抗性が弱いので，食品の中心温度が61℃10分以上になるように加熱処理すれば死滅する。生食用魚介類の調理加工や漁獲後の魚介類の輸送には腸炎ビブリオ汚染のない水を使用し，5℃以下では増殖しないために低温流通させることで増殖を抑制できる。加工時にほかの食品への二次汚染を防止すること，飲食店や家庭では，すみやかに食品を消費することで食中毒が防止できる。なお，食品衛生法の成分規格において，生食用鮮魚介類，生食用かき，冷凍食品(生食用冷凍鮮魚介類)からの腸炎ビブリオの菌数が製品1g当たり最確数*5 100以下であること，ゆでがに，ゆでだこは腸炎ビブリオが陰性であることが設定されている（巻末資料Ⅰ参照）。

3-3　病因大腸菌

大腸菌（*Eshierichia coli*）は，腸内細菌科に属するグラム陰性の無芽胞の桿菌で周毛性の鞭毛を有する。ヒトや動物の腸管内に常在し，通常，病原性を有しないが，一部の大腸菌が病原因子の遺伝子をもち，病原性大腸菌と呼ばれ，ヒトおよび動物に感染症を引き起こす。また，腸管内の常在菌であるところから腸管系感染症の汚染指標菌として用いられている。病原性大腸菌は下痢原性大腸菌と腸管外病原性大腸菌に分けられるが，現在ヒトに下痢を起こさせる大腸菌は下痢原性大腸菌である。それぞれの大腸菌の特徴的な発症機構や保有する病原因子によって5種類に分類される。

1　腸管出血性大腸菌（EHEC：enterohemorrhagic E.coli）

下痢原性大腸菌のカテゴリーの一つで，出血性大腸炎の起因菌として1982年にアメリカでハンバーグを原因とする集団下痢症が発生し，O157*6 が分離された。その後，欧米諸国の広範囲で本菌を原因とする畜産食品等で食中毒が発生している。日本でも1990年に埼玉県浦和市（現さいたま市）の幼稚園で，井戸水を原因とする集団発生事例で園児2名が死亡した。1996年に大阪府堺市の小学校の給食で患者数9,523名，死亡者数3名の大規模な集団食中毒が発生し，大きな問題となった。1998年にはいくらを原因食品として7都道府県で49名の発症例が報告されている。2001年には輸入牛肉を原料とした牛タタキを汚染源として7都道府県で193名の患者が発生している。重篤な症状や死

*5：最確数（MPN：most probable number）　対象となる試料中に微生物数が少ない場合の菌数測定で用いる。単位体積当たりの微生物数はポアソン分布に従うと考え最確数表(3本あるいは5本法)が作成されており，希釈した3段階の陽性管本数から推定菌数を求める。

*6：O157　細菌が有する菌体抗原(O抗原)，鞭毛抗原(H抗原)，莢膜抗原(K抗原)の組み合わせで血清学的分類が行われており，腸管出血性大腸菌の血清型は多数報告されている。その中でO抗原の157番目の菌としてO157：H7が分離され通常略してO157と呼ばれる。日本では患者から分離される主たる血清群である。

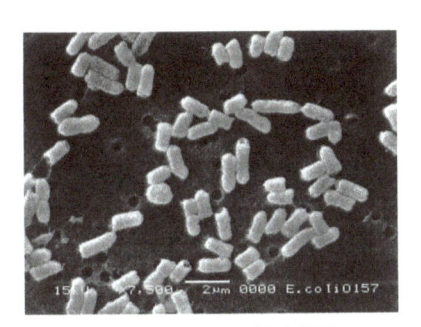

図 4-8　腸管出血性大腸菌

資料：内閣府食品安全委員会ホームページ（https://www.fsc.go.jp/sonota/shokutyudoku.html）

亡例もみられ，**第 3 類感染症**に指定された。

【**原因微生物**】：血清型別による分類で呼ばれることが多い。167 種の O 抗原，72 種の K 抗原，54 種の H 抗原が存在するが，臨床現場では O 抗原と H 抗原の組み合わせで大腸菌の血清型を表現するのが一般的で O157：H7 などと記載する。食中毒の原因となる血清型として O157，O26，O111 が多い。

　志賀赤痢菌が産生する易熱性毒素に似た**ベロ毒素**[*7]（細胞毒，VT）を産生するところから，**ベロ毒素産生性大腸菌**あるいは**志賀毒素産生性大腸菌**と呼ばれる。経口的に腸管内に入り定着後，産生された VT がレセプターを通して細胞内に取り込まれ細胞を死滅させる。VT はアミノ酸配列の違いにより VT1 と VT2 に大別される。この VT1 は志賀赤痢菌と同一の毒素である。O157 の最低発育温度は 8 ～ 10 ℃で，至適温度 37 ℃である。発育可能な pH 域は 4.4 ～ 9.0 で酸に対する抵抗性は強く，水分活性 0.96 以下で生育しない。65 ℃以上の加熱で容易に死滅する。50 ～ 100 個とごく少量でも発症する。

【**臨床症状・潜伏期間**】：潜伏期間は 1 ～ 14 日（平均 4 ～ 8 日）で，激しい腹痛と頻回の水様性下痢で始まり，多くは鮮血便を伴う出血性下痢を発症する。発症した一部の患者では**溶血性尿毒症症候群（HUS）**[*8]や脳症など重篤な臨床症状を併発する。HUS の発症は最初の下痢発症から 5 ～ 13 日（平均 7 日）後にみられる。4 ～ 10 日間，症状は継続するが多くは後遺症もなく回復する。しかし 10 歳以下の子どもと高齢者では HUS を併発し，死亡する場合もある。

【**感染源**】：ウシなどの家畜の腸管内に生息し，その糞便汚染から水や土壌に広がる。先進国の北米，ヨーロッパ各国，オーストラリアで発生が多い。

【**汚染・感染経路**】：牛生肉からの感染が多いが，製造，加工，調理における二次汚染やプール，風呂，タオルなど生活用水を介しての感染，ヒトからヒトへの二次感染，家族内感染などさまざまな感染経路が報告されている。

【**原因食品**】：ハンバーグ，サイコロステーキ，ローストビーフ，焼肉料理や牛レバ刺しなど生食や加熱不十分な牛肉の料理が原因となる事例が多い。その他，

＊ 7：ベロ毒素（VT：Verotoxin）

　Vero 細胞（アフリカミドリザルの腎臓細胞）に対して致死的にはたらく菌体外毒素で，細胞のたんぱく質合成を阻害し，HUS や脳症を引き起こす原因ともなっている。志賀赤痢菌の産生する志賀毒素と免疫学的，生物学的に類似した毒素であり，志賀毒素（Shiga toxin）ともいう。わが国では行政上ベロ毒素（VT）という呼称が使われている。

＊ 8：溶血性尿毒症症候群（HUS：hemolytic uremic syndrome）

　小児や基礎疾患のある高齢者が腸管出血性大腸菌 O157 に感染した場合に，ベロ毒素におかされ下痢発症後に合併症として発症する重篤な疾患で，致死率が高い。溶血性貧血，血小板減少，急性腎不全を 3 主徴とする。

井戸水やサラダ類，いくらの醤油漬け，はくさいの浅漬けなどで発生している。
【食中毒防止，対策】：食品一般に対しては，迅速処理，冷蔵保存や二次汚染防止および十分な加熱（食肉製品は中心温度が75℃1分以上の加熱）で十分予防が可能である。根本的な対策としては，ウシの保菌を防止し，と殺や食肉処理の段階での衛生管理の強化が行われている。現在，牛レバーは汚染防止が困難であり生食用の販売・提供を禁止している。ヒトからヒトへの二次感染防止には，患者と接した後の手洗いを重視する。また，患者だけでなく無症保菌者についても届出の対象となり，食品製造従事者の場合には就業制限されている。厚生労働省では，食中毒予防のための家庭用手引きや大量調理施設衛生管理マニュアル，集団給食施設用指導ビデオなど国民への普及や啓発などを行って予防策を講じている。

② 腸管病原性大腸菌（EPEC：enteropathogenic E.coli）

先進国では衛生環境が整い激減したが，熱帯・亜熱帯の途上国では今も乳幼児下痢症の重要な原因となっている。症状は，腹痛，発熱，嘔吐，倦怠感，粘液便をともなった水様性下痢で，組織侵入性，毒素産生はなく，感染後，菌が小腸粘膜に接着して上皮細胞の変性を起こすことで下痢となる。わが国の集団事例では，食品は加熱調理や一般的食中毒予防が有効で，未殺菌の井戸水や湧水にも注意する。

③ 腸管毒素原性大腸菌（ETEC：enterotoxigenic E.coli）

発展途上国で汚染率が高く，乳幼児下痢症や海外旅行者下痢症の主な原因菌となる。国内では仕出し弁当や給食，宴会料理などで発生しているが，その原因はわかっていない。小腸下部で粘膜上皮細胞に定着し，上皮細胞上で増殖し**易熱性エンテロトキシン**[9]（LT）あるいは耐熱性エンテロトキシン（ST）の両方かどちらか一方を産生する。LTはコレラ毒素と類似している。コレラ様の水様下痢がみられ，発熱は伴わない。予防としては，一般的な対策のなかでも十分な加熱と手洗いが重要である。

*9：エンテロトキシン（enterotoxin）
　本来，黄色ブドウ球菌の産生する耐熱性の嘔吐毒を示していたが，現在は細菌が産生するたんぱく毒素で，腸管に作用して消化器症状を引き起こす腸管毒素の総称として用いられている。

④ 腸管侵入性大腸菌（EIEC：enteroinvasive）

病原性は赤痢に類似し，生化学的性状，血清学的性状，遺伝学的にもきわめて近い。大腸の上皮細胞内へ侵入後，上皮細胞の壊死，潰瘍形成と激しい炎症が起こる。症状は下痢，発熱，倦怠感で，下痢は1週間前後持続し，水様下痢からまれに血性粘液便へと進行する。発熱（38℃）は1〜2日で解熱する。途上国，東欧諸国で多く食品，水を介して感染，あるいはヒトからヒトへの二

次感染も考えられるが一般の食中毒予防で十分である。年少者や高齢者では感染すると重篤になりやすいので，加熱調理したものを喫食するように心がける。

⑤ 腸管凝集接着性大腸菌 （EAEC：enteroaggregative E.coli）

幼児の慢性下痢，急性下痢，成人の急性下痢，学校や保育所での集団発生事例が報告されている。細胞に凝集塊状に接着し腸管毒素や細胞毒素を分泌する。菌の接着により粘膜が損傷し，炎症を起こす。水様下痢，発熱は軽度で時に吐き気や嘔吐を伴う。30％で血性下痢を認める。手洗い励行，加熱調理，途上国への旅行では加熱調理済み食品を食べ，加熱済みのミネラルウォーター等を利用する。二次感染を防止することも大切である。

3-4 ■ カンピロバクター

カンピロバクター（*Camphylobacter*）は，古くからウシやヒツジなど家畜の流産の原因菌として知られていた。1970 年代に入り，ヒトの下痢症との関連が明らかになり，わが国でも 1979 年に東京都の保育所で発生した集団下痢症の原因菌として最初の事例が報告された。1982 年に厚生省（当時）で食中毒菌に指定，1997 年以降は食中毒統計で患者 1 人の場合でも食中毒として扱われることになり，事件数，患者数が急増した。全世界で流行しているが，先進国では鶏肉を主とした肉類や生乳の摂食が主要な原因として，発展途上国では汚染した河川水など環境が広く汚染されていることが原因となっている。

【原因微生物】：*Campylobacter jejuni* および *C.coli* が原因細菌で，古くからウシなどの流産菌として知られていた。細いらせん状のグラム陰性，無芽胞桿菌で単極あるいは両極に 1 本の鞭毛をもちコークスクリュー様の運動を行う。長時間の培養や環境変化に伴いらせん状から球状に変化することが知られている。生化学的活性に乏しい。酸素濃度が 5 ～ 15 ％の **微好気性**（大気中や酸素がまったくない状況では増殖できない），発育温度は 30 ～ 46 ℃（至的温度は 42 ～ 43 ℃）で，25 ℃では発育しない。カタラーゼ陽性でオキシダーゼ陽性，ウレアーゼ陰性，炭水化物を利用せず，アミノ酸から発酵に必要なエネルギーを得ている。乾燥には弱く，低温で湿潤条件では長期生存可能である。病原因子はまだ明確にされていないが，腸管粘膜の炎症が認められている。

【臨床症状・潜伏期間】：臨床症状は，下痢，腹痛，発熱，頭痛，悪寒，嘔吐で，水様便が主で，血便，粘血便を呈することもある。発熱は 37 ～ 38 ℃である。菌量が 10^2 CFU/g 程度の少量の摂取でも発症することが証明されている。潜伏期間は 2 ～ 7 日と比較的長く，通常は良好に回復する。しかし，感染後 1 ～ 3 週間後に合併症として ギラン・バレー症候群（GBS）[*10] を発症する事例が知

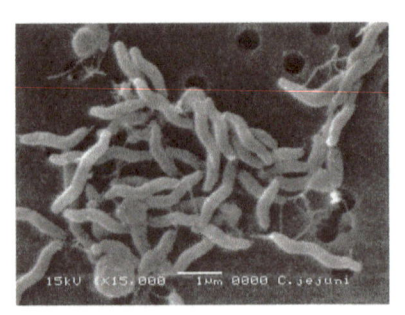

図4-9　カンピロバクター

資料：内閣府食品安全委員会ホームページ（https://www.fsc.go.jp/sonota/shokutyudoku.html）

られている。GBS は四肢の筋力低下，歩行困難などの運動麻痺を主徴とする自己免疫性末梢神経疾患で，重度の後遺症を残す例もある。

【**感染源**】：家禽，家畜，伴侶動物，野生動物の腸管に常在菌として広く分布し，これらにより汚染された河川や下水からも分離されている。特に，ニワトリは *C.jejuni* の保菌が高いが，保有率は養鶏場，季節によってもかなり異なる。家畜は，ウシ，ヤギ，ヒツジから *C.jejuni* が，ブタからは *C.coli* が検出されている。生産段階，食鳥処理段階での汚染が考えられる。

【**汚染・感染経路**】：菌に汚染された食品の摂取，調理操作の段階で器具や手指を介した二次汚染，あるいは保菌動物との接触による感染例がみられる。また，野鳥や野生動物の排泄物を介した河川や湧水などから水系を汚染し，大規模化する感染例も報告されている。

【**原因食品**】：潜伏期間が長い，冷凍保存期間に死滅あるいは減少しているなどの理由から原因食品を特定することは難しい。原因が判明したものでは，鶏肉関連食品（鶏レバーやささみなどの刺身，鶏のタタキや鶏わさなど），レバー，焼き鳥，焼き肉など半生製品や加熱不十分によるものがあげられている。

【**食中毒防止，対策**】：ニワトリ，家畜の飼育環境や処理段階で汚染防止策を取ることが効果的であるが，現段階では加工，調理や消費段階で感染防止策を取ることが必須である。食肉や内臓の生食あるいは加熱不十分な状態での摂食を避けること，食肉からほかの食品や調理器具への二次汚染に注意すること，未殺菌の飲料水や野生動物などの糞などで汚染された貯水水槽水，井戸水，汲み水をそのまま使用せず塩素消毒や煮沸消毒をすることなどがあげられる。

3-5　黄色ブドウ球菌

　ブドウ球菌は食中毒との関連が早くから研究され，毒素型の食中毒起因菌として広く知られている。食中毒以外にも，皮膚の化膿性疾患，炎症性疾患の原因菌，化学療法薬剤耐性菌など医療現場での問題にもなっている。

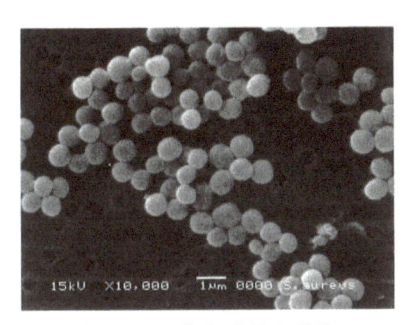

図4-10　黄色ブドウ球菌

資料：内閣府食品安全委員会ホームページ（https://www.fsc.go.jp/sonota/shokutyudoku.html）

【原因微生物】：*Staphylococcus* 属の中で，*S.aureus* が食中毒を起こす。ほかの *Staphylococcus* とは，マンニットを嫌気的条件下で分解し，コアグラーゼおよびレシチナーゼを産生し，集落は黄色を呈するなどの点で区別される。グラム陽性，カタラーゼ陽性の通性嫌気性球菌で芽胞は形成しない。発育可能温度は $5 \sim 47.8$ ℃（至適温度 $35 \sim 37$ ℃）で，pH4.8 ~ 9.4（至適 pH7.0 ~ 7.5）で発育する。耐塩性を示し $16 \sim 18$ ％の高い食塩濃度でも発育する。菌体抗原による血清型別は行われていない。コアグラーゼ陽性で，ファージ型別やコアグラーゼ型別が行われている。

　S.aureus が食品 $1\,g$ 当たり $10^5 \sim 10^9$ CFU に増殖すると，毒素であるエンテロトキシン（SE）を食品中に産生する。エンテロトキシンは分子量 30,000 位のたんぱく質で，血清学的に 5 型に分けられている。エンテロトキシンの産生温度は $10 \sim 46$ ℃，pH4.0 ~ 9.8，水分活性 0.90 以上である。*S.aureus* は 80 ℃で 10 分間の加熱で死滅するが，毒素は極めて耐熱性が高く 100 ℃で 35 分間の加熱でも完全に失活しない。

【臨床症状・潜伏期間】：吐き気，嘔吐を主徴とし，悪心，腹痛，下痢がみられることはあるが発熱はみられない。食品中で産生されたエンテロトキシンによる発症毒素量は，数百 ng から数 μg と考えられている。潜伏期間は短く，$0.5 \sim 6$ 時間（平均 3 時間）で発症し，通常は $1 \sim 3$ 日以内には回復する。

【感染源】：ヒトあるいは動物の常在菌で，ヒトを取り巻く環境に広く分布している。ウシの乳房炎の原因菌でもある。

【汚染・感染経路】：健常なヒトの鼻腔，咽喉等に生息しているため，ヒトの手指や髪などを介して食品を汚染する。また，家禽，家畜類の皮膚や上気道，腸管などの粘膜に保有されているため，食肉等からの二次汚染も生じる。また，乳房炎の動物から搾乳した乳には高率に検出される。

【原因食品】：欧米では乳・乳製品やハムなど肉加工品が多いが，わが国では，おにぎり，焼き飯などの米飯製品のほか，肉加工品，和洋菓子，乳製品と多岐

にわたっている。5〜10月の気温の高い季節に集中し，飲食店，家庭，仕出屋，旅館などで多く発生している。

【食中毒防止，対策】：エンテロトキシンは耐熱性が高いために，加熱により菌が死滅しても，毒素は残り食中毒が発症する。2000年に発生した，乳製品による約15,000名の大規模食中毒はこの事例である[*11]。食品製造，販売段階での衛生的な取り扱いと適切な保存管理，従業員に対して衛生教育を行い，食品衛生の基本原則を厳守することが重要である。

食品衛生法の成分規格では，黄色ブドウ球菌数が非加熱食肉製品，特定加熱食肉製品，加熱食肉製品（殺菌後包装）のいずれも1,000/g以下となっている（巻末資料Ⅰ参照）。また，弁当および惣菜，洋生菓子，生めん類ならびに生めん類を主原料とした食品の指導基準で，その製造・販売施設および営業者はブドウ球菌陰性としている。

3-6　ボツリヌス菌

ボツリヌス症は発生機序により，食餌性ボツリヌス症，乳児ボツリヌス症，創傷性ボツリヌス症，成人腸管定着性ボツリヌス症に分類されているが，食餌性ボツリヌス症と乳児ボツリヌス症は食品衛生法で扱われる。

【原因微生物】：*Clostridium botulinum* は偏性嫌気性グラム陽性の桿菌，耐熱性芽胞を形成する。周毛性の鞭毛をもち運動性を示す。カタラーゼ陰性である。ヒトを含む数々の哺乳類，鳥類に特異的な麻痺性の神経症状を起こす毒素を産生する。**ボツリヌス毒素**は分子量約15万の神経毒素と無毒成分の複合体からなる。毒素は，食品内で産生されて経口的に摂取されて体内に取り込まれる。小腸上部で吸収し，リンパ管あるいは血中で神経毒素と無毒成分に解離する。

本菌は，生化学的性状によりⅠ〜Ⅳの4群に分類され，産生する毒素の抗原性によりA〜G型の7種に分けられ，ヒトの食中毒はA，B，E型毒素で発生している。日本，北欧ではE型，欧米ではA型，B型による食中毒が多いとされてきたが，近年，輸入食品などからA型，B型も検出されている。本菌の最低発育温度はⅠ群（A型とB型の一部）で10℃，Ⅱ群（B型の一部とE型）で3.3℃，最低発育pHは，Ⅰ群で4.6，Ⅱ群で4.8，最低水分活性はⅠ群で0.94，Ⅱ群で0.97である。毒素の失活加熱条件はいずれの型も煮沸で数分間（中心温度），芽胞の不活化条件はⅠ群で120℃4分間，Ⅱ群で80℃6分

[*11]：**2000年に起きた乳製品による大規模食中毒事件の概要**　2000年6〜7月に低脂肪牛乳などの加工乳を原因とする過去最大規模の食中毒（認定患者数14,780名）が発生し，原材料の脱脂粉乳にエンテロトキシンの含有が認められた。この事件は，脱脂粉乳製造中に停電事故が発生し，作業再開まで4時間以上冷却されずに放置され，その間，汚染された黄色ブドウ球菌が増殖し，エンテロトキシンが産生されたために起こった食中毒と推定された。これを受けて厚生労働省は2002年に「乳等からのエンテロトキシンの検査法」を制定した。

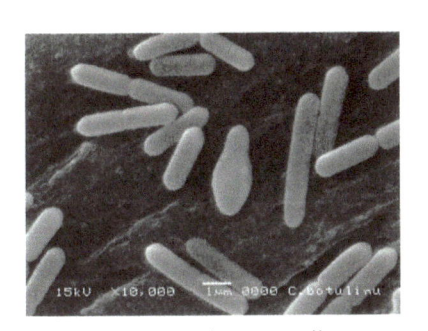

図4-11　ボツリヌス菌

資料：内閣府食品安全委員会ホームページ（https://www.fsc.go.jp/sonota/shokutyudoku.html）

間，**商業殺菌**[*12]条件は，Ⅰ群を対象として120℃4分間としている。

【臨床症状・潜伏期間】：通常潜伏期間は，12～72時間（14日以降に発症例もある），一般的には潜伏期間が短いほど重篤になりやすい。特徴的な神経症状が出現する前に嘔気，嘔吐を呈することがある。脱力感，倦怠感，めまいなどの症状があらわれ，視力障害，発声困難，嚥下困難，口渇，嗄れ声，下痢に続く重度の便秘腹部膨満，腹痛がみられる。血圧低下，筋麻痺が起こり，握力低下，歩行困難となる。抗毒素療法導入により致死率は低下したが，危険性は高く，死亡の原因は呼吸失調である。症状は，数週間から数か月継続し，排菌期間は数週間から数か月である。治療と経過が適切であれば予後は良好である。

　乳児ボツリヌス症は，通常1歳未満の乳児で発症する。芽胞が腸管に達し，発芽・増殖し，毒素が産生されて発症する。症状は，便秘，乳飲減弱，弛緩性麻痺，脱力感，嚥下困難，首の座りが悪い，泣き声が弱いなどで，6週間以上持続することもあるが，一般に致死率は低い。原因食品は自家製のはちみつが多く，その他野菜スープ，井戸水の事例がある。

【感染源】：土壌，河川，湖沼海岸地帯の堆積物，泥あるいは動物，鳥類の消化管内魚類，甲殻類などから分離，地域的に特徴がある。通常芽胞の状態で自然界に広く分布している。

【汚染・感染経路】：自然界で汚染された肉類，魚介類や野菜を利用して加熱不十分の状態で加工，調理された食品を嫌気的条件下で保存すると，ボツリヌス菌が増殖し毒素を産生する。わが国では1951年に北海道でにしんのいずし[*13]を原因とした食中毒（E型毒素）が初めて報告されて以来，毎年E型による食中毒が続き，2005年までに116件，537名の患者と114名の死亡者を出して

＊12：商業殺菌

　缶詰やびん詰，レトルト食品を，ボツリヌス菌のような有害細菌や流通条件下で変質・腐敗の原因となる微生物のみを死滅あるいは生育不可能な状態にさせるために行われている加熱殺菌をいう。これは食品中のすべての微生物を死滅させることを目的にすると，過大な加熱により品質の劣化を招き，商品価値を失うためである。

＊13：「にしんのいずし」と「からしれんこん」による食中毒　「いずし」はニシンやサンマなどの生魚，米飯，野菜などを重石をして漬け込んで自然発酵させた馴れずしの一種で，わが国の伝統的保存食である。自家製が多く，嫌気的条件下におかれることでボツリヌス中毒が発生してきた。一方，1984年に死亡者11名を出した真空パックされたからしれんこんによるボツリヌス食中毒は，からしれんこんだから起こったのではなく，包装形態や流通の変化に伴い発生した事例といえる。

いる。1984 年には熊本県で**からしれんこん**[*13] による 17 都道府県で患者 36 名，死者 11 名を出す広域の食中毒（A 型毒素）が発生した。食中毒事例は多くはないが，ほかの食中毒と異なり神経障害があらわれるために重篤となる。

【原因食品】：ほとんどは自家製食品によって起きており，欧米では食肉，魚介類，野菜果実，はちみつで検出される。日本では自家製のいずしによる食中毒が中心に発生していたが，輸入食品の増加とともに肉製品，野菜加工品，缶詰，びん詰，レトルト食品，真空パック食品から検出されることがある。

【食中毒防止，対策】：原材料の汚染は防止できない。発育抑制のための温度管理，pH4.6 以下，水分活性 0.94 以下を厳守することが必要である。また，レトルト食品，缶詰などでは食品製造工程中に芽胞が死滅する加熱殺菌条件（120℃ 4 分以上）とする。ボツリヌスの芽胞は耐熱性であるが，毒素はいずれも 80℃で 20 分間，100℃で 1 〜 2 分間の加熱で失活する易熱性なため，煮沸など加熱を十分に行った後で喫食することが重要である。食品衛生法の規格基準で，乳幼児ボツリヌス症対策として 1 歳未満の乳児にははちみつは自粛，弁当総菜類の衛生規範では，惣菜保存は 10℃以下または 65℃以上が望ましいとする。

3-7　ウェルシュ菌

Clostridiumu perfringens は，ヒトの腸管内常在菌であるが，ある種のウェルシュ菌がヒトや動物の下痢症の原因菌であることが知られている。

【原因微生物】：ウェルシュ菌（*Clostridiumu perfringens*）は，偏性嫌気性のグラム陽性大桿菌で，楕円形の**芽胞**を形成する。鞭毛をもたず運動性はない。

発育可能温度は 12 〜 50℃（至適温度 43 〜 45℃），至適温度では分裂時間が約 10 分と短く増殖が速い。発育可能 pH は 5.5 〜 8.0（至適 pH6.0 〜 7.5），水分活性は 0.95 以下では発育しない。大部分のウェルシュ菌は易熱性（100℃数分の加熱で死滅）であるが，100℃ 1 〜 6 時間の耐熱性の芽胞を示すものが食中毒を起こしている。耐熱性芽胞の殺菌条件 121℃ 4 分，通常 1 g 当たり 10^5 CFU 以上の菌量で発症する。

産生する 4 つの主要毒素（α，β，ε，ι）の産生性によって A 〜 E 型の 5 つの毒素型に分けられ，A 型が食中毒を引き起こす。食品を汚染して大量に増殖した本菌を摂取し，腸管内で芽胞を形成するときに**エンテロトキシン**を産生して腸管粘膜に作用して腹痛，下痢など急性胃腸炎症状を呈する。したがって，本菌による食中毒は前述の**生体内毒素型**に該当する。

【臨床症状・潜伏期間】：主な症状は下痢で，腹部膨満，発熱，嘔吐は少ない。潜伏期間は 6 〜 18 時間（平均 10 時間）で，1 〜 2 日で回復する。

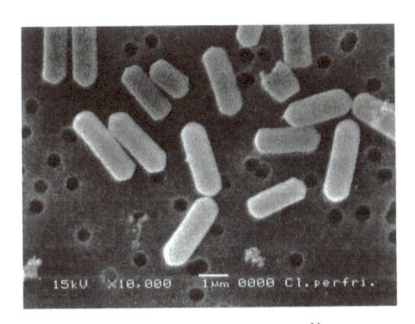

図 4-12　ウェルシュ菌

資料：内閣府食品安全委員会ホームページ（https://www.fsc.go.jp/sonota/shokutyudoku.html）

【感染源】：健康なヒトや動物の腸管内，土壌，下水などの自然界に常在している。

【汚染・感染経路】：野菜や魚介類，畜肉の生産の段階での汚染や，製造加工，調理，流通で二次汚染されることもある。

【原因食品】：食肉類の汚染率は高い。調理済み食品（牛すき，ローストビーフ，豚肉団子など），カレー，シチュー，魚介類などの調理食品やめんつゆでも発生している。事件数は年間 30 件程度であるが，1 事件当たりの患者数が多く，大規模な集団事例が多い。家庭より飲食店や仕出屋，旅館など大量調理施設で多い。

【食中毒防止，対策】：汚染された食品の加熱調理によって共存細菌の多くが死滅し，耐熱性の芽胞が優位に生残する。これらが不適当な環境（温度や酸素分圧）に長時間放置されることで食中毒が発生する。特に加熱不足や能力以上の調理が問題となる。十分な加熱で芽胞数の減少は可能であるが，調理後は速やかに喫食すること，保存する場合には，小分けにする，急冷して 10 ℃以下に保存する，あるいは 55 ℃以上を保つことで増殖を防止できる。また，喫食前に煮沸 10 分以上の再加熱で増殖型のウェルシュ菌を死滅させる。

3-8 ■ セレウス菌

　1955 年にノルウェーの病院と老人ホームのバニラソースによる事例が最初に報告され，わが国では 1982 年に食中毒として指定された。発症様式によって嘔吐型，下痢型の 2 種類に分けられる。

【原因微生物】：セレウス菌（*Bacillus cereus*）は，通性嫌気性でグラム陽性の大桿菌で芽胞を形成する。周毛性の鞭毛をもち運動性を有する。発育温度は 10 ～ 50 ℃（至適温度 28 ～ 35 ℃）であるが 7 ℃以下の低温で増殖する菌株もある。発育 pH は 4.35 ～ 9.30，水分活性 0.95 以上で増殖可能である。

　溶血毒，ホスホリパーゼ，嘔吐毒，下痢原性毒素など菌体外毒素を産生することが知られている。嘔吐型は食品中で嘔吐毒（セレウリド）を産生する。

121℃ 90 分間でも失活せず強い耐熱性を示し，耐酸性，耐アルカリ性で，物理的，化学的に安定である。セレウリドを産生する至適温度は 25 〜 30℃，8℃以下や 40℃以上では産生しない。

　　下痢型は，中毒時の感染量は 10^7 〜 10^8 CFU/g 以上とされ，胃を通過し，小腸で定着・増殖して，下痢毒を産生することで起こる。

【臨床症状・潜伏期間】：ともに多量の菌量で発症する。嘔吐型食中毒は，ブドウ球菌による症状と類似し，摂食後 30 分〜 6 時間の潜伏期間の後に悪心と嘔吐が起こる。下痢型は，ウェルシュ菌による症状と類似して**生体内毒素**により起こり，8 〜 16 時間の潜伏期間の後に水様性下痢，腹部の痙攣および腹痛が生じる。嘔吐はめったにない。経過は 1 日程度で回復する。

【感染源】：土壌，空気，河川など自然環境に芽胞として広く分布する。土壌には 10^3 〜 10^5 CFU/g のセレウス菌がみられるといわれる。

【汚染・感染経路】：豆類，穀類，野菜類，香辛料など農産物，畜産物などは生育環境から二次汚染をうける。また，ヒトや物の移動や塵埃などに含まれ空中浮遊微生物としても存在し，食品の製造加工過程において二次汚染が起こる。

【原因食品】：嘔吐型の原因食品は，穀類およびその加工品（焼飯類，米飯類，めん類など），複合調理食品（弁当類，調理パンなど）が多く，その他菓子類も原因食品となっている。下痢型では，バニラソース，野菜サラダ，肉料理，スープなどさまざまな食品が原因となっている。

【食中毒防止，対策】：6 〜 10 月の夏季に多く，飲食店，家庭，事業所，仕出屋で多く発生している。調理食品の長時間室温放置や前日調理の使用によるものが半数以上と多い。調理後は早く喫食する。保存する場合には，55℃以上あるいは，8℃以下（可能であれば 4℃以下）に置き，なるべく短時間で喫食する。

3-9 ■ エルシニア・エンテロコリチカ

Yersinia enterocolitica は，1960 年代にヨーロッパで報告されるようになり，わが国では 1982 年から食中毒として指定されている。

【原因微生物】：腸内細菌科の *Yersinia* 属に属するグラム陰性の通性嫌気性の小桿菌である。芽胞は形成しない。発育温度は 0 〜 44℃（至適温度 28 〜 29℃）で，4℃以下でも発育可能な**低温細菌**である。発育 pH は 4.0 〜 10.0（至適 pH7.2 〜 7.4）でアルカリに抵抗性が強いが，酸は発育抑制に有効である。生物型は 5 種に分類され，また血清型別では O 抗原と H 抗原，K 抗原の組み合わせで多数の血清群に分けられている。菌が経口的に摂取され，小腸に達した後に細胞に接着，侵入し炎症を起こす。

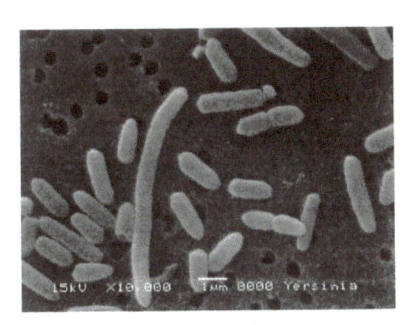

図 4-13　エルシニア

資料：内閣府食品安全委員会ホームページ（https://www.fsc.go.jp/sonota/shokutyudoku.html）

【臨床症状・潜伏期間】：症状は年齢と大きく関係し，乳幼児は感受性が高い。胃腸炎が最も多く，潜伏期間は通常 0.5 ～ 6 日あるいはそれ以上で，腹痛，下痢にはじまり，嘔吐，発熱，咳，咽頭痛など上気道症状を伴うことが多い。病原性の強い血清型 O8 は，胃腸炎にとどまらず敗血症のような重篤な症状に至ることが多い。

【感染源】：動物，食品，水などの環境に広く分布している。ブタは代表的な保菌動物であり，そのほかイヌやネコ，野生動物などからも検出されている。

【汚染・感染経路】：主な感染経路は，豚肉などから直接あるいは調理器具などを介して二次汚染が起こる。また，野生のげっ歯類に感染し，沢水を汚染し未殺菌水を介して感染することもある。

【原因食品】：豚肉が多いが，他の肉類からも検出される。件数，患者数とも多くないが，過去に小中学校などの給食で大規模な食中毒が発生している。

【食中毒防止，対策】：予防は一般的な食中毒予防に準じるが，低温細菌であるため 10 ℃以下の保存でも発育を抑制できない。食品の冷蔵保存は短期間にとどめ長期間に保存するときは冷凍する。また，水系感染を防ぐために加熱・消毒された水を飲用し，ペットなど保菌動物と接触した場合には手洗いを心がける。食品衛生法施行規則第 73 条により，O8 を原因物質とする場合は厚生労働省への詳報，速報の報告対象になっている。

3-10　リステリア・モノサイトゲネス

　リステリア症は *Lisuteira monocytogenes* を原因とする感染症である。1980 年代になってから食品衛生上で注目され，低温でも増殖するため，欧米諸国で野菜サラダや乳製品食肉加工品などの食品を介したヒトによる集団感染が相次いで報告されるようになった。

【原因微生物】：リステリア属は，通性嫌気性のグラム陽性の短桿菌で，芽胞は形成しない。低温でも増殖し，耐塩性，耐酸性，約 10 ％の食塩濃度でも増殖

する。亜硝酸塩に抵抗するために，食肉加工品からも分離される。食品とともに経口的に摂取された後，ヒトの小腸の上皮細胞に接着して上皮細胞内に侵入する。隣接細胞への拡散を繰り返し血管内に侵入後，脾臓，肝臓を経て全身に拡散する。

【臨床症状・潜伏期間】：侵入型（invasive type）と非侵入型があるが，非侵入型では潜伏期間が24時間から数週間と幅が広い。主な症状は発熱，筋肉痛，悪寒などのインフルエンザ様症状や吐き気，下痢などの胃腸炎症状を示す。侵入型では潜伏期間が2～6週間で原因食品が特定しにくい。

　症状は頭痛，頸部硬直，平衡感覚の消失，意識混濁などの神経症状や敗血症，髄膜炎を起こす。基礎疾患のある人，免疫低下した人，乳幼児，高齢者などハイリスクグループでは敗血症や髄膜炎などの重篤な症状を引き起こす。妊婦が感染した場合，本人は軽い風邪様症状程度であるが，胎児の流産や早産を引き起こすことがある。重症化すると致死率が高い。

【感染源】：土壌や腐朽した植物，河川水，下水，汚泥等，環境に広く分布する。ウシ，ブタなどの腸管内からも検出されている。

【汚染・感染経路】：原材料から，加工施設での二次汚染と考えられている。

【原因食品】：欧米では，チーズをはじめとする乳製品，食肉加工品，豚肉調理品，サラダ類などready-to-eat（非加熱喫食食品）が原因食品となっている。日本では症例が少ないとされていたが，2001年に北海道でナチュラルチーズが原因で集団食中毒が発生していたことが追跡調査で明らかにされている。

【食中毒防止，対策】：食品工場内の環境からの二次汚染，小売店での取り扱いの不備が多いため，環境や器機類の清掃や殺菌・消毒などの衛生管理が重要となる。低温細菌であるため，冷蔵であっても保存期間に制限を設けるなどが必要である。

3-11　その他の細菌

① エロモナス（Aeromonas hydrophila，A.sobria の2種）

　淡水中に生息し，河川や池，汽水域などに分布，沿岸海水からも検出される。淡水魚の病原菌にもなる。ウシやブタなども保菌することがあり，汚染した水や食品を介して起こる。1982年に食中毒菌に指定された。

　潜伏期間は6～15時間（平均8～10時間）で比較的軽症に終わることが多いが，コレラ様の下痢，乳幼児で赤痢様の血便となる場合もある。腹痛，吐き気，発熱を呈することもあり，数日のうちに自然に回復する。感染抵抗力の落ちている人は重篤になることがある。一般的な食中毒予防でよいが，特に夏場の淡水魚に注意し，冷蔵庫を過信せず加熱調理した物はできるだけ早急に食べる。

❷ ナグビブリオ

Vibrio cholera のうちコレラ毒素（CT）産生で菌体抗原が O1 または O139 以外の菌および，白糖非分解性の *V.mimicus* を一括してナグビブリオという。これまでわが国で発生した事例は O41 群が多い。

　熱帯，亜熱帯の常在菌である。本来沿岸地域や河口付近の海水および沈殿物，プランクトン，魚介類，甲殻類に広く分布，淡水，汽水域にも生息する。夏季に多く，魚介類や水の汚染または二次汚染を受けた食品の飲食で発症する。輸入海産物から多く検出されるが，$10^3/100\,\mathrm{g}$ と低く，低温管理をすることで増殖を防げる。潜伏期間は 1 〜 3 日で，水様性下痢と嘔吐を主徴とするが，ときには腹痛，発熱も伴う。

❸ ビブリオ・フルビアリス（Vibrio fluvialis）

　沿岸海域に広く分布し，魚介類を介して人に感染する。バーレーン，バングラデシュ，インド，アメリカなどで報告されており，海外渡航帰国者および国内での散発下痢症の原因となっている。腸炎ビブリオとの混合感染が多い。

❹ ビブリオ・バルニフィカス（Vibrio vulnificus）

　好塩性グラム陰性桿菌，主に汽水域に生息する。創傷感染と経口感染があるが経口感染型では，喫食後，48 時間以内に発熱，嘔吐，下痢，下肢の疼痛が起こる。さらに下肢の皮膚の発赤，腫脹，紫斑，水泡，壊死斑があらわれ敗血症に至る。低温管理すること，肝疾患や免疫力低下など基礎疾患がある人，貧血の治療に鉄剤を内服している人は，夏季に生や加熱不十分な魚介類を食べないこと，また，6 〜 10 月に手足に傷がある人は海水に入らないほうがよい。

❺ エンテロバクター・サカザキ（Enterobacter sakazakii/Cronobacter sakazakii）

　1958 年に英国で新生児髄膜炎として発生が確認，敗血症，壊死性腸炎の原因となっている。健常人では不顕性であるが，基礎疾患がある乳幼児，早産児，低出生体重児など，また高齢者が感染リスクが高い。感染経路として，乳児用の調整粉乳を介した例があげられる。

❻ プロビデンシア・アルカリフェシエンス

　腸内細菌科，以前は *Proteus* 属として分類されていたが，現在は異なる。グラム陰性通性嫌気性桿菌，周毛性の鞭毛をもつ。海外渡航者および国内の下痢症患者から分離される。集団事例がある。

7 プレシオモナス・シゲロイデス

腸内細菌科類似のグラム陰性桿菌，SS 寒天培地で赤痢様集落を形成する。1983 年に病因物質として指定された。旅行者下痢症，散発下痢症である。

潜伏期間は 10 ～ 50 時間，症状は軽く，水様性下痢が主な症状である。発症菌量は 100 万個以上である。ビブリオ属やエロモナス属と同様の水系感染事例がある。河川や淡水魚に広く分布，淡水魚などの魚介類は調理した後 8 ℃以下に保存することが必要である。

8 連鎖球菌（Streputococcus pyogenes）

球形のグラム陽性菌で通性嫌気性，連鎖状の形態を示す。20 群に分類されるが，A 群連鎖球菌はヒトに対する病原性が強い。A 群，C 群，G 群は溶血性連鎖球菌で，食品媒介疾病を起こす。症状は，咽頭痛，発熱，倦怠感，頭痛，悪寒，関節痛など，下痢などの胃腸炎症状もみられる。38 ℃以上の高熱が出る。5 月から 9 月の気温の高い時期に発生する。海外で，ポテトサラダ，卵サンドイッチ，卵，チキンサラダ，チーズ，食肉などの報告がある。サンドイッチや仕出弁当は長時間外に放置せず，15 ℃以下に保存する。

3-12　ノロウイルス

1968 年，オハイオ州ノーウォークで発生した急性胃腸炎の集団発生由来患者の糞便から分離された。電子顕微鏡での形態学的特徴から**小型球形ウイルス**（SRSV：*small round-structured virus*）と称され，わが国では 1997 年に小型球形ウイルスとして指定され，2002 年国際ウイルス命名委員会で，カリシウイルス科ノロウイルス属に命名された。これにより 2003 年 8 月からノロウイルス（*Norovirus*）に改められた。事件数，患者数とも多く，大規模食中毒も多い。

【原因微生物】：カリシウイルス科ノロウイルス属である。直径 30 ～ 38 nm 前後，表面はカップ状のくぼみのあるたんぱく質構造物で覆われ，内部に 7.7 Kb のプラス 1 本鎖 RNA 分子をゲノムとして保持している。強酸水（pH3）3 時間でも不活化されないので，胃を通過し小腸に達すると考えられる。ヒトの腸管上皮細胞でのみ増殖が可能で，小腸上皮細胞で炎症を起こし下痢を起こす。食品中や環境中では増殖することはない。非常に感染力が強く，ウイルス 10 ～ 100 個で感染し発症させることができると考えられている。数か月の生存が可能である。増殖系が見出されていないために，不明な点が多い。

【臨床症状・潜伏期間】：潜伏期間は 24 ～ 48 時間，主症状は下痢，嘔吐，吐き気，腹痛である。感染者は糞便 1 g 当たり 1 億個以上のウイルスを排出し，下痢症状の後 10 日程度は排出が続くので，この間は素手で食品を触れないよう

事　例

ノロウイルスによる食中毒

発生日：2月16日
発生場所：東京都立川市　小学校7校（共同調理場）
原因物質：ノロウイルス GII.17
患者数：1,084名
献立：親子丼（刻み海苔のせ），うどん入り澄まし汁，いよかん，牛乳
原因食品：刻み海苔

（概要）

　小学校7校の学校給食による大規模食中毒である。患者からノロウイルス GII.17 が検出された。仕入れ先に保管されていた親子丼のトッピングに使用された刻み海苔と同じ賞味期限の未開封の刻み海苔15検体中4検体から検出されたノロウイルス GII.17 の塩基配列が患者由来ノロウイルス GII.17 の塩基配列と一致したことなどから，刻み海苔が原因食品として特定された。

　一方，1月26日に発生した和歌山県御坊市の幼稚園，小，中学校において患者数763名，福岡県久留米市の事業所で患者数39名の食中毒事件においても献立に使用されていた刻み海苔が同じノロウイルス GII.17 に汚染されていたことが判明した。さらに，2月18日大阪府大東市の飲食店，22日，24日に東京都小平市の小学校でそれぞれ101名，26名，81名の患者が，同食品が原因による食中毒が発生した。4都府県6施設による大規模広域食中毒で同一加工業者が製造した刻み海苔が使用されていた。

に注意する。嘔吐は突然強烈に起こるのが特徴，嘔吐物にも100万以上のウイルスが検出される。**不顕性感染**が30％程度と考えられている。免疫性は低く，何度でも感染する。1～2日で完全に回復するが，症状がなくても排出している危険性がある。

【感染源】：ヒトの体細胞で増殖し，糞便や嘔吐物とともに排出される。

【汚染・感染経路】：ほとんどは経口感染で，汚染された食品や飲用水（特に消毒が不十分な井戸水や簡易水道）ばかりでなく，患者の糞便や嘔吐物，塵，飛沫，ヒトからヒトへと多彩な感染経路があり，制御を困難としている。現在では調理従事者を介した汚染が原因となる場合が多い。

【原因食品】：2001年頃まではカキなど二枚貝を原因とする事例が50％以上を占めていたが現在はさまざまな食品でみられる。飲食店での発生が多く，宴会料理や会食料理などの食事により集団で感染する事例も多い。

【食中毒防止，対策】：食品を中心部まで十分加熱（85～90℃で90秒以上）すること，手洗い，就業前の健康状態の確認，記録といった調理従事者の衛生管理の徹底が重要である。

　手洗いは温水で20秒間の洗浄を2回以上繰り返すとよい。食品に直接触れる際には，使い捨て手袋を着用する。二枚貝などを取り扱う場合，専用の調理

器具を使用するか，使用のたびに洗浄，熱湯消毒をするなど二次汚染防止に努める。消毒方法として，アルコールや逆性石けんではほとんど効果が期待できない。まず，調理器具等で熱湯消毒できるものは85℃で1分以上の加熱をする。次亜塩素酸ナトリウムは有効であるが，有機物が多いと塩素濃度が低下し，効果がなくなるため，調理器具等は洗剤で十分に洗浄後，200 ppm の塩素濃度に浸すように拭くことが必要である。嘔吐物や糞便の処理には1,000 ppm の濃度が必要となる。

　調理施設責任者は外部からの汚染を防止するため，客と調理従事者専用のトイレを別に設置する，手指の触れる場所の洗浄・消毒，調理従事者間の相互汚染を防止するなど対策が必要である。

3-13　その他のウイルス

1　A 型肝炎ウイルス

A 型肝炎ウイルス（HAV：*Hepatitis A virus*），直径 27 nm の小型球形ウイルス，耐熱性，クロロフォルムや酸（pH3.0）に抵抗性がある。血清型は1種で，遺伝子型6型のうちヒト型は4種である。

　腸管組織から肝細胞に取り込まれる。肝細胞，脾臓で増殖する。急性肝炎で，一過性の感染であるためキャリア化することはない。潜伏期間は2～6週間（平均1か月），感染性のA型肝炎ウイルスは発症の1～2週間前から1週間後まで糞便に排出される。

　38℃以上の発熱，頭痛，筋肉痛などの感冒様症状に続いて，食欲不振，嘔吐，腹痛，倦怠感，黄疸など肝炎症状が出現する。自然治癒率が高く，予後は良好で慢性化することはない。小児は無症状あるいは軽症であることが多く，成人では明らかな症状を呈し半数が黄疸を起こす。回復するとA型肝炎ウイルス抗体を獲得する。日本では衛生習慣の改善により抗体保有率が低い。しかし，発展途上国では一般的な感染症で，5歳以下でほとんどが罹患し保有率も高い。冬から春に多く，夏に減少する。生鮮魚介類を扱う人や流行地への渡航前にワクチンを接種すると予防効果が高い。流行地では生水，氷，生鮮食品の摂取を避け，汚染が疑われる食材は十分加熱をしてから食べることが重要である。

2　E 型肝炎ウイルス

E 型肝炎ウイルス（HEV：*Hepatitis E virus*）は，ヘペウイルス科（Hepeviridae），ヘペウイルス属（Hepevirus）に属する小型球形（約 27～34 nm）のウイルスである。遺伝子型は，ゲノム塩基配列の相同性から，4種類（I～IV型）に分類される。検出方法の確立にともない，海外での感染例のほか，わが国でも感染経

路が明らかになってきた。ブタ，イノシシ，シカなども保有しており，シカやイノシシの生肉や内臓を喫食することで感染する人獣共通感染症でもある。

　潜伏期間は 2 〜 9 週間（平均 6 週間）で，A 型より若干長い。急性肝炎あるいは劇症肝炎で，一過性であり，慢性化，キャリア化することはない。急性肝炎の場合は A 型肝炎に類似している。しかし，妊婦が感染して発症した場合には劇症化する率が高いといわれている。日本は非流行地ではあるが，ブタ，イノシシが保有することがある。ワクチンは実用化されていないので，手洗いの励行，非調理や加熱不十分な肉類を食べないこと，流行地域へ渡航するときには飲料水や自分で皮をむかない果物や野菜に気をつける。

③ ロタウイルス

　レオウイルス科に属し，ヒトを含む哺乳類から鳥類まで幅広い宿主域をもつ。世界中で 3 か月から 5 歳までの小児下痢症の原因となる。日本では冬から春にかけて流行する。潜伏期間は 24 〜 48 時間で，主な症状は，水のような下痢，吐き気，嘔吐，発熱，腹痛である。下痢症状は 5 日程度続き，重症化することもある。便に大量のウイルスを排出するために，手指やおもちゃを介し，保育所や幼稚園では集団発生へ拡大するおそれがある。また，汚染された水系感染がみられる。手洗いや十分な加熱で予防できる。重症胃腸炎予防のため 2020 年 10 月からロタウイルス感染症の予防接種が定期接種となった。

④ サポウイルス

　サポウイルスは，ノロウイルスと同様カリシウイルス科に属しており，乳幼児の胃腸炎の集団発生と関係するといわれている。ヒト以外に感染せず組織培養が確立されていないため，発症機構等まだ不明な点も多い。しかし，食品や調理従事者からも検出され，手洗いの重視，加熱調理などノロウイルスに準じた対応が重要である。

4 自然毒食中毒

　動植物に含まれる有毒な成分をもつものが原因で起こる食中毒を，自然毒食中毒という。植物性自然毒の毒素は植物の常成分であるが，動物性自然毒は，もともとは無毒な魚介類が，毒素をもつ餌を捕食して体内に毒素を蓄積するものや，特定の時期にのみ毒を産生する場合もある。これら自然毒食中毒においては，細菌性食中毒やウイルス性食中毒に比べて，発生件数ならびに患者

表 4-7　自然毒食中毒の発生状況

年　次		2003	2004	2005	2006	2007	2008	2009	2010	2011	2012	2013	2014	2015	2016	2017	2018	2019	2020
動物性自然毒	事件数	46	52	48	35	39	61	39	34	22	20	21	31	38	32	26	25	28	35
	患者数	79	79	75	65	89	104	95	53	32	34	33	53	69	73	42	34	38	65
	死者数	3	2	2	1	3	3	0	0	1	1	0	1	2	0	0	0	1	1
植物性自然毒	事件数	66	99	58	103	74	91	53	105	47	56	50	48	58	77	34	36	53	49
	患者数	229	354	210	446	266	283	195	337	139	179	152	235	178	229	134	79	134	127
	死者数	2	1	4	3	4	0	0	0	0	0	1	1	2	4	1	3	2	2

表 4-8　動物性自然毒食中毒の原因となる毒種と魚介類の種類

	毒　種	魚介類の種類
魚類	フグ毒	フグ類
	シガテラ毒	バラフエダイ，イッテンフエダイ，イトヒキフエダイ，バラハタなど
	パリトキシン様毒	アオブダイ，ハコフグ，ブダイ，ウミスズメなど
	卵巣毒	ナガズカ，カワカマス，チョウザメ類，コイ類など
	胆のう毒	コイ科魚類（コイ，ソウギョ，アオウオなど）
	過剰ビタミン A	イシナギなど
	異常脂質（トリグリセリド，ワックスエステル）	アブラボウズ，アブラソコムツ，バラムツ
二枚貝	麻痺性貝毒	アサリ，アカザラガイ，カキ，ホタテガイなど
	下痢性貝毒	アカザラガイ，アサリ，イガイ，イタヤガイなど
	記憶喪失性貝毒	イガイ，ホタテガイ，ムラサキイガイ，マテガイなど
	神経性貝毒	ミドリイガイ，マガキ
	アザスピロ酸	ムラサキイガイ，アサリ，ホタテガイ，マガキ
巻貝	唾液腺毒（テトラミン）	ムカシエゾボラ，ヒメエゾボラ，エゾボラモドキなど
	フグ毒	バイ，キンシバイ，ボウシュウボラ
	フェオホルバイド光過敏症	アワビ類

数は少ないものの病因物質が有毒なものが多く，致死率が高いものがある（表4-7）。

4-1　動物性自然毒

動物性自然毒による食中毒は，表 4-8 に示したように，ほとんどが魚介類由来であり，フグ毒，シガテラ毒などが原因で発生する。

① 魚類による食中毒

（1）　フグ毒

フグ科のフグが**フグ毒**の**テトロドトキシン**[*14]（図 4-14 a）を保有するが，もともとフグがこの毒素を保有しているのではなく，ビブリオ属やシュードモナ

＊14：テトロドトキシン

　テトロドトキシンはアルカリには不安定であるが，酸や熱には安定で，一般的な調理では破壊されない。LD_{50} は 8.7 μg/kg，ヒトに対する最小致死量は 1 mg〜2 mg（約10,000 MU）。

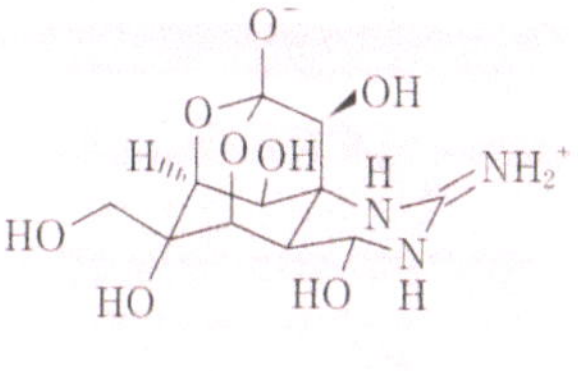

a. テトロドトキシン 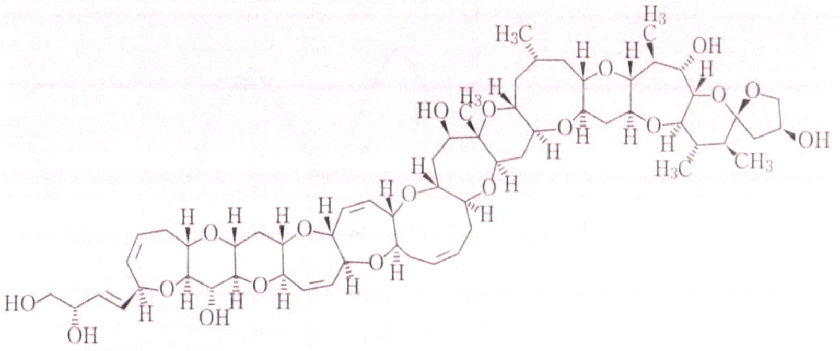　　　　　　　　　　b. シガトキシン

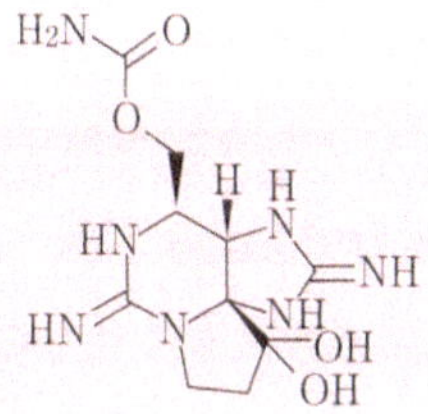

c. サキシトキシン 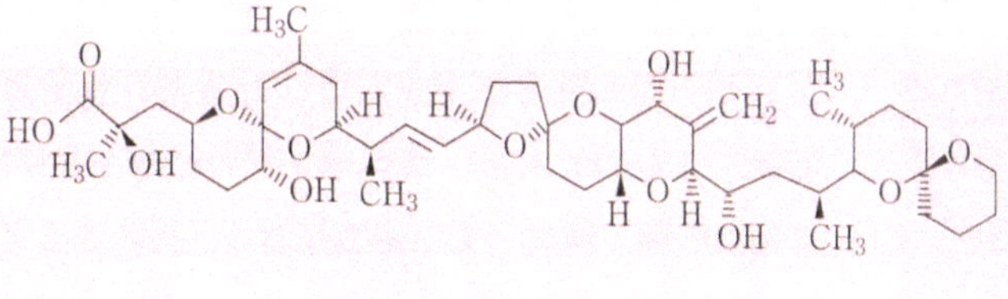　　　　　　　　　　　d. オカダ酸

図 4-14　動物性自然毒の化学構造

表 4-9　処理等により人の健康を損うおそれがないと認められるフグの種類および
部位

科　名	種類（種名）	部　位		
		筋肉	皮	精巣
フグ科	クサフグ，コモンフグ，ヒガンフグ，サンサイフグ	○	—	—
	ショウサイフグ，マフグ，メフグ，アカメフグ，ゴマフグ	○	—	○
	トラフグ，カラス，シマフグ，カナフグ，シロサバフグ，クロサバフグ，ヨリトフグ	○	○	○
ハリセンボン科	イシガキフグ，ハリセンボン，ヒトヅラハリセンボン，ネズミフグ	○	○	○
ハコフグ科	ハコフグ	○	—	○

（注）1. ○は可食部位
2. 本表は，日本の沿岸域，日本海，渤海，黄海および東シナ海で漁獲されるフグに適用する。ただし，岩手県越喜来湾および釜石湾ならびに宮城県雄勝湾で漁獲されるコモンフグおよびヒガンフグについては適用しない。
3. 両性フグといわれる雌雄同体のフグが見られることがあり，この場合の生殖巣はすべて有毒部位とする。
4. 筋肉には骨を，皮にはヒレを含む。
5. フグは，トラフグとカラスの中間種のような個体が出現することがあるので，これらのフグについては，両種とも○の部位のみを可食部位とする。
6. ナシフグについては，筋肉（骨を含む）では，有明海，橘湾，香川県および岡山県の瀬戸内海域で漁獲されたもの，精巣では，有明海，橘湾で漁獲され，長崎県が定める要領に基づき処理されたものに限り食用が認められている

資料：厚生労働省ホームページより改変
　　（http://www.mhlw.go.jp/topics/syokuchu/poison/animal_01.html）

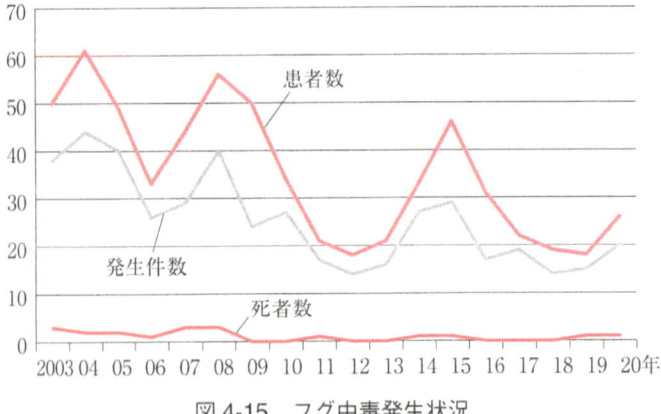

図 4-15　フグ中毒発生状況

＊15：食物連鎖

　自然界における生物が捕食（食べる），被食（食べられる）という関係でつながっており，この一連の関係をいう。

ス属の一部の海洋細菌が産生した毒素を**食物連鎖**[＊15] によってフグが取り込み蓄積したものである。毒性はフグの種類ならびに部位によっても異なるが，一般的に肝臓，卵巣，皮の毒性が強く，摂取すると死に至ることもあることから，わが国においては食用可能なフグの種類と部位が定められている（表 4-9）。また，フグの有毒部位の除去等に関しては，都道府県知事等が認めた者および施設に限って取り扱うこととされている。なお，フグの内臓（肝臓や卵巣を含む）や可食部位以外の部位は食品衛生法第 6 条第 2 項の「有毒な，若しくは有毒な物質が含まれ，若しくは付着し，又はこれらの疑いのあるもの。ただし，人の健康を損なうおそれがない場合として厚生労働大臣が定める場合においては，この限りでない」に該当し，販売，提供等は認められないものとして取り扱われている。

　フグ毒による食中毒発生原因の多くは，釣り人や素人の判断による家庭での調理である。フグ毒による食中毒は毎年 15 ～ 30 件程度発生しており（図 4-15），致死率が高く，自然毒による食中毒原因の首位を占めている。

　中毒症状は食後 20 分位から数時間で口唇や舌端にしびれが起こり，その後，手指から四肢，全身に麻痺症状が広がる。さらに，重症の場合には呼吸困難になり死亡することがある。

（2）　シガテラ毒

　シガテラとは，熱帯または亜熱帯域のサンゴ礁に生息する魚類によって起こる食中毒である。これらの魚類は本来は無毒であるが，渦鞭毛藻がシガテラ毒を産生し，食物連鎖によって毒化するといわれている。毒成分はシガトキシン[＊16]（図 4-14 b）および類縁化合物である。

＊16：シガトキシン

　シガトキシンは，脂溶性で耐熱性であり，加熱調理により無毒化しない。ヒトに対する発症量は経口摂取で約 70 ng

　有毒魚種は，主にフエダイ科フエダイ属のバラフエダイ（図 4-16 b），イッテンフエダイ，イトヒキフエダイ属のイトヒキフエダイ，ハタ科バラハタ属の

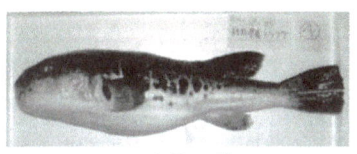
a. トラフグ

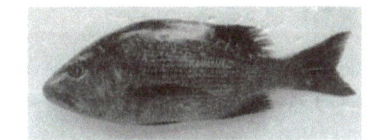
b. バラフエダイ

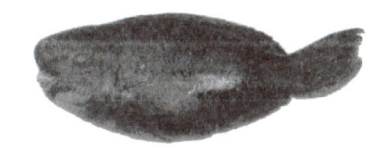
c. アオブダイ

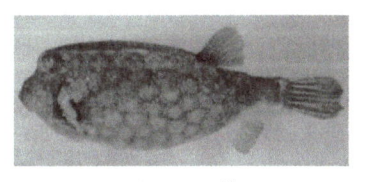
d. ハコフグ

図 4-16　食中毒の原因となる主な魚類

資料：厚生労働省ホームページ「自然毒のリスクプロファイル」

バラハタ，マハタ属のアカマダラハタ，スジアラ属のオオアオノメアラ，アズキハタ属のアズキハタ，イシダイ科イシダイ属のイシガキダイ，アジ科ブリ属のヒラマサ，ウツボ科ウツボ属ドクウツボ，カマス科カマス属オニカマスなどである。有毒部位は筋肉や内臓である。

　本食中毒は沖縄県での発生が多いが，最近では九州や本州でもイシガキダイが原因の食中毒が発生している。

　潜伏期間は，食後 1 ～ 8 時間ほどで発症し，2 日以上になることもある。中毒症状は，ドライアイスセンセーション（ドライアイスに触れたような感覚で温度感覚が異常になる），関節痛，筋肉痛，搔痒，しびれなどの神経症状や下痢，嘔吐，腹痛などの消化器系症状，血圧低下，徐脈などの循環器症状も呈する。軽症では 1 週間程度で治癒するが，重症な場合は 1 年以上継続することがある。死亡例はほとんどない。

⑶　パリトキシン様毒

　有毒種は，ブダイ科アオブダイ属のアオブダイ（図 4-16 c），ハコフグ科ハコフグ属のハコフグ（図 4-16 d），ブダイ科ブダイ属のブダイ，ハコフグ科コンゴウフグ属のウミスズメなどであり，主にアオブダイによる中毒例が多い。毒成分はパリトキシン*17 によく似た物質とされている。有毒部位は筋肉，肝臓，内臓である。潜伏期間は約 12 ～ 24 時間と比較的長い。主症状は横紋筋融解症（激しい筋肉痛）や黒褐色の排尿（ミオグロビン尿症）で，呼吸困難，歩行困難，胸部の圧迫，麻痺，痙攣などを呈することもある。回復には数日から数週間を要し，重篤な場合には死に至る。1953 ～ 2020 年までに本食中毒は 46 件，患者数 145 名，死者数は 8 名であった。

*17：パリトキシン

　アオブダイが食べることが知られている刺胞動物イワスナギンチャク類が有する毒成分。シガテラ毒のマイトトキシンに次ぐ大きさの分子量 2,677 と毒性の強い自然毒。

⑷　過剰ビタミンA

　ハタ科イシナギの肝臓を摂取することで引き起こされる食中毒で，肝臓にビタミンAを過剰蓄積していることが原因である。イシナギの他にサメ，マグロの肝臓にも蓄積する場合がある。これらの魚類の筋肉部分には過剰に蓄積しないため中毒は起こさない。中毒症状は，食後30分〜12時間で発症し，激しい頭痛，吐き気，嘔吐，発熱，下痢，腹痛，顔面の浮腫がみられ，頭部や顔面の皮膚の剥離もみられることがある。回復には20〜30日を要する。

⑸　異常脂質（トリグリセリド，ワックスエステル）

　ギンダラ科のアブラボウズでは肝臓にトリグリセリド，クロタチカマス科の深海魚バラムツおよびアブラソコムツでは，筋肉に不消化性のワックスエステル[*18]が多量に含まれている場合があり，中毒を引き起こす。中毒症状は，下痢である。なお，バラムツとアブラソコムツは現在食用禁止になっている。

⑹　その他の魚類が原因の食中毒

　タウガジ科のナガズカ，チョウザメ類，カワカマス，コイ類，ナマズ類などの魚の卵巣が中毒を起こすといわれている。ナガズカの毒成分はジノグネリンであり，中毒症状は，嘔吐，下痢，腹痛などの胃腸障害である。また，コイ科のコイ，ソウギョ，アオウオ等の胆のうの摂食により胃腸障害，肝機能障害，急性腎不全を引き起こす。この毒成分は，5α-シプリノール硫酸エステルである。日本ではコイの胆のうによる中毒事例が知られているが，東南アジアではソウギョの胆のうの喫食による中毒例がある。

❷　貝類による食中毒

　貝毒は，毒性をもつプランクトンを体内に取り込むことによって蓄積された毒素のことをいう。麻痺性貝毒，下痢性貝毒，記憶喪失性貝毒，神経性貝毒，アザスピロ酸などがある。これらの毒は外見から毒化した貝類かどうかの判断はできない。わが国では毒化した貝類による食中毒を防止するために，定期的に貝類の餌である有毒プランクトンの出現を監視するとともに，重要貝類の毒性を測定し，規制値[*19]を超えたものは出荷規制されている（巻末資料Ⅱ参照）。

⑴　麻痺性貝毒

　麻痺性貝毒の有毒種は二枚貝類のアサリ（図4-17 a），アカザラガイ，マガキ（図4-17 b），ホタテガイ（図4-17 c），ムラサキイガイ（図4-17 d）などのほか，マボヤやウモレオウギガニでも食中毒が発生している。毒成分はサキシトキシン[*20]（図4-14 c），ネオサキシトキシンおよびゴニオトキシン群など多くの同族体がある。麻痺性貝毒は渦鞭毛藻のアレキサンドリウム属，ギムノディニウム属，ピロディニウム属，淡水産藍藻のアナベナ属，アファニゾメノン属等の

＊18：ワックスエステル

　高級脂肪酸と高級アルコールのエステル。単にワックスとも呼ばれる。

＊19：貝毒の規制値

　貝毒全般（可食部）を対象に麻痺性貝毒4 MU/g以下，下痢性貝毒0.16 mgオカダ酸当量/kg以下としている（巻末資料Ⅱ参照）。

＊20：サキシトキシン

　毒力はテトロドトキシンに匹敵し，ヒトの致死量は，約1〜2 mgと推定されている。

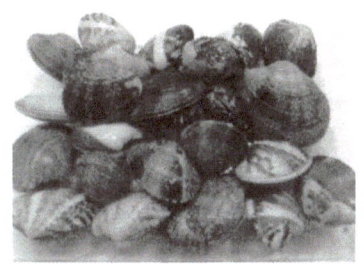
a. アサリ

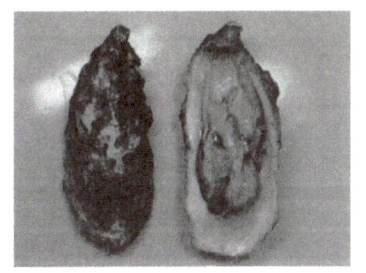
b. マガキ

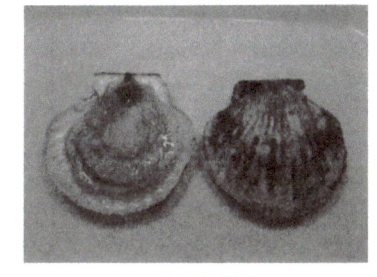
c. ホタテガイ

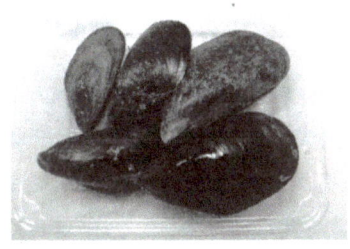
d. ムラサキイガイ

図 4-17　食中毒の原因となる主な貝類
資料：厚生労働省ホームページ「自然毒のリスクプロファイル」

プランクトンによって産生され，二枚貝が毒をもったプランクトンを捕食することによって徐々に**中腸腺**[*21] に蓄積する。発生状況は，わが国では北海道から沖縄までの各地に及んでおり，世界的にみると熱帯海域から温帯海域まで広く分布している。中毒症状は，食後約 30 分で麻痺がはじまり，その後，全身にひろがる。重症の場合は死亡することがある。

（2）**下痢性貝毒**

下痢性貝毒の原因貝類は，二枚貝類のムラサキイガイの事例が多く，その他アカザラガイ，アサリ，イガイ，イタヤガイ，コタマガイ，チョウセンハマグリ，ホタテガイ，マガキなどである。毒成分は**オカダ酸**（図 4-14 d）とその同族体のジノフィシストキシン群であり，渦鞭毛藻のジノフィシス属やプロロセントラム属などのプランクトンによって産生される。それを餌にした二枚貝の中腸腺に濃縮される。症状は食後 30 分〜 4 時間で発症し，下痢，吐き気，嘔吐，腹痛などを呈する。通常は数日以内に回復する。

（3）**記憶喪失性貝毒**

記憶喪失性貝毒を蓄積する原因貝類は，二枚貝類のイガイ，ホタテガイ，ムラサキイガイ，マテガイなど，甲殻類ではダンジネスクラブ（ホクヨウイチョウガニ）など，魚類ではアンチョビー，頭足類のモンゴウイカなどである。この貝毒は珪藻類のシュードニッチャ属，ニッチャ属，アンフォラ属によって産生される。紅藻類のフジマツモ科ハナヤナギ，サンゴモ科カニノテなどからも

＊21：中腸腺
　軟体動物や節足動物などの中腸（胃に相当）の前につながる房状の器官。肝臓と膵臓の機能をもっている。

5

10

15

20

25

30

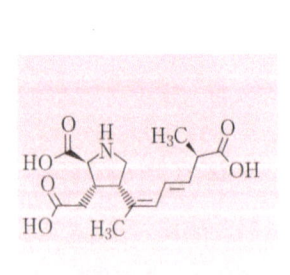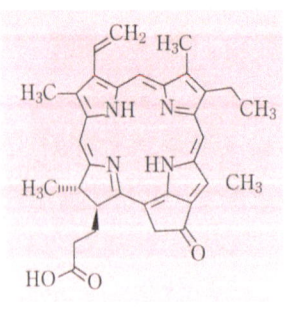

a. ドウモイ酸　　　　b. ピロフェオホルバイド a

図 4-18　貝毒の化学構造

この貝毒が検出されている。毒成分は，ドウモイ酸（図 4-18a）である。症状は，食後数時間以内に吐き気，腹痛，下痢などの胃腸障害とともに，重症の場合は脳の海馬，視床などを損傷させて記憶喪失をもたらすなどの神経障害を引き起こす。中毒の発生状況は，1987 年，カナダで 107 名の中毒事件が発生して以来，記憶喪失性貝毒による食中毒事件は発生していない。

（4）　神経性貝毒

神経性貝毒の原因貝類は，二枚貝のミドリイガイやマガキなどである。毒成分は，ブレベトキシンである。この毒は，渦鞭毛藻類のカレニア属によって産生され，他の貝毒と同様にプランクトンを餌とする貝類で毒化する。発生状況は，アメリカにおいて肉食性巻貝の摂食で中毒が発生している。

中毒症状は，喫食後，1 ～ 3 時間で口腔内のしびれ，温度感覚異常，運動失調などの神経症状を呈する。吐き気，嘔吐，腹痛，下痢などを伴うこともある。

（5）　その他の貝毒

巻貝中毒：エゾバイ科エゾボラ属ムカシエゾボラ，ヒメエゾボラやエゾバイ属のスルガバイ等の巻貝により，食後 30 分～ 1 時間で頭痛，めまい，酩酊感，足のふらつき，眼のちらつきなどの神経症状ならびに嘔吐などの胃腸障害を引き起こすことがある。この毒成分はテトラミンであり，巻貝の唾液腺に蓄積される。この中毒は年間数件発生している。また，エゾバイ科のバイ，ムシロガイ科のキンシバイ，フジツガイ科のボウシュウボラでは，筋肉や中腸腺を含む内臓にフグ毒と同じテトロドトキシンがフグ毒同様の神経症状を伴う中毒を引き起こす。

アワビ類のクロアワビ，エゾアワビ，メガイアワビ，トコブシなどの巻貝の中腸腺を摂取して 1 ～ 2 日後に，顔面，手，指に発赤やはれ，疼痛などが起こる。この症状は光過敏症であり，発症は日光にあたる場合に起こる。原因物質は餌である海藻に由来するピロフェオホルバイド a（図 4-18 b）であり，クロロフィル a の誘導体である。

　アサリ中毒：1942 ～ 1950 年の春先に，静岡県浜名湖産のアサリやマガキを摂食して多様な症状を示す大規模な集団食中毒が発生した。原因は中腸腺に含まれる**ベネルピン**の肝臓毒作用と推定されている。しかし，その後は同地産の二枚貝の毒化も中毒の発生もみられない。

4-2　植物性自然毒

　植物性自然毒をもつ有毒な植物は，キノコと高等植物である。キノコは菌類であるが，食中毒統計では植物性自然毒として扱われている。植物性自然毒による食中毒事例では，毒成分を含有する植物を食用の植物と誤認して採取して食べた事例が多い。

1 キノコ食中毒

　キノコは真菌類に分類され，その子実体が発達したものである。わが国には多くのキノコが自生しているが，食用できるのは約 100 種類といわれている。食中毒の原因となるキノコで食中毒事例が多いものは，ツキヨタケ，クサウラベニタケ，カキシメジ，ドクササコ，テングタケ，ドクツルタケなどである。キノコ食中毒では，ドクツルタケ，タマゴテングタケ，タマシロオニタケなどで死亡事例も発生している。

(1)　ツキヨタケ（図 4-19 a）

　毒成分は**イルジン S**，イルジン M，ネオイルジン等のイルジン類である。傘は 10 ～ 20 cm 程度の大型である。色は，はじめ黄褐色で，成熟すると紫褐色になる。ブナなどの枯れ木に重なるように発生する。ヒラタケ，ムキタケ，シイタケと間違いやすい。

　症状は，食後 30 分～ 3 時間程で嘔吐，下痢，腹痛などがあらわれ，痙攣を伴う場合もある。1 ～ 10 日程度で回復する。発生状況は，2000 ～ 2020 年まで

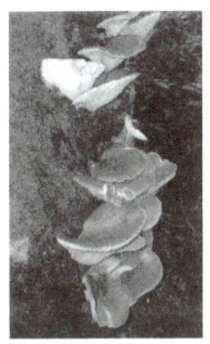
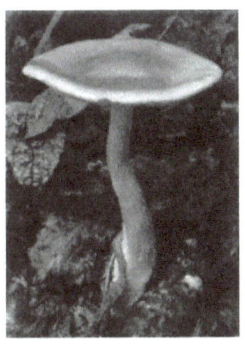
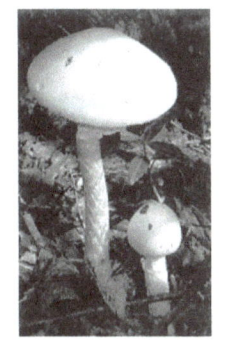

a. ツキヨタケ　　　　　b. クサウラベニタケ　　　　　c. ドクツルタケ

図 4-19　食中毒の原因となる主なキノコ

資料：厚生労働省ホームページ「自然毒のリスクプロファイル」

で事件数 323 件，患者数 1,166 名であり，キノコによる食中毒のなかでは発生件数が一番多い。死亡例はない。

(2)　クサウラベニタケ（図4-19 b）

毒成分は**ムスカリン**，ムスカリジン等である。傘は 3 ～ 10 cm 程度であり，色は灰色～黄土色，ヒダははじめ白色で後に赤みを帯びてくる。

症状は，食後 20 分～ 1 時間で嘔吐，下痢，腹痛などの症状を引き起こす。涙や唾液の分泌，発汗などムスカリン中毒の症状もあらわれる。発生状況は 2000 ～ 2020 年までで事件数 124 件，患者数 413 名であり，キノコによる食中毒のなかではツキヨタケに次いで多い。ウラベニホテイシメジ，ホンシメジ，ハタケシメジと間違いやすい。

(3)　カキシメジ

毒成分はウスタリン酸である。傘は 3 ～ 8 cm 程度で，色は赤褐色から栗褐色または薄い黄褐色をしている。

症状は，食後 30 分から 3 時間後に頭痛，嘔吐，下痢，腹痛などを引き起こす。発生状況は 2000 ～ 2020 年までで事件数 25 件，患者数 85 名である。

(4)　ドクササコ

毒成分は，アクロメリン酸，クリチジン，スチゾロビン酸，スチゾロビニン酸等である。傘は 5 ～ 10 cm で橙褐色～淡橙褐色で中央部がややくぼんでおり，ふちが内側へ巻いていることが多い。

症状は，食後 6 時間～ 1 週間ほど経過後，手足の先端が紅潮し，激痛を伴う末端紅痛症が長く続く。発生状況は 2000 ～ 2020 年までで事件数 31 件，患者数 50 名である。

(5)　ドクツルタケ（図4-19 c）

毒成分は，アマトキシン類（α-, β-, γ-, ε-**アマニチン**），ファロトキシン類などである。傘は 5 ～ 15 cm 程度で，卵形から円錐形をしており，後に中高の平らに開く。色は白色を呈する。

症状は食後 6 ～ 24 時間後に嘔吐，下痢，腹痛など**コレラ様の症状**があらわれ，その後，肝臓肥大，黄疸などの肝臓や腎機能障害があらわれ，死亡する場合がある。発生状況は 2000 ～ 2020 年までで事件数 4 件，患者数 9 名，死者数 1 名である。

(6)　カエンタケ

毒成分は，トリコテセン類サトラトキシン H とその類縁体ベルカリン A，ロリジン E などである。オレンジ色を帯びた赤色の円柱状または棒状の細長い形をしており，後に退色して紫色を帯びる。土から手指が出ているように群生あるいは単生している。

　食後 30 分から腹痛，悪寒，嘔吐，下痢，手足のしびれ，発熱などがあらわれ，腎，肝，呼吸器，循環器障害，脳神経障害を引き起こし，死に至ることもある。近年，都会近郊の公園などでも発生が確認されており，手で触っただけでも皮膚に炎症があらわれることもあり，注意が必要である。発生状況は 2000 ～ 2015 年までで事件数 2 件，患者数 5 名，死者数 1 名であった。

❷ 有毒植物による食中毒

（1）青酸配糖体

　ウメ，アンズ，ビワなどの果実の種子や一部の豆類，キャッサバなどに**青酸配糖体**が存在する場合がある。青酸配糖体そのものは毒性はないが，酵素等により分解してシアン化水素を産生し，消化不良，嘔吐，痙攣などの中毒症状を引き起こす。

　豆類のライ豆，ビルマ豆やバター豆，キャッサバには**リナマリン**（ファゼオルナチン，図 4-20 a）を含有しているものがある。豆類には成分規格と使用基準，生あんには成分規格と製造基準が設けられている（巻末資料 I 参照）。

　青梅やアンズなどのバラ科植物の未熟な種子には**アミグダリン**（図 4-20 b）を含有しているものがある。

（2）アルカロイド類[22]

　ジャガイモの緑色部や発芽した芽の部分に**ソラニン**（図 4-20 c）や**チャコニン**（図 4-20 d）が含まれている。イモ表面の黄緑の部分，芽や付け根の部分や小さいもの，地中の浅いところにあったイモはソラニンが含まれているこ

＊22：アルカロイド類
　アルカロイド類については，第 6 章（p.124）参照

事　例

ソラニンによる食中毒

発生日：2006 年 7 月
発生場所：東京都　小学校
原因物質：α-ソラニンおよびα-チャコニン
患者数：77 名
原因食品：ジャガイモ
（概要）

　都内小学校にて，理科の実験で栽培したジャガイモを調理員がゆでたものを 132 名が食べて，児童 75 名，教師 2 名が腹痛，吐き気，喉の痛み等を訴えた。その後の検査で，α-ソラニンおよびα-チャコニンが検出された。

　小学校では，ジャガイモの間引き等がなされておらず適切な栽培がされていなかった。一般的に，ジャガイモの芽を除去することは，知っている場合が多いが，未成熟で小型のまま収穫されたジャガイモの緑変部分はアルカロイドの含有量が多いといわれているので，注意が必要である。

資料：東京健安研セ年報 *Ann. Rep. Tokyo Metr. Inst. Pub. Health*, 70. 127-133. 2019

表 4-10　有毒食物による食中毒

植物		所在	有毒成分	主な症状
含有青酸配糖体	青梅, アンズ	種子	アミグダリン	嘔吐, 下痢, 痙攣
	ライ豆, ビルマ豆	生あん	リナマリン (ファゼオルナチン)	消化不良, 嘔吐, 痙攣
アルカロイド含有	ジャガイモ	緑色部, 芽, 皮	ソラニン, チャコニン	下痢, 嘔吐, 腹痛, 頭痛, めまい, 呼吸困難
	トリカブト	芽, 根	アコニチン, メサコニチン, ヒパコニチン	口唇や手足のしびれ, 嘔吐, 腹痛, 下痢, 不整脈, 血圧低下, 痙攣
	チョウセンアサガオ	葉, 種子根, 蕾	ヒヨスチアミン, スコポラミン, アトロピン	倦怠感, 眠気, 口渇, 意識混濁, 心拍促進, 興奮, 麻痺
	バイケイソウ, コバイケイソウ	芽	プロトベラトリン, ジエルビン, シクロパミン, ベラトラミン	嘔吐, 手足のしびれ, 呼吸困難, 脱力感, めまい, 痙攣, 血圧低下
	ハシリドコロ	新芽	スコポラミン, ヒヨスチアミン	嘔吐, 痙攣, 昏睡
	スイセン	葉, 鱗茎	リコリン, タゼチン, ガランタミン	悪心, 嘔吐, 下痢, 頭痛, 昏睡
	イヌサフラン	球根	コルヒチン	嘔吐, 下痢, 皮膚の知覚減退, 呼吸困難
その他	ドクゼリ	幼若茎葉	チクトキシン, ビロール A, ビロール B	嘔吐, 下痢, 腹痛, めまい, 動悸, 耳鳴, 意識障害, 痙攣
	ジギタリス	茎葉	ジギトキシン, ギトキシン	胃腸障害, 嘔吐, 下痢, 不整脈, 頭痛, めまい
	クワズイモ	茎	シュウ酸カルシウム	悪心, 嘔吐, 下痢, 麻痺
	ユウガオ	果実	ククルビタミン E	唇のはれ, 嘔吐, 下痢, 腹痛等

事 例

イヌサフランによる食中毒

発生日：2020 年 5 月 5 日
発生場所：北海道小樽市
原因物質：コルヒチン
患者数：1 名
原因物質：イヌサフラン

（概要）

　北海道在住の男性 1 名が, 自宅庭にてギョウジャニンニクと思われる植物を採取し, 加熱調理して喫食した。約 3 時間後に, 嘔吐, 手指のしびれ等の症状を呈した。患者自宅の庭から採取したギョウジャニンニク様植物 2 種類について, 北海道立衛生研究所にて検査したところ, スズランの毒成分である「コンバラトキシン」, イヌサフランの毒成分である「コルヒチン」をそれぞれ検出した。小樽市保健所の調査において, 患者が喫食した植物を採取した場所と同じ場所に 2 種類の有毒植物を確認した。症状がイヌサフランによる食中毒と一致することなどから, イヌサフランをギョウジャニンニクと間違って採取して食べたことが原因の自然毒食中毒と断定された。

資料：国立保健医療科学院「健康被害危機管理事例データベース」
https://www.niph.go.jp/h-crisis/archives/186969/

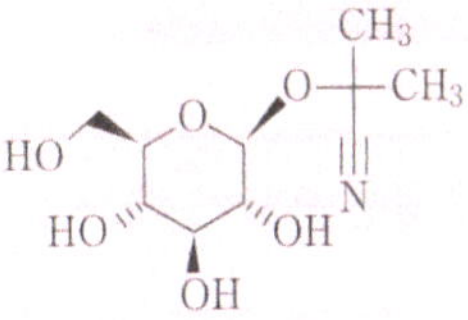

a. リナマリン
b. アミグダリン 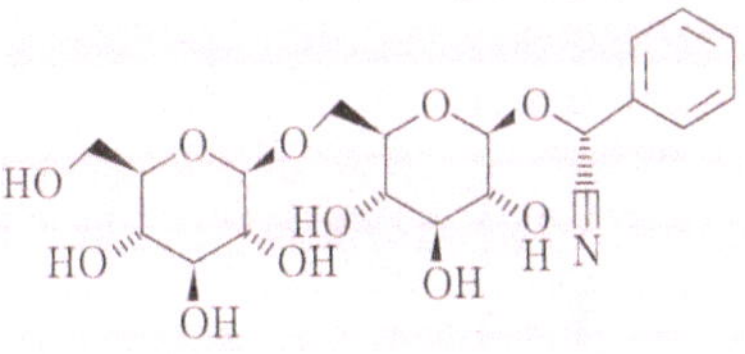
c. ソラニン 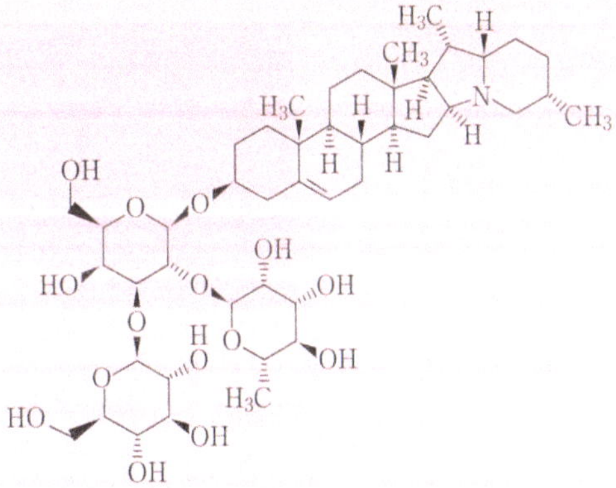
d. チャコニン 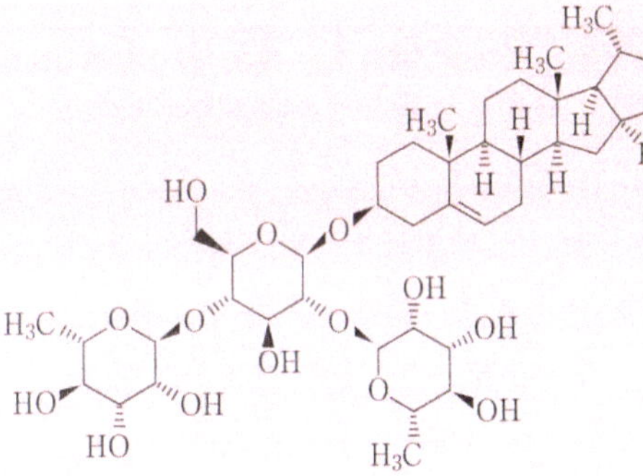
e. アコニチン 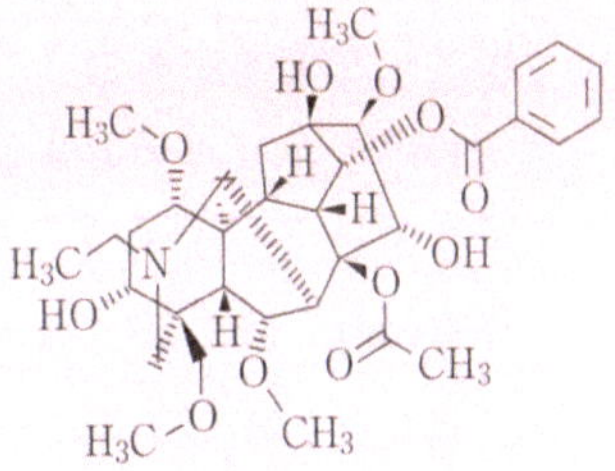
f. ヒヨスチアミン 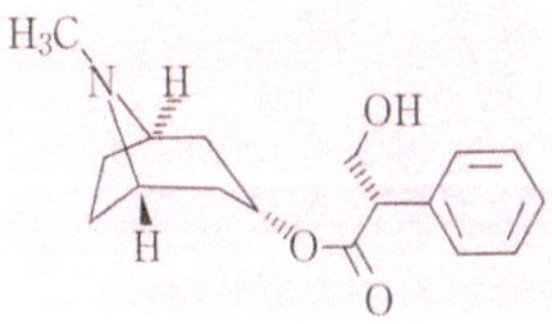
g. スコポラミン 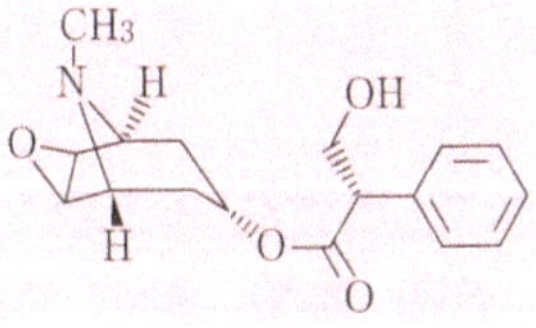
h. サイカシン 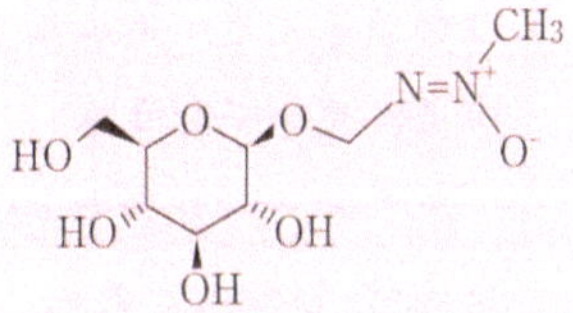

図 4-20　有毒植物の毒の化学構造

とがある。これらを摂取することにより，腹痛，嘔吐，めまい，痙攣，意識障害を引き起こすことがある。食中毒事例では，市販のジャガイモよりも，学校で栽培したものや家庭菜園で収穫したジャガイモを食べた後にソラニン中毒を引き起こした場合が多い。食品衛生法では，ジャガイモの発芽防止を目的に，^{60}Co の γ 線照射が認められている（第 3 章 4 節 6 項参照）。発生状況は 2011 〜 2020 年までで事件数 18 件，患者数 285 名である。

　トリカブト類の有毒成分は猛毒な**アコニチン**（図 4-20 e）等を含んでおり，食後 30 分以内に嘔吐，下痢，口唇のしびれ，四肢の麻痺などの神経症状を引

表 4-11　自然毒食中毒の予防

1. フグの処理は，有毒部位の確実な除去等ができると都道府県知事等が認める者および施設に限って行う。
2. 釣ったフグの素人調理はしない。
3. キノコや植物は食用できると確実に判断できないものは自分で採って食べない。
4. ジャガイモは収穫・購入後，新鮮なうちに食べ，長期間保存しない。保存中に芽が出た場合は確実にとり除く。学校や家庭菜園で収穫したものは，小さく緑色のもの，地中の浅い所にあったものは食べない。

き起こし，死亡することもある。食中毒の事例としては，春から夏に若芽を食用できる山菜と間違って食べた事故が多い。

　チョウセンアサガオは毒成分**ヒヨスチアミン**（図 4-20 f），**スコポラミン**（図 4-20 g），アトロピンを含み摂取後 30 分程度で口渇，倦怠感，眠気が出て，その後，瞳孔散大，意識混濁，心拍促進，麻痺などを引き起こす。発生は，チョウセンアサガオの根をゴボウと間違えて採取・調理して食べて中毒症状を引き起こした事例がある。

　バイケイソウの有毒成分はプロトベラトリン，ジエルピン，シクロパミン，ベラトラミンであり，摂取後 30 分〜1 時間で吐き気，嘔吐，手足のしびれ，呼吸困難，脱力感，めまい，痙攣，血圧低下などが起こり，重症の場合は意識不明となり死亡する。バイケイソウはウルイ（オオバギボウシ）と似ていることから誤食した事例が多い。

　ハシリドコロの有毒成分はチョウセンアサガオと同様の**ヒヨスチアミン**，**スコポラミン**で，摂取後 1 〜 2 時間で発症し，嘔吐，めまい，痙攣，昏睡などの中毒症状を発症する。

　スイセンの有毒成分は**リコリン**，タゼチンなどのアルカロイド類であり，摂食後 30 分以内に悪心，嘔吐，下痢，流涎，発汗，頭痛，昏睡などの症状があらわれる。スイセンの葉をニラやノビル，球根をタマネギと間違えて食べた事例が多い。発生状況は 2011 〜 2020 年までで事件数 62 件，患者数 207 件，死者数 1 名である。

　⑶　**その他**

　セリと間違えられるドクゼリには，ポリイン化合物である**シクトキシン**等が含まれ，悪心，嘔吐，下痢に続いて呼吸困難，精神錯乱，痙攣などの症状を呈する。

　ジギタリスはゴマノハグサ科の多年草で有毒である。葉を食用と誤認される。毒成分はジギトキシン，ギトキシンなどの強心配糖体である。摂取後数時間で悪心，嘔吐があらわれ，徐脈，不整脈が起きる。わが国での発生はまれであるが，死亡例がある。

5 化学性食中毒

　化学性食中毒とは，食品の生産，製造加工，保存，流通，消費の過程で，外部からの混入，誤用，残留または生成した有害化学物質を摂取することによって発生する食中毒をいう。近年では，魚類を原因食品とするヒスタミンによる中毒事例が多い。

5-1 ヒスタミンによる食中毒

　ヒスタミンによる食中毒はサバ，イワシ，アジ，サンマ，カツオ，マグロなどの赤身魚や加工品に存在するアミノ酸のヒスチジンがモルガン菌などのヒスタミン産生菌の酵素により脱炭酸されてヒスタミンに変化し，多量に産生されたものを食した場合に食後1〜5時間でじんましん，顔面紅潮，頭痛，発熱，嘔吐，下痢などが発症する。この症状はアレルギーに似ていることから，**アレルギー様食中毒**（p.33参照）と呼ばれている。ヒスタミンによる食中毒は，2011〜2020年までで事件数107件，患者数2,134名である。

事 例

ヒスタミンによる食中毒
発生日：2020年11月26日
発生場所：宮城県仙台市　保育所
患者数：15名
原因物質：ヒスタミン
原因献立：ブリの甘酒みそ焼き
原因食品：ブリ
（概要）
　市内保育所給食を喫食した約1時間後，園児たちが顔面紅潮，じんましん等の症状を呈した。喫食者は小児117名，成人27名であった。発症者はすべて小児であった。発症者全員がブリの甘酒みそ焼きを喫食していたため，冷凍保存されていた検食について不揮発性アミン類の検査が行われた。その結果，ヒスタミンが検出された。発症者が小児のみであったことから，感受性の差が発症の有無に影響したものと考えられた。
資料：国立保健医療科学院「健康被害危機管理事例データベース」
https://www.niph.go.jp/h-crisis/archives/186959/

表 4-12　化学性食中毒の発生状況

年次		2003	2004	2005	2006	2007	2008	2009	2010	2011	2012	2013	2014	2015	2016	2017	2018	2019	2020
化学性食中毒	事件数	8	12	14	15	10	27	13	9	12	12	10	10	14	17	9	23	9	16
	患者数	218	299	111	172	93	619	552	55	222	124	199	70	410	297	76	361	229	234
	死者数	0	0	0	0	0	0	0	0	0	0	0	0	0	0	0	0	0	0

表 4-13　化学性食中毒の予防法

1. 漂白剤，洗浄剤などについてはラベルを確かめる。
2. 殺虫剤，殺鼠剤などの有害化学物質を台所におかない。
3. 食品用の容器に，化学物質や医薬品を入れて保管しない。
4. 魚は新鮮なものを使用し，外観，色，臭い，弾力等を確認し，味がすこしでもおかしいと感じた場合は食しない。

5-2　酸化油脂

　油脂が空気中の酸素，熱，光，金属などにより変敗し過酸化物が生成され，食中毒の原因となる（第3章2節参照）。症状は，下痢，嘔吐，腹痛，頭痛などである。食品衛生法では油脂で処理した即席めんや揚げ菓子では酸価，過酸化物価の規格基準（指導要領）が定められている（巻末資料 I 参照）。

5-3　メタノール

　メタノールの入った酒の飲用により中毒が起こる。症状は頭痛，めまい，下痢であり，失明，腎不全，痙攣発作などを引き起こし死亡する場合がある。わが国では第二次世界大戦後，工業用アルコールを用いて偽造した酒が出回り，1946 〜 1947 年の 2 年間で患者数 2,741 名，死者数 1,984 名が出た。近年はほとんど事例がみられなくなった。しかし，2013 年にはリビアでメタノールによる食中毒事例が発生し，50 名以上が死亡した。

5-4　有害重金属

❶ ヒ素

　ヒ素化合物の亜ヒ酸は，白色で無味・無臭であり殺虫剤や殺鼠剤に用いられるが，小麦粉などと間違うことで中毒が発生している。亜ヒ酸の毒性は強く，食後 30 分〜 1 時間で発症し，嘔吐，腹痛，下痢があらわれ，死亡例もみられる。

❷ スズ

　缶入りの炭酸飲料やジュースなどでは，缶のスズの溶出により中毒が発生することがある。スズによる中毒は摂食後，数時間で発症し，嘔吐，吐き気，腹痛，下痢などの症状を示す。

❸ 銅，亜鉛，鉛

　銅による食中毒は銅を使用した調理器具や容器に食品や飲料を長時間放置した場合に起こる。近年，粉末ドリンクを金属容器を使用して溶かしたことによる銅の食中毒が発生している。その他，亜鉛が容器から溶出した例や，鉛を含

有した釉薬を使用した陶磁器から鉛が溶け出して中毒を起こした例がある。

5-5 食品添加物

食品添加物は成分規格，使用基準を遵守すれば中毒事故を引き起こすことはないが，過剰使用や誤用により中毒事故が発生している。これまで，発色剤に使用する亜硝酸塩を食塩と誤認して食べたり，漂白剤としてうどんに過酸化水素を過剰に使用したり，調味料としてグルタミン酸ナトリウムを多量摂取して中毒症状を示した例がある。

5-6 その他

近年では，界面活性剤（台所用合成洗剤），漂白剤，逆性石鹸（塩化ベンザルコニウム），床用洗浄剤の誤認による中毒事例が発生している。

6 マスターテーブル

マスターテーブルとは，食中毒が発生した場合に，原因食品を速やかに推定するために，発症者，非発症者の数，食べた個々の食品についての喫食調査を実施し，それらを表にまとめたものをいう。

この表に基づいて，食べた人と食べなかった人との間での発症率を統計学的に処理し，有意差があるかどうかを調べ，原因食品を推定する。

表4-14 に，ある宴会で食中毒が発生した場合の例を示す。また，オッズ比と χ^2 検定を行うために，それぞれの食品の発症者と非発症者の 2×2 表を作成する（表4-15）。オッズ比とは，それぞれ食べた人と食べなかった人の割合を比べたもので，関連性の強さを示す指標である。1 より小さい場合は，その疾患のリスクが低く，1 より大きければリスクが高い。なお，表4-16 にオッズ比，χ^2 検定を示した表を示す。χ^2 検定は，「食品の摂取状況」と「発症の

表 4-14　マスターテーブル

喫食状況　メニュー	発症者		非発症者	
	食べた人 a	食べなかった人 b	食べた人 c	食べなかった人 d
刺身	38	16	34	12
魚の照り焼き	45	17	30	8
煮物	48	14	30	8
にぎり寿司	60	6	18	16
吸い物	40	12	40	8

表4-15　食品の発症者と非発症者の2×2表

	発症者	非発症者
食べた人	a	b
食べなかった人	c	d

表4-16　オッズ比とχ^2値

食品	オッズ比 ad/bc	χ^{2*}
刺身	0.84	0.15
魚の照り焼き	0.71	0.51
煮物	0.91	0.03
にぎり寿司	8.89	18.85
吸い物	0.67	0.64

$$\text{※}\ \chi^2 = \frac{(ad-bc)^2\,(a+b+c+d)}{(a+b)\,(c+d)\,(a+c)\,(b+d)}$$

有無」の間に関連性があるかどうかを判定する検定である。まず，「食品の摂食状況と発症とは関連性がない」という帰無仮説をたてる。χ^2値が3.84以上の場合には，有意水準が5％未満，6.64以上の場合は1％未満でしか起こり得ないとなり，帰無仮説が棄却される。すなわち，「食品の摂食状況と発症との関連性がない」という帰無仮説が棄却され，「食品の摂食状況と発症との関連性がある」ということになる。**表4-16**より，オッズ比では1より大きく，χ^2値は3.84より大きいにぎり寿司が食中毒の原因食品として疑われる。χ^2検定等については統計学等の成書等を参考にしていただきたい。

　　しかし，統計学的方法の結果のみで，直ちに食中毒原因食品を確定することはできない。さらに，理化学分析，細菌学的検査によって原因物質を確定することが必要である。

【練習問題】

問題1　微生物性食中毒に関する記述である。正しいのはどれか。1つ選べ。
(1) サルモネラ属菌は，産生した腸管毒素によって食中毒を発症する。
(2) わが国で発生するセレウス菌食中毒は嘔吐型が多い。
(3) 腸管出血性大腸菌は食品中でベロ毒素を産生し，潜伏期間が短い。
(4) 腸炎ビブリオ食中毒は，主にアユなど淡水魚を原因食品とする。
(5) ボツリヌス食中毒は，カレーやシチューなど前日調理した食品で多くみられる。

問題2　微生物性食中毒に関する記述である。正しいのはどれか。1つ選べ。
(1) 黄色ブドウ球菌は芽胞を形成するため，加熱調理した食品でも発症する。
(2) ノロウイルスは低温で増殖するため，冬に多く発症する。
(3) カンピロバクター食中毒では，溶血性尿毒症症候群を併発することがある。

(4) ボツリヌス毒素は 80 ℃ 30 分で不活化されるため，喫食直前の加熱調理が有効である。

(5) リステリア菌による食中毒を防ぐためには 4 ℃ 以下の冷蔵保存が必要である。

問題3 ある老人ホームの給食施設で調理・提供された食事で 59 人中 17 人が嘔吐と下痢を呈したと保健所に連絡があった。3.5 ～ 5 時間の潜伏期間で発症しており，当日の夕食である豚肉ガーリックソテー，揚げ茄子の土佐煮，小松菜の和え物が原因食品と特定された。この食中毒事例の病因物質はどれか。1 つ選べ。

(1) 黄色ブドウ球菌

(2) カンピロバクター

(3) 腸管出血性大腸菌

(4) アニサキス

(5) ヒスタミン

問題4 自然毒食中毒に関する記述である。正しいのはどれか。1 つ選べ。

(1) フグの有毒成分はエンテロトキシンである。

(2) イシナギの肝臓摂取による中毒原因はシガトキシンである。

(3) 麻痺性貝毒の成分はオカダ酸である。

(4) キャッサバには青酸配糖体のアミグダリンが含まれていることがある。

(5) スイセンの葉にはリコリンが含まれており，ニラと誤認され食中毒が発生することがある。

【解答】

問題1 (2)

解説 (1) サルモネラ属菌は感染型食中毒である。(3) ベロ毒素は腸管内で産生される生体内毒素で，腸管出血性大腸菌は潜伏期間が比較的長い。(4) 海洋に生息し，海産魚介類が原因食品となる。(5) ボツリヌス食中毒は真空包装や缶詰などが多く，前日調理のカレーやシチューはウェルシュ菌が原因となる。

問題2 (4)

解説 (1) 黄色ブドウ球菌は芽胞を形成しない。毒素エンテロトキシンが耐熱性であるため加熱調理食品でも発症する。(2) ノロウイルスは気候とは関係なく食品では増殖しない。(3) カンピロバクターは，ギラン・バレー症候群を併発，溶血性尿毒症症候群は腸管出血性大腸菌。(5) リステリア菌は 4 ℃ 以下でも生育範囲であり，特に摂食前に加熱をしないナチュラルチーズや調理済み食品は早めに食べる方がよい。

問題3 (1)

解説 集団で発症している。潜伏期間が短い。嘔吐，下痢の症状，魚類ではない加熱調理食品が原因となっている。

問題4 (5)

解説 近年スイセンの誤認による食中毒の発生が多い。

5章

食品による感染症・寄生虫症

1 経口感染症

経口感染症とは，汚染された飲料水や食品を介して経口的にヒトに感染し，発症する消化器系感染症である。

1999年4月に施行された，感染症の予防および感染症の患者に対する医療に関し必要な措置を定めることにより，感染症の発生を予防し，およびそのまん延の防止を図り，公衆衛生の向上および増進を図ることを目的に「感染症の予防及び感染症の患者に対する医療に関する法律」（以下，**感染症法**という）では，感染症を感染力や罹患した場合の重篤性等に基づく危険性などにより，1～5類に分類している（**表5-1**）。この区分では，すべての医師が対象の感染症の診断を行った際に届出を行う感染症（**全数把握**）と，指定した医療機関が届出（**定点把握**）を行う感染症があり，1類から4類感染症は直ちに届出をする必要性がある。5類感染症では，7日以内に届出（麻しん・風しん・侵襲性髄膜炎菌感染症は直ちに届出）をすることが義務づけられているものと，定点把握の感染症がある。

食品衛生上重要な消化器系感染症のうち，コレラ，細菌性赤痢，腸チフスおよびパラチフス，腸管出血性大腸菌感染症は感染力，重篤性，危険性は高くはないが，特定職業への就業によって感染症の集団発生を引き起こすとして3類感染症，ボツリヌス症，E型肝炎，A型肝炎は4類感染症，アメーバ赤痢，クリプトスポリジウム症，クロイツフェルト・ヤコブ病は5類感染症に分類されている。

1-1 コレラ

コレラはコレラ毒素産生性コレラ菌（*Vibrio cholerae* O1 または *V. cholerae* O139）による急性感染性腸炎である。コレラは，菌体抗原（O抗原）の違いにより分類されるが，ビブリオ科に属するグラム陰性桿菌で，1本の鞭毛を有し，芽胞は形成しない。なお，コレラ菌と同じ性状であるが，O1抗原をもたないものはナグビブリオと呼んで区別している。**ナグビブリオ**はコレラ毒素をほとんど産生せず，病原性は低いため食中毒菌に分類されている。

表 5-1　感染症の分類[※]

1 類感染症

エボラ出血熱，クリミア・コンゴ出血熱，痘そう，南米出血熱，ペスト，マールブルク病，ラッサ熱

2 類感染症

急性灰白髄炎（ポリオ），結核，ジフテリア，重症急性呼吸器症候群（病原体がコロナウイルス属 SARS コロナウイルスであるものに限る），鳥インフルエンザ（H5N1，H7N9），中東呼吸器症候群（病原体がベータコロナウイルス属 MERS コロナウイルスであるものに限る）

3 類感染症

コレラ，細菌性赤痢，腸管出血性大腸菌感染症，腸チフス，パラチフス

4 類感染症

E 型肝炎，ウエストナイル熱（ウエストナイル脳炎含む），A 型肝炎，エキノコックス症，黄熱，オウム病，オムスク出血熱，回帰熱，キャサヌル森林病，Q 熱，狂犬病，コクシジオイデス症，サル痘，重症熱性血小板減少症候群（病原体がフレボウイルス属 SFTS ウイルスであるものに限る），腎症候性出血熱，西部ウマ脳炎，ダニ媒介脳炎，炭疽，チクングニア熱，つつが虫病，デング熱，東部ウマ脳炎，鳥インフルエンザ（H5N1 及び H7N9 を除く），ニパウイルス感染症，日本紅斑熱，日本脳炎，ハンタウイルス肺炎候群，B ウイルス病，鼻疽，ブルセラ症，ベネズエラウマ脳炎，ヘンドラウイルス感染症，発しんチフス，ボツリヌス症，マラリア，野兎病，ライム病，リッサウイルス感染症，リフトバレー熱，類鼻疽，レジオネラ症，レプトスピラ症，ロッキー山紅斑熱

5 類感染症

（全数把握）

アメーバ赤痢，ウイルス性肝炎（E 型，A 型を除く），カルバペネム耐性腸内細菌科細菌感染症，急性弛緩性麻痺（急性灰白髄炎を除く），急性脳炎（ウエストナイル脳炎，西部ウマ脳炎，ダニ媒介脳炎，東部ウマ脳炎，日本脳炎，ベネズエラウマ脳炎，リフトバレー熱を除く），クリプトスポリジウム症，クロイツフェルト・ヤコブ病，劇症型溶血性レンサ球菌感染症，後天性免疫不全症候群（AIDS），ジアルジア症，侵襲性インフルエンザ菌感染症，侵襲性髄膜炎菌感染症，侵襲性肺炎球菌感染症，水痘（入院例に限る），先天性風しん症候群，梅毒，播種性クリプトコックス症，破傷風，バンコマイシン耐性黄色ブドウ球菌感染症，バンコマイシン耐性腸球菌感染症，百日咳，風しん，麻しん，薬剤耐性アシネトバクター感染症

（定点報告対象疾患）

RS ウイルス感染症，咽頭結膜熱，A 群溶血性レンサ球菌咽頭炎，感染性胃腸炎，水痘，手足口病，伝染性紅斑，突発性発しん，ヘルパンギーナ，流行性耳下腺炎，インフルエンザ（鳥インフルエンザ及び新型インフルエンザ等感染症を除く），急性出血性結膜炎，流行性角結膜炎，性器クラミジア感染症，性器ヘルペスウイルス感染症，尖圭コンジローマ，淋菌感染症，感染性胃腸炎（病原体がロタウイルスに限る），クラミジア肺炎（オウム病を除く），細菌性髄膜炎（髄膜炎菌，肺炎球菌，インフルエンザ菌を原因として同定された場合を除く），マイコプラズマ肺炎，無菌性髄膜炎，ペニシリン耐性肺炎球菌感染症，メチシリン耐性黄色ブドウ球菌感染症，薬剤耐性緑膿菌感染症

新型インフルエンザ等感染症

新型コロナウイルス感染症（病原体がベータコロナウイルス属のコロナウイルスであるものに限る）

（※令和 3 年 2 月 13 日現在）

　　コレラの発症件数を**表 5-2** に示す。現在では主な感染源は，生水，氷，生の魚介類，カットフルーツ，生野菜などである。ほとんどが国外で感染し国内に持ち込まれる。潜伏期間が数時間から 5 日で，多くは 1 日程度である。症状は水様性の下痢，軟便で比較的軽症の場合が多いが，まれにコレラの典型的な症状である「米のとぎ汁」様の水様性便，重症の場合は嘔吐を繰り返し，脱水症状，チアノーゼ，頻脈，血圧の低下，皮膚の乾燥や弾力性の消失，無尿，低カリウム血症による腓腹筋の痙攣が起こる。重症化して死亡することもある。

表 5-2 3 類感染症の発生状況

西暦	コレラ	細菌性赤痢	腸管出血性大腸菌感染症	腸チフス	パラチフス
1999	39	620	3,117	72	30
2000	58	843	3,648	86	20
2001	50	844	4,435	65	22
2002	51	699	3,183	62	35
2003	24	473	2,999	63	44
2004	86	604	3,764	71	91
2005	56	553	3,589	50	20
2006	45	490	3,922	72	26
2007	13	452	4,617	47	22
2008	45	320	4,321	57	27
2009	16	181	3,889	29	27
2010	11	235	4,134	32	21
2011	12	300	3,940	21	23
2012	3	214	3,768	36	24
2013	4	143	4,044	65	50
2014	5	158	4,151	53	16
2015	7	156	3,573	37	32
2016	9	121	3,647	52	20
2017	7	141	3,904	37	14
2018	4	268	3,854	35	23
2019	5	140	3,744	37	21

資料：国立感染症研究所発生動向調査年別報告数一覧より
http://www.nih.go.jp/niid/ja/ydata/10412-report-ja2019-10.html（2021 年 10 月 15 日現在報告数）

1-2 細菌性赤痢

細菌性赤痢は赤痢菌（*Shigella*）の経口感染で起こる急性感染性大腸炎である。この菌はグラム陰性短桿菌であり，鞭毛はもたず，芽胞も形成しない。赤痢菌は A 群（*S. dysenteriae*），B 群（*S. flexneri*），C 群（*S. boydii*），D 群（*S. sonnei*）に分類され，さらに血清型によって分けられる。この中でも病原性が最も強いのが A 群であり，**志賀毒素**（Shiga toxin）[*1] を産生する。わが国では，D 群（*Shigella Sonnei*）が多く検出されている。

経口摂取された赤痢菌は大腸上皮細胞に侵入した後，上皮細胞の壊死，脱落が起こり，血性下痢の症状となる。国内発生例は D 群が 70 〜 80 ％を占めている。潜伏期間は 1 〜 5 日（通常は 3 日以内）で，症状は軽症の下痢や無症状で経過する例が多いが，全身の倦怠感，発熱，下痢，腹痛，**しぶり腹**（テネスムス）[*2]，大腸（特に S 状結腸）の粘膜の出血性化膿性炎症や潰瘍の形成，膿・粘血便の排泄などである。

＊1：志賀毒素
赤痢菌が菌体外へ産生するたんぱく質毒素で，毒性が強い。この毒素は下痢や血便を引き起こすとともに，四肢に麻痺を起こす神経毒であり，昏睡状態のあと死に至らせる。腸管出血性大腸菌が産生する毒素のベロ毒素（*Vero toxin*）は VT1 と VT2 を産生するが，志賀毒素は VT1 と同一である。

＊2：しぶり腹（テネスムス）
腹痛を伴い，便意は強いものの便が出ない状態をいう。

　感染源は，細菌性赤痢菌保菌者の糞便や患者，食品，水，ハエ等を介して直接，あるいは間接的に感染する。家族内での二次感染も多い。予防方法としては，衛生環境の整備，手洗いの励行，海外の汚染地域では生もの，生水，氷などは飲食しないことが重要である。

1-3　腸チフス

　腸チフスはチフス菌（*Salmonella enterica* serovar Typhi）の感染による全身性疾患である。グラム陰性桿菌で周毛性の鞭毛をもっている。この菌の経口摂取により小腸の粘膜上皮細胞に侵入して，腸管リンパ組織内で増殖する。潜伏期間は1〜2週間である。症状は発熱，頭痛，食欲不振，全身倦怠感などであるが，徐脈，バラ疹，脾腫，下痢，腸出血や腸穿孔を引き起こすこともある。重症になると意識障害や難聴になることもある。無症状で病原体を保有することがあるが，この場合，胆嚢内に保菌していることが多い。

　感染源は，患者や保菌者の便と尿，汚染された食器，水，手指である。

1-4　パラチフス

　パラチフスではパラチフスA菌（*Salmonella enterica* serovar Paratyphi A）の感染によって起こる全身性疾患である。この菌はグラム陰性桿菌で，周毛性の鞭毛をもっており，運動性がある。

　症状は，腸チフスに類似しており，潜伏期間は1〜2週間であり，高熱，徐脈，脾腫，便秘，下痢等の症状を呈する。パラチフスの症状は腸チフスと比較すると軽症の場合が多い。

　感染源はヒトの糞便で汚染された食物や水である。感染源がヒトに限られているため，衛生水準を向上させることにより発生率が低下する。東南アジア，中東，アフリカ，中南米の衛生状態が低い地域での発生がみられる。

2 人獣共通感染症

　人獣（畜）共通感染症とは動物からヒトに感染する病気の総称であり，世界保健機関（WHO）では，「脊椎動物とヒトの間を自然な条件下で伝播する微生物による病気または感染（動物等では病気にならない場合もある）」と定義している。厚生労働省では，ヒトの健康問題という視点に立ち，「動物由来感染症」（表5-3）という言葉を用いている。わが国では，動物由来感染症の侵入防止対策として，対象動物を危険性に応じて輸入禁止，輸入検疫，輸入届出の制度

を設けている。症状は，ヒトも動物も発症させるもの，動物は無症状だがヒトだけが発症するものなどさまざまである。

　この人獣共通感染症はすべての感染症のうち半数以上を占めており，これらの対策には，分野横断的な対応が必要である。そこでヒト，動物，環境の衛生にかかわる人びとが連携して取り組む One Health（ワンヘルス）という考え方が広がっている。

2-1　炭疽

　炭疽は炭疽菌（*Bacillus anthracis*）の感染によって起こる。グラム陽性桿菌で芽胞を形成する。ヒトの病型には皮膚炭疽，肺炭疽，腸炭疽がある。潜伏期間は 1 ～ 7 日である。皮膚炭疽は自然感染で最も多く発生しており，炭疽菌や芽胞を含んだ動物やその加工品との接触により，皮膚の傷口から感染する。初期は虫刺され様であり，その後，かゆみが起こり，丘疹が出現，これが水ぶくれになった後，潰瘍となり最後には黒色のかさぶた状のものができる。肺炭疽は，芽胞の吸入によって感染し，発熱，頭痛，嘔吐，悪寒，腹部と胸部の疼痛がみられ，重症になると呼吸困難，チアノーゼ，昏睡を伴う。

　食品衛生上重要である腸炭疽は，汚染肉を生や未調理で摂食して発症する。症状は吐き気，嘔吐，腹痛，悪心，発熱，吐血，下痢，血便，頸部のリンパ節炎である。重症化すると死亡に至ることがある。

2-2　ブルセラ症

　ブルセラ症はブルセラ属菌（*Brucella melitensis*，*B. suis*，*B. abortus*，*B. canis* など）の感染によって起こる。波状熱，マルタ熱，地中海熱などの名前でも呼ばれる。ブルセラ属菌はグラム陰性の短桿菌である。ヒトへの感染で問題となるのは，ヒツジとヤギを自然宿主とする *B. melitensis* やブタを自然宿主とする *B. suis* であり，これらの菌がウシに定着した後，ヒトへの感染源となりうる。感染経路は，感染動物の加熱不十分な乳や乳製品の喫食が一般的である。潜伏期間は通常 1 ～ 3 週間であり，倦怠感，発熱，関節痛，その他，脾腫，リンパ節の腫脹，関節の腫脹や痛みなどである。軽症で自然治癒する場合もあるが，重症化することもある。

2-3　レプトスピラ症

　レプトスピラ症は，病原性レプトスピラ菌（*Leptospira interrogans* など）による急性の熱性疾患である。この細菌は，グラム陰性のらせん菌で，両端あるいはその一端が，フック状に曲がっている。レプトスピラは保菌動物である家

表5-3　動物由来感染症

群	動物種（昆虫含む）	主な感染症	予防のポイント
ペット	犬	パスツレラ症，皮膚糸状菌症，エキノコックス症，狂犬病[1]，カプノサイトファーガ感染症，コリネバクテリウム・ウルセランス感染症，ブルセラ症，重症熱性血小板減少症候群	節度ある触れ合い　手洗いの励行
ペット	猫	猫ひっかき病，トキソプラズマ症，回虫症，Q熱，狂犬病[1]，パスツレラ症，カプノサイトファーガ感染症，コリネバクテリウム・ウルセランス感染症，皮膚糸状菌症，重症熱性血小板減少症候群	節度ある触れ合い　手洗いの励行
ペット	ネズミ，ウサギ	レプトスピラ症，鼠咬症，皮膚糸状菌症，野兎病	節度ある触れ合い　手洗いの励行
ペット	小鳥，ハト	オウム病，クリプトコックス症	節度ある触れ合い　手洗いの励行
野生動物	爬虫類	サルモネラ症	病気について不明なことも多いので，一般家庭での飼育は控えるべき
野生動物	観賞魚	サルモネラ症，非定型抗酸菌症	病気について不明なことも多いので，一般家庭での飼育は控えるべき
野生動物	プレーリードッグ	ペスト[1]，野兎病	病気について不明なことも多いので，一般家庭での飼育は控えるべき
野生動物	リス	ペスト[1]，野兎病	病気について不明なことも多いので，一般家庭での飼育は控えるべき
野生動物	アライグマ	狂犬病[1]，アライグマ回虫症[2]	病気について不明なことも多いので，一般家庭での飼育は控えるべき
野生動物	コウモリ	狂犬病[1]，リッサウイルス感染症[1]，ニパウイルス感染症[1]，ヘンドラウイルス感染症[1]	病気について不明なことも多いので，一般家庭での飼育は控えるべき
野生動物	キツネ	エキノコックス症，狂犬病[1]	病気について不明なことも多いので，一般家庭での飼育は控えるべき
野生動物	サル	エボラ出血熱[1]，マールブルグ病[1]，Bウイルス病，細菌性赤痢，結核	病気について不明なことも多いので，一般家庭での飼育は控えるべき
野生動物	野鳥（ハト・カラス等）	オウム病，ウエストナイル熱[1]，クリプトコックス症	病気について不明なことも多いので，一般家庭での飼育は控えるべき
野生動物	ネズミ，ウサギ	ラッサ熱[1]，レプトスピラ症，ハンタウイルス肺症候群[1]，腎症候性出血熱，鼠咬症	病気について不明なことも多いので，一般家庭での飼育は控えるべき
家畜・家きん	ウシ，家きん等	Q熱，クリプトスポリジウム症，腸管出血性大腸菌感染症，鳥インフルエンザ（H5N1，H7N9）[2]，炭疽，トキソプラズマ症	適切な衛生管理，加熱調理
その他	蚊	ウエストナイル熱[1]，デング熱，チクングニア熱，ジカウイルス感染症	虫除け剤，長袖，長ズボン等の着用
その他	ダニ	ダニ媒介脳炎，日本紅斑熱，クリミア・コンゴ出血熱[1]，つつが虫病，重症熱性血小板減少症候群（SFTS）	虫除け剤，長袖，長ズボン等の着用

1：わが国で病原体がいまだ，もしくは長期間発見されていない感染症
2：わが国では患者発生の報告がない感染症
資料：厚生労働省「動物由来感染症ハンドブック2021」

　畜（ウシ，ウマ，ブタ）やペット（イヌ，ネコなど）の腎臓に保菌され，尿中に排出される。ヒトへは，保菌動物の尿で汚染された水や土壌より皮膚の傷，鼻や目の粘膜を通過して体内に侵入し経皮的に感染する。また，汚染された水や食物を摂取することにより経口的に感染する。潜伏期間は5〜14日で悪寒，頭痛，発熱（38℃以上），筋肉痛，結膜充血が主な症状である。重症になると黄疸，腎障害等の症状が出て，治療しないと致死的な経過をたどることもある。予防策として，皮膚に傷があるときは素足で汚染の可能性のある水田や川に入らないことである。ネズミの駆除や侵入阻止等の対策をとる。

2-4 ▍野兎症

野兎病は野兎病菌（*Francisella tularensis*）による急性熱性疾患である。この菌はグラム陰性の小短桿菌である。哺乳類，鳥類，両生類，マダニなどの無脊椎動物が自然保菌していることが報告されている。ヒトでの感染はこの菌をもった虫に刺されたり，保菌動物の剥皮作業や肉の調理の際に，菌を含んだ血液や臓器に直接触れることにより感染している。また，汚染された飲料水や食物による経口感染や死骸が紛れ込んだ干草等の粉じんの吸入よる感染例も報告されている。症状は，潜伏期間は3日～1週間で，発熱，悪寒・戦慄，頭痛，筋肉痛，関節痛などの感冒様の全身症状が認められる。また，目などの粘膜や皮膚からも侵入し，その部位で増殖し，リンパ節の腫脹，潰瘍を形成する。

2-5 ▍牛海綿状脳症

ウシの神経組織等に，異常プリオン（感染性たんぱく質）が蓄積して起こる。感染は，異常プリオンで汚染された肉骨粉をウシの飼料として使用したことが原因であると考えられている。

潜伏期間は，3～7年程度であり，BSE を発症したウシは，脳など中枢神経系の神経細胞がスポンジ状に変性するため，神経過敏，異常行動，運動失調が起こり，最終的に死に至る。ヒトへは，BSE に感染したウシからの感染例があり，変異型クロイツフェルト・ヤコブ病（variant CJD：vCJD）といわれている。この場合，経口感染のほか，硬膜下移植，角膜移植などの医療行為を通した感染例も報告されている。

予防は，異常プリオンは加熱しても分解しないことから，異常プリオンが蓄積しやすい部分を除去する。肉骨粉を家畜の餌に使用しないことである。

国内では，2001年9月，初めて BSE の発生が確認され，同年10月，と畜

表 5-4　人獣共通感染症の予防

1. 動物の飼育は清潔にし，必要に応じて消毒する。
2. タオルや敷物などは細菌が増殖しやすいため，こまめに洗浄する。
3. 動物の排泄物の処理の際にはエプロンや手袋などを着用する。
4. 動物の排泄物は速やかに処理をする。
5. 動物の水や飼料は新鮮なものを与え，適切に保管する。生肉は与えない。
6. 動物の健康管理を行い，異常を発見したら必要に応じて獣医師の診察を受ける。
7. 口移しで餌を与えたり，箸やスプーンをヒトと共用するなどの過剰なふれあいは避ける。
8. 動物にさわったら必ず手を洗い，体調が悪いときは動物と接しない。
9. 動物にかまれたり，引っかかれたときは傷口を洗浄・消毒し，医師の診察を受ける。
10. 野生動物の家庭での飼育，野外での接触は避ける。
11. 室内で鳥を飼育する際は室内のこまめな清掃と換気を心がける。
12. マダニや昆虫の刺咬を防ぐ。

場におけるウシの特定危険部位（異常プリオンが貯まる部位：頭部（舌・頬肉を除く），脊髄，回腸遠位部）の除去・焼却を法令上義務化するとともに，BSE の全頭検査が開始された。この検査は，2013 年 6 月に月齢 48 か月超のウシとされ，2017 年 2 月には，健康牛にかかわる検査が廃止された。現在でも，肉骨粉を餌として与えないことや特定危険部位をと畜場で除去するなどの対策が継続されている。

3 食品から感染する寄生虫症

　寄生虫とは，ヒトや動物の体表や体内に入り込み，そこから栄養を得て生活する生物のことをいう。寄生虫の宿る生物を宿主といい，その幼虫の時期の宿主を中間宿主，成虫の宿主を終宿主という。また，2 種以上の中間宿主を必要とする寄生虫では，第 1 中間宿主，第 2 中間宿主という。これらの寄生虫は宿主に害を及ぼす場合があることから，この感染症を寄生虫症という。

　ヒトに寄生する寄生虫は，単細胞生物で，小さく顕微鏡でしか見えない原生動物類（原虫類）と多細胞生物の蠕虫（吸虫類，条虫類，線虫類），さらに，衛生動物として，ノミ，ダニ，シラミなども寄生虫に含まれる。

　日本において，以前は，農作物の栽培に肥料として人糞などを使用していたことなどにより，多くの人びとが回虫や鉤虫に感染していた。しかし，化学肥料の導入，害虫対策，下水道の整備など国内の衛生状態が向上し，寄生虫感染者は非常に少なくなった。しかし，最近になって，海外旅行や輸入食品の増加，生食品の摂取が多くなったことから，食中毒のなかでも寄生虫症が占める割合が増えてきている。

3-1　飲料水，野菜，果物等を介するもの

1　回虫症

　回虫症は回虫（*Ascaris lumbricoides*）による寄生虫症であり，成虫の大きさは，15 〜 35 cm の大型の線虫[*3] である。ヒト，イヌ，ネコ，ブタなどの哺乳類に寄生する。寄生部位はヒトの胃や小腸で幼虫が孵化し，肺などに移行し，気管を上がって再び飲み込まれて小腸で成虫になる。

　感染は，野菜などに付着している成熟卵を摂取して感染する。日本でも糞便を農作物の肥料としていた以前は保卵率が高かったが，化学肥料への転換などにより感染者が激減した。

　症状は軽度の感染では無症候性である。初期には咳などの肺症状が出現する。

成虫が小腸に寄生すると，上腹部鈍痛，悪心，嘔吐などの消化器症状を引き起こす。多数が寄生すると腸閉塞を起こすことがある。予防は野菜などは十分に洗浄する。また，熱に弱く 70℃ 数秒間で死滅するので，加熱することである。

② クリプトスポリジウム症

　胞子虫類に属する**原虫**の一つである**クリプトスポリジウム**（*Cryptosporidium*）による寄生虫症で，ウシ，ブタ，イヌ，ネコ，ネズミ，ヒトなどの哺乳動物の腸管に寄生する。ヒトへの感染は主に *C. parvum* とされている。クリプトスポリジウムは 4 個の虫体（**スポロゾイト**）が入った堅い殻で覆われた**オーシスト**[*4]として存在し，このオーシストを哺乳動物（ヒト・ウシ・ブタ・イヌ・ネコなど）が摂取し，小腸に達すると虫体がオーシストから離脱し腸管上皮細胞の微絨毛に侵入して寄生体胞を形成する。感染源は汚染水や生野菜などの飲食物や手指を介して経口摂取することにより感染する。

　症状は，水様性下痢，腹痛，倦怠感，食欲低下，悪心などであり，軽度の発熱を伴う例もある。潜伏期間は 3 ～ 10 日である。なお，免疫不全のヒトの場合，重症化する傾向があり，大量の水様便の下痢が起こる。また，寄生虫が腸管にとどまらず，胆囊，胆管や呼吸器系への寄生も報告されている。通常の水道水の消毒程度の塩素濃度では無効である。予防は 71℃ 15 秒の加熱が有効とされていることから，飲食物の十分な加熱，手洗いの励行である。

③ エキノコックス症

　エキノコックス（*Echinococcus*）による寄生虫症であり，多包条虫[*5]（*E. multilocularis*）または単包条虫（*E. granulosus*）の虫卵を経口摂取することにより感染する。成虫はキツネ，イヌ，ネコなど，幼虫は野ネズミに寄生している。これらの動物の糞便とともに虫卵も外界に排出され，河川，山菜，野菜などを汚染する。感染源は，汚染された水や山菜を食べることにより，体内に入って幼虫となって肝臓などに寄生する。エキノコックスの幼虫の発育は非常に遅く，自覚症状があらわれるまで数年から十数年かかるといわれている。現在，日本では北海道で患者が多いが，東北地方でも発生している。

　症状は，腹部膨満感，腹痛，肝機能障害，肝腫大，黄疸であり，進行すると消化器出血や肝不全を起こす場合がある。

　予防は，キツネなどの動物を人家に近づけないために生ごみなどは外に放置しない。餌などを与えない。生水などは煮沸して飲用する。山菜や野菜はよく洗って食べる。山野へ外出した後は手洗いを励行する。

＊4：オーシスト

　接合子囊とも呼ばれる原虫の生活環の一つであり，内部にはスポロゾイトなどの虫体が形成され，頑丈な殻に覆われている。

＊5：条虫

　寄生虫は単細胞生物の原虫，多細胞生物の蠕虫に分けられるが，条虫は蠕虫の一つである。長いものでは数十 m にもなることがあり，条虫は魚や肉を介して体内に入る。幼虫が皮膚から入ることもある。

4 鉤虫症

ズビニ鉤虫（*Ancylostoma duodenale*）, **アメリカ鉤虫**（*Necator americanus*）が原因病原体のほとんどを占め, それぞれ *Ancylostoma* および *Necator* 属に属する線虫である。成虫の体長は約1cm程度である。ズビニ鉤虫の虫卵は外界で感染幼虫となり, 主として野菜などとともに経口感染し, 小腸上部で脱鞘して成虫となる。アメリカ鉤虫の感染幼虫は, 経皮感染であり皮膚（水中で傷口などを通して侵入）から侵入し, 血流やリンパ管を介して肺に達した後, 気管, 咽頭, 胃を経て小腸上部に至り, 成虫となる。

若菜の浅漬けにズビニ鉤虫が含まれてこのような症状を示したことから, 日本では**若菜病**とも呼ばれていた。症状は, 両鉤虫ともに小腸壁に寄生し少数の寄生であれば無症状であるが, 下痢や腹痛などの消化器症状を示す。また, 多数寄生すると吸血により貧血を生じる。予防は, 虫卵の寒暑に対する抵抗は強いが, 直射日光や加熱には弱く, 70℃数秒間で死滅するため, 野菜類はよく洗うか, 加熱して食べる。また, 皮膚の傷口より侵入する場合があるので素足は避ける。

5 蟯虫症

蟯虫症の病原体は紡錘形で乳白色の蟯虫（*Enterobius vermicularis*）であり, 線虫類に属する。成虫の大きさは0.2〜1.5cmくらいである。蟯虫の卵が口から入って孵化して幼虫になり, 盲腸付近に寄生する。成虫となって雌が卵を産みはじめるまでの期間は約1か月であり, ヒトが夜寝ている間に肛門周囲で産卵すると, 肛門周囲でかゆみ, 湿疹が生じる。卵が発育すると, 手指, 衣類, 夜具に付着した後, 再び人体に入って寄生する。感染は小児が多く, 感染しやすい寄生虫のため, **家庭内感染**を引き起こすこともある。成虫の寿命は, 雌が約2か月, 雄が約2週間である。蟯虫症の予防は, 爪を噛んだり, 肛門周辺を直接手で掻かないようにする。

6 鞭虫症

鞭虫（*Trichuris trichiura*）の虫卵は褐色で両端に卵栓をもち, グラタン皿のような形態をしている。成虫は長さが約4cmであり, 体の口側が糸状に細くなっている。ヒトへの感染は糞便中に排出された虫卵が発育し, 野菜などの飲食物とともに経口感染する。虫卵は小腸で孵化し, 主に盲腸に達して幼虫となり寄生する。症状は軽症感染では無症候性であるが, 寄生数が多くなると腹痛や下痢などがみられる。重症になると特に小児で貧血または成長遅滞をきたすことがある。

7 赤痢アメーバ症

病原体は，原虫の赤痢アメーバ（*Entamoeba histolytica*）である。赤痢アメーバシスト（嚢子）の大きさは直径 10 〜 15 μm である。

感染は，赤痢アメーバシストに汚染された飲食物などの経口摂取である。シストは胃を経て小腸に達し，脱シストして栄養型となり，分裂を繰り返して大腸に到達し，糞便中に排出される。また，性感染症としての報告例もある。

潜伏期間は 2 〜 4 週とされるが，数か月〜数年におよぶこともある。症状は，腸管アメーバ症と腸管外アメーバ症に分類される。腸管アメーバ症では，イチゴゼリー状の粘血便，下痢，しぶり腹（テネスムス），下腹部痛などである。潰瘍の形成がみられる場合もある。腸管外アメーバ症では，腸管部よりアメーバが血管を通って腸管外へ移行する。その場合，発熱，吐き気，嘔吐，上腹部痛がみられ，肝腫大，肝膿瘍を発症する場合がある。

予防は，生水を飲まず，煮沸する。トイレの後，調理や食事の前には，十分に手洗いをする。なお，感染地域においては，氷，生野菜，カットフルーツは食べないようにする。

8 肝蛭症

肝蛭（*Fasciola hepatica*）は，2 〜 5 cm の木の葉の形をした大型の吸虫である。ウシなどの糞とともに排泄された卵が，水田や小川などで淡水産の巻貝であるヒメモノアラガイに寄生し，成長した幼虫が，セリやクレソン，稲などの植物に付着し，それをウシやヤギ，ブタやウサギなどの家畜などのほ乳類が食べて感染する。動物の腹腔内では胆管に移行する。ヒトへの感染は肝蛭が付着したセリやクレソンの経口摂取による。またウシの生レバーより感染した例がある。

症状は，胆管炎，貧血，発熱，吐き気，腹部痛，下痢などである。

予防は，野草はよく洗い，加熱する。農業者などで，稲わらを使った作業をする場合は，マスクや手袋をしたり，稲わらをサイレージ化（牧草などの腐敗の原因となるカビや細菌の活動を抑え長期保存するために発酵などを行う）したものを使う。また，野草を摘んだり，稲わらを扱った後には，よく手を洗う。ウシのレバーなどは中心内部まで十分加熱する。

3-2 魚介類を介するもの

1 アニサキス症

アニサキス症は線虫類のアニサキス（*Anisakis simplex, A. physeteris* 等）によって起こる（図 5-1）。アニサキス類の成虫は，終宿主であるクジラやイルカなどの海産哺乳類に寄生しており，糞便とともに虫卵が海中に放出された後，オ

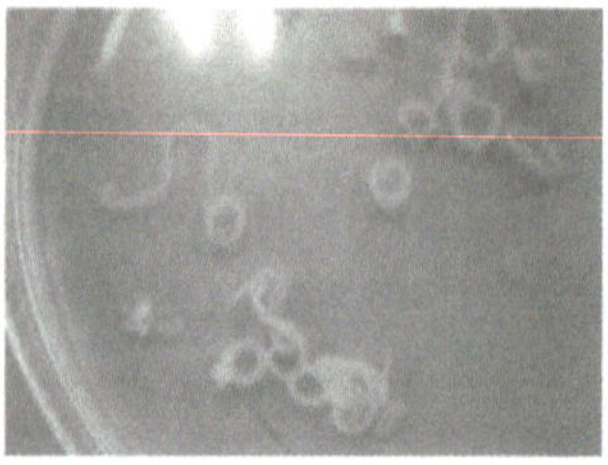

図 5-1　サバに寄生したアニサキス

キアミなどの甲殻類を第1中間宿主とした後，第2中間宿主の魚やイカに摂食されて体長2〜3cm程度の幼虫になる。寄生している主な魚介類は，サバ，サケ，ニシン，スルメイカ，イワシ，サンマ，ホッケ，タラなどである。これらの魚を生で食べた場合に感染するが，ヒトは終宿主でないため胃や腸内では成虫にならず，感染した幼虫はいずれ死滅する。わが国では，刺身を食べる習慣があることからアニサキス症の発生例が多い。

　症状は，胃アニサキス症では上腹部痛，悪心，嘔吐など，腸アニサキス症では腹痛，悪心，嘔吐である。また，腸管外アニサキス症として体内を移行する**幼虫移行症**が知られている。酸には強いが，熱や冷凍にも弱いため，予防は加熱調理や冷凍することである。発生状況は2013〜2020年までで事件数1,716件，患者数1,759名であった。

② 日本海裂頭条虫症

日本海裂頭条虫[*6]（*Diphyllobothrium nihonkaiense*）による寄生虫症であり，**サナダムシ**として知られている。成虫では5m以上にもなる場合がある。患者の糞便中に排出された虫卵が水中に入り，中間宿主のケンミジンコに寄生し，その後，魚が捕食すると筋肉に移行してプレロセルコイドという幼虫に発育する。感染は第2中間宿主であるサクラマス，カラフトマス，サケを生食あるいは加熱不十分で食べたことが原因で引き起こる。

　症状は軽微で，食欲不振，下痢，倦怠感である。

③ 旋尾線虫症

旋尾線虫（*Spiruria*）の幼虫による寄生虫症である。体長は約0.5〜1cmである。寄生はホタルイカ，ハタハタ，ホッケ，タラなどの内臓にみられる。ヒトへの感染は，主としてホタルイカを生で食べることにより発生している。

　症状は，数時間から2日程度で腸閉塞症を起こす急性腹症，あるいは幼虫が皮下に寄生した場合は2週間前後で**皮膚爬行型**の症状を示す。

　予防は，ホタルイカなど生食せず，加熱して食べる。

＊6：裂頭条虫
　頭部の2個の吸溝が裂けたように見えるので"裂頭"と名づけられた。日本海裂頭条虫のほかに，広節裂頭条虫，大複殖門条虫，マンソン裂頭条虫がある。

4　横川吸虫症

　横川吸虫（*Metagonimus yokogawai*）による感染症。成虫は約 1 ～ 2 mm の洋ナシ形。1911 年に横川定が台湾で発見した。虫卵は水中で第 1 中間宿主のカワニナに捕食され，**セルカリア**まで生育する。水中に遊出したセルカリアは第 2 中間宿主であるシラウオ，アユ，ウグイ，コイ等の淡水魚に侵入し，発育して**被嚢幼虫（メタセルカリア）**の形で寄生している。ヒトへは，アユなどの淡水魚を生で食べた場合に感染する。ヒトには，成虫が小腸粘膜に寄生する。

　症状は，多数が寄生した場合は，腹痛，下痢などがみられることがある。

　予防は，淡水魚の生食を避ける。

5　クドア

　クドア（*Kudoa*）属は，粘液胞子虫類に属する寄生虫で，魚類に寄生する（図5-2）。*Kudoa amamiensis* や *K. iwatai* はブリ等の筋肉に寄生して，直径数 mm 程度の白い球形の塊（シスト）を多数形成する。*K. thyrsites* はヒラメ等に寄生して，筋肉の融解を引き起こす。*K. septempunctata* は，ヒラメの筋肉に寄生して，6 ～ 7 個の極嚢をもつ直径約 10 μm（0.01 mm）の胞子（粘液胞子）を多数形成する。ヒラメやブリの刺身などを食べることにより感染する。

　症状は，食後数時間以内に下痢，嘔吐，腹痛等の症状がみられる。

　予防は，ヒラメなどの刺身は − 20 ℃で冷凍，または加熱することである。ヒラメによるクドアの食中毒発生状況は 2011 ～ 2020 年までで事件数 229 件，患者数 2,549 名である。

6　肺吸虫症

　肺吸虫症は，ウェステルマン肺吸虫（*Paragonimus westermanii*），宮崎肺吸虫（*P. miyazakii*）などのメタセルカリアを摂取して起きる。成虫の大きさは，ウェステルマン肺吸虫は体長 7 ～ 16 mm，宮崎肺吸虫では体長 7 ～ 8 mm 程度である。終宿主はヒト，イヌ，ネコであり，喀痰や糞便とともに排泄された虫卵が水中で孵化し第 1 中間宿主で発育した後，第 2 中間宿主へ侵入し，これ

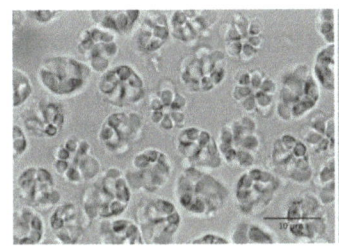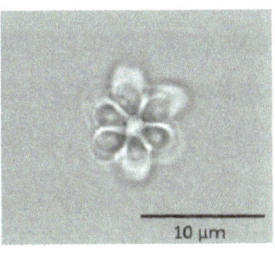

図 5-2　クドア

をヒトが摂取することにより，小腸から腸壁を穿通し，腹腔，横隔膜から胸腔へ入り，肺に寄生する。ヒトへはウェステルマン肺吸虫はモクズガニ，サワガニであり，猪肉の加熱不十分な喫食により感染した例もある。

　症状は血咳，腹痛，呼吸器症状等である。脳に寄生した場合は頭痛，痙攣などを引き起こすことがある。

　予防は，サワガニ，モクズガニ，猪肉は十分に加熱をする。さらに，調理器具や手指を介して他の食品が汚染されないように注意する。

7　肝吸虫症

　肝吸虫症は肝吸虫（*Colonorchiasis sinensis*）のメタセルカリアを摂取して起こる。成虫は体長1～3cm程度でヤナギの葉形をしている。終宿主はヒト，イヌ，ネコ，ネズミなどの哺乳動物で，胆管などに寄生する。成虫は胆管内で産卵した後，糞便とともに外界に出て，第1中間宿主であるマメタニシに摂食されて孵化してミラシジウムと呼ばれる幼虫になる。さらに成長した後，第2中間宿主であるフナ，コイ，ハゼ，ワカサギなどの淡水魚に感染する。症状は，少数寄生では無症状であるが，多数寄生すると下痢，腹痛，食欲不振となり，重症例となると肝細胞の変性，肝障害，黄疸，浮腫などが出現する。

　予防は，淡水魚の生食を避ける。

8　顎口虫症

　顎口虫は，有棘顎口虫（*Gnathostoma spinigerum*），剛棘顎口虫（*G. hispidum*），ドロレス顎口虫（*G. doloresi*），日本顎口虫（*G. nipponicum*）が存在する。顎口虫の卵は水中で孵化し，第1中間宿主のケンミジンコにより取り込まれる。これらを淡水魚や両生類（第2中間宿主）が捕食する。大きさや寄生場所は，有棘顎口虫は体長3～4mmでライギョやナマズなどの淡水魚の内臓，剛棘顎口虫は体長約0.6mmで輸入ドジョウ，ドロレス顎口虫は体長3mm以上でヤマメやマムシ，日本顎口虫は体長約2mmで日本産ドジョウ，ブラックバスなどである。終宿主はイヌやネコ，ブタであり，ヒトの体内では成虫にはならない。

　ヒトへの感染はこれらの第2中間宿主である淡水魚などの生食による。症状は，顎口虫の幼虫が皮下を移動することで皮膚の腫脹やみみずばれ等が起こる。

　予防はライギョ，ドジョウ，ナマズ，ヤマメなどの淡水魚の生食を避ける。

3-3 ■ 獣肉を介するもの

① 旋毛虫症

　線虫の一種である旋毛虫（*Trichinella spiralis*）による寄生虫症であり，成虫の体長は雄 1.4 〜 1.6 mm，雌 2 〜 4 mm である。宿主であるツキノワグマやヒグマ，ウマ，ブタなどの哺乳類の小腸粘膜内に寄生し幼虫を産む。この幼虫は腸壁に侵入し血流を介してその動物の各部位へ至るが，横紋筋に入り，被嚢（袋に包まれた状態：筋肉トリヒナ）状態で生存する。そして次の宿主への感染源となる。ヒトへの感染は，クマ，ウマ，ブタの筋肉に寄生しているメタセルカルアの摂取による。

　症状は，成虫が小腸粘膜に侵入し，幼虫が産出される時期では消化器症状が主となる。幼虫が横紋筋へ移行する時期では発熱，眼瞼浮腫，筋肉痛，幼虫が心筋に移行すると心筋炎を起こす。幼虫が筋肉内で被嚢する時期には眼瞼浮腫，貧血，倦怠感などが出てくる。重症の場合は全身浮腫，貧血，肺炎，心不全になり死亡することもある。

　予防としては，野生動物の肉は，十分な加熱をする。

② 有鉤条虫症

　成虫では体長 2 〜 3 m，800 〜 900 個の体節からなる大型の条虫で，頭部に鉤と吸盤を有する有鉤条虫（*Taenia solium*）による寄生虫症であり，中間宿主であるブタ，イノシシなどの小腸壁に吸着し感染する。感染源は，生や不完全調理の豚肉，ならびに虫卵に汚染された野菜や水である。

　症状は，下痢，腹痛などであり，無症状の感染者も多い。

③ 無鉤条虫症

　成虫（頭部に吸盤はあるが鉤はない）の大きさは 4 〜 12 m，体節 1,000 個からなる大型の条虫である無鉤条虫（*Taeniarhynchus saginatus*）による寄生虫症である。感染は中間宿主であるウシの肉を生あるいは加熱不十分で食べたときに感染する。

　症状は，軽症であり腹痛，悪心，食欲不振，下痢などであり，無症状の場合もある。

④ トキソプラズマ症

　トキソプラズマ（*Toxoplasma gondii*）という原生生物（原虫）により起こる寄生虫症である。ネコ科動物の腸管上皮細胞内で形成されたオーシストが糞便

とともに排出され，哺乳類や鳥類に経口感染する。ヒトへの感染は，加熱不十分な食肉に含まれるシスト，あるいはネコ糞便に含まれるオーシストの経口的な摂取により生じる。

妊娠中の女性がトキソプラズマに初感染した場合，トキソプラズマが胎盤を通過して胎児に**垂直感染**（胎盤感染）し，先天性トキソプラズマ症を引き起こす。この症状として，水頭症，脳内石灰化，脈絡膜炎による視力障害，精神運動機能障害がある。

健常人がトキソプラズマに感染した場合，多くは無症状で経過するが，発症した場合，発熱や倦怠感やリンパ節腫脹などがある。免疫不全のヒトの場合，虫体が活性化し増殖して病変を形成し，脳炎や肺炎や脈絡網膜炎を引き起こし，意識障害，視力障害，けいれんなどの重篤な症状を引き起こす。

予防は，肉類の十分な加熱ならびにネコなどのペット類の糞便の処理は適切に行い，手洗いをする。

⑤ サルコシスティス症

病原体は，原虫のサルコシスティス・フェアリー（*Sarcocystis fayeri*）である。大きさは長いもので1cm程度である。イヌ（終宿主）が感染すると糞便中にスポロシストを排出する。この糞便に汚染された飼料や水を食べたウマ（中間宿主）が感染し，筋肉中にシストが形成される。

ヒトへの感染は，感染した馬肉の刺身を食べたことによる。潜伏期間は1～20時間程度であり，症状は，嘔吐，下痢を発症する。

予防は，馬肉を冷凍処理，加熱処理を行う。

3-4　その他の寄生虫

ヒトには寄生しないが，魚介類などに寄生し保健所などに苦情が多い寄生虫として，乳白色に4本の吻が存在するテンタクラリア（*Tentacularia*）条虫類

表5-5　寄生虫による食中毒の予防

1. 獣肉，爬虫類，食肉の生食を避ける。
2. タラ，サバ類や川魚のように寄生虫の多い魚や内臓は生で食べない。
3. 魚の内臓はなるべく早く取り除く。
4. −20℃で24時間以上冷凍する。
5. 調理時に煮焼きするときは，中心部まで十分に加熱する。
6. 生野菜等は調理，喫食前に流水でよく洗う。
7. 食事前には手洗いを励行する。
8. 調理器具は十分に洗浄，消毒する。
9. 湧水など生水を飲まない。飲むときは煮沸する。
10. 海外旅行に行った際には，生水や生ものに注意する。

表 5-6　寄生虫の原因食品，症状について

原因食品	料理法・料理名	寄生虫名	主な症状
飲料水，野菜，果物	サラダ等生野菜	回虫，鉤虫，蟯虫	腹痛，下痢，食欲不振
	キムチ	有鉤条虫	幼虫移行症（皮膚・脳）
	サラダ，生食	肝蛭	幼虫移行症（胆嚢，胆管）
	サラダ等生野菜，飲料水	サイクロスポーラ	腹痛，下痢
	飲料水，山菜	エキノコックス	腹痛，肝腫大，胆管炎
	生水，生野菜	クリプトスポリジウム	水様性下痢症，集団下痢症
	生野菜	鉤虫	下痢，腹痛
	生水	ジアルジア	腹痛，下痢，悪心
サバ，イカ，タラ等	刺身，スシ	アニサキス	腹痛，嘔吐，蕁麻疹
サクラマス，サケ	スシ，ルイベ	日本海裂頭条虫	腹痛，下痢
ヒラメ	刺身	クドア	腹痛，下痢，嘔吐
ホタルイカ	刺身，躍り食い	旋尾線虫	皮下爬行症，腸閉塞
アユ，シラウオ	せごし，三杯酢	横川吸虫	腹痛，下痢
ドジョウ，ヤマメ，ライギョ	躍り食い	有棘顎口虫	幼虫移行症，皮膚の腫脹
コイ，フナなど	あらい，刺身	肝吸虫	下痢，肝腫大，黄疸
淡水ガニ，イノシシ	不完全加熱	肺吸虫	胸水，気胸
ヘビ，カエル	刺身	マンソン裂頭条虫	皮下爬行症，眼科疾患
ヘビ	刺身	有線条虫	腹痛，下痢
ウシ	レバー刺身	肝蛭	肝炎，胆嚢，胆管炎
ウシ	刺身，たたき	無鉤条虫	腹痛，下痢，膨満感
ブタ，イノシシ	パテ，腸詰め	有鉤条虫	腹痛，下痢，膨満感
クマ，ブタ，ウマ	生刺し，不完全加熱	旋毛虫	全身浮腫，心不全，肺炎

やニベリニア（*Nybelinia*）条虫類がある。テンタクラリア条虫類はカツオ，ニ
ベリニア条虫類はイカやタラコなどに寄生している。

【練習問題】

問題 1　経口感染症についての記述である。正しいのはどれか。1つ選べ。
(1) 腸管出血性大腸菌感染症は3類感染症に分類される。
(2) 細菌性赤痢では，テトロドトキシンを産生する菌がある。
(3) コレラは第二次世界大戦後は多くの発生例がみられたが，近年では発生していない。
(4) 腸チフスはグラム陽性の球菌である。
(5) A型肝炎の潜伏期間は3日程度である。

問題 2　寄生虫についての記述である。誤っているのはどれか。1つ選べ。
(1) アニサキスは牛肉に寄生している。
(2) クドア・セプテンプンクタータはヒラメの刺身などを食べたときに感染すること

がある。

(3) 旋尾線虫は生のホタルイカを食することにより感染することがある。

(4) 日本海裂頭条虫は生の加熱不十分なサケやサクラマスなどを食べたときに感染することがある。

(5) 横川吸虫はアユなどの淡水魚を生で食べたときに感染する。

【解答】

問題1 (1)

解説

(2) テトロドトキシンはフグ毒である。

(3) コレラは最近でも発生している。

(4) 腸チフスはグラム陰性無芽胞桿菌である。

(5) A 型肝炎の潜伏期間は1か月程度である。

問題2 (1)

解説 アニサキスはサバ, イカなどの魚介類に寄生し, ヒトへ感染する。

6章

食品中の汚染物質

1 カビ毒（マイコトキシン）

　真菌類（カビ類）が産生する代謝産物のなかには，抗生物質のように医薬品として有用な物質がある一方で，ヒトや家畜に発がん性，変異原性，胃・肝障害性などの毒性を示す物質があり，これらを総称してカビ毒（マイコトキシン：mycotoxin）と呼ぶ。

　カビ毒に汚染された農作物をヒトあるいは動物が摂取して起こる中毒は真菌性中毒症（マイコトキシコーシス）と呼ばれているが，ヒトが直接カビ毒に汚染された食物を摂取する場合と，ウシ，ブタ，トリなどの肉，臓器，卵，乳な

表6-1　主要なカビ毒（マイコトキシン）とその産生カビ

マイコトキシンの種類	主な原因カビ	主な汚染食品	毒性様式
	Aspergillus 属（アスペルギルス属）		
アフラトキシン	*A. flavus, A. parasiticus*	ピーナッツ，トウモロコシ，麦，米，綿実	肝がん，肝障害，七面鳥X病
ステリグマトシスチン	*A. versicolor*	穀類	肝がん，肝硬変，血管内腫
オクラトキシン	*A. ochraceus, A. carbonarius*	ピーナッツ，トウモロコシ，麦，コーヒー豆	腎がん，腎障害，肝障害
	Penicillium 属（ペニシリウム属）		
ルテオスカイリン	*P. islandicum*	穀類（米）	肝がん，肝硬変
シトリニン	*P. citrinum*	穀類（米）	腎障害
シトレオビリジン	*P. citreoviridae*	穀類（米）	神経毒素
パツリン	*P. expansum*	麦芽根，小麦，リンゴ加工品	消化管障害，腎機能障害
	Fusarium 属（フザリウム属）		
ニバレノール	*F. culmorum*	トウモロコシ，麦，米	免疫系・造血器・消化管障害
デオキシニバレノール	*F. graminearum*	トウモロコシ，麦，米	免疫系・造血器・消化管障害
T-2トキシン	*F. sporotrichioides*	トウモロコシ，麦，米	免疫系・造血器・消化管障害
ゼアラレノン	*F. graminearum, F. culmorum*	トウモロコシ，麦	不妊症（エストロゲン様作用）
フモニシン	*F. moniliforme* (*F. verticillioides*)	トウモロコシ，麦，大豆，アスパラガス	肝がん，腎障害，ウマの白脳軟化症
	Claviceps 属（クラビセプス属）		
麦角アルカロイド（エルゴタミン，エルゴメトリン）	*C. purpurea*	穀類（麦）	子宮収縮作用（流産），神経毒性，循環器障害

資料：日本毒性学会教育委員会編『トキシコロジー』朝倉書店，2018，p.88 表4.3.2を一部改変

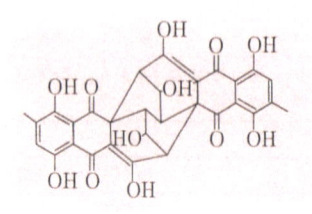

a. 数種アフラトキシンの化学構造

R＝H：デオキシニバレノール
R＝OH：ニバレノール

b. パツリンの構造

c. デオキシニバレノール，
ニバレノールの構造

d. ゼアラレノンの構造

$H_{13}C_6 - CH - CH - C_4H_8 - CH - C_4H_8 - CH - CH_2 - CH - C - CH_3$
$\quad\quad OR_1 \quad OR_1 \quad\quad R_2 \quad\quad\quad\quad OH \quad\quad OH \quad NHR_3$

$A_1 \quad R_1 = COCH_2CH(CO_2H)CH_2CO_2H, R_2 = OH, R_3 = COCH_3$
$A_2 \quad R_1 = COCH_2CH(CO_2H)CH_2CO_2H, R_2 = H, R_3 = COCH_3$
$B_1 \quad R_1 = COCH_2CH(CO_2H)CH_2CO_2H, R_2 = OH, R_3 = H$
$B_2 \quad R_1 = COCH_2CH(CO_2H)CH_2CO_2H, R_2 = H, R_3 = H$

e. フモニシンの構造

f. オクラトキシン A の構造

g. ルテオスカイリンの構造

h. エルゴタミンの構造

図 6-1　カビ毒の化学構造

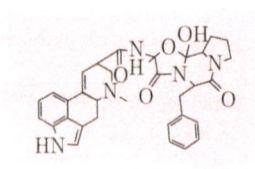

どに残留したカビ毒をヒトが二次的に摂取する場合とがある。カビ毒は，種類
が多く 300 種類以上が知られている。表 6-1 に主要なカビ毒とその産生カビを
示した。また，代表的なカビ毒の化学構造を図 6-1 に示す。
　毒性の強いカビ毒を産生するカビは，米・麦等の穀類に多く，しかも乾燥不
十分なものに寄生しやすい。カビの生育には 15 ～ 16 ％の水分が必要であるの
で，カビの防止法としては，食品の水分を低下させることが必要である。

1-1 ■ アフラトキシン

アフラトキシン（AF：Aflatoxin）の産生菌である *Aspergillus flavus* および *A. parasiticus* は，温度が 30 ～ 35 ℃，相対湿度 95 ％以上の主として高温多湿な熱帯，亜熱帯地域の土壌に広く分布する。AF は多くの類似化合物（図6-1 a）があり，B_1，B_2，G_1，G_2，M_1，M_2 が食品汚染で問題になる。いずれの AF も，熱に対して非常に安定であり，通常の調理などによる加熱ではほとんど分解されない。

AF 汚染が起こりやすい熱帯地域では**原発性肝臓がん**の発生も高く，AF 摂取量と原発性肝臓がん発生率に高い相関が認められている。AF のなかでも特に AFB_1 は，現存する天然物中で最も発がん性が高い化合物であり，**国際がん研究機関（IARC：International Agency for Research on Cancer）**[*1] によって「分類1：ヒトに対し発がん性がある」に位置づけられている。

わが国では，AF 産生菌も熱帯地域に比べて少なく，気候条件から考えても AF 汚染が起きる可能性は低い。しかし，多くの食品を海外からの輸入に依存しているため，AF に汚染された食品が輸入され，それらを摂取する可能性は否定できない。実際，ピーナッツ，ピスタチオナッツなどのナッツ類，トウモロコシなどの穀類，ナツメグやトウガラシといった香辛料などの輸入食品の AF 汚染が認められる。また，家畜飼料中のアフラトキシン B_1 や B_2 が動物の体内で代謝され，アフラトキシン M_1 や M_2 として乳中に分泌することが知られている。

現在，わが国におけるアフラトキシンの規制値では，食品全般に対し，総アフラトキシン（アフラトキシン B_1，B_2，G_1 および G_2 の総和）が 10 µg/kg を超えてはならない。また 2016 年以降は，乳に含まれるアフラトキシン M_1 は 0.5 µg/kg を超えてはならないと規制されている。

1-2 ■ パツリン

パツリン（図6-1 b）は 1942 年に抗生物質として発見された β - 不飽和 5 員環ラクトン化合物の一種である。パツリンは，その名前の由来となった *Penicillium patulum* をはじめ 10 種類以上の多くのカビによって産生されるが，なかでも，食品衛生上で最も重要な産生菌はリンゴの腐敗菌である *Penicillium expansum* である。リンゴおよびその加工品がパツリンに汚染されやすいことがあり，注意を要する。パツリンはマウス，ラット，ハムスター，モルモット，イヌおよびニワトリ等に致死毒性を示し，**LD_{50}**[*2] は 5 ～ 170 mg/kg と報告されている。中毒死したラットやマウスには，胃，腸，肝臓，肺等に充血，出血，

＊1：IARC 分類

IARC は，さまざまな物質の発がん性を 5 段階に分けている。「1」：ヒトに対して発がん性がある。「2 A」：ヒトに対しておそらく発がん性がある。「2 B」：ヒトに対して発がん性がある可能性がある。「3」：ヒトに対する発がん性について分類できない。「4」：ヒトに対しておそらく発がん性がない。

＊2：LD_{50}

50 ％ lethal dose の略で**半数致死量**とも称され，化学物質の急性毒性の指標である。実験動物集団に経口投与などにより投与した場合に，統計学的に，ある日数のうち半数（50 ％）を死亡させると推定される量である。通常は，被験動物の体重 1 kg 当たりの mg 数であらわす。毒性の強い物質ほど LD_{50} は小さくなる。

壊死などの病変がみられる。パツリンの変異原性，発がん性および催奇形性については，さまざまな報告があり，いまだ結論が出ていない。しかし，パツリンはリンゴジュースやリンゴ加工品から検出されることから，乳幼児や子どもの健康被害が懸念される。わが国では，リンゴの搾汁およびそれらを原料とする清涼飲料水に 0.050 ppm（50 μg/kg）以下とするパツリンに対する規格基準が設けられている。

1-3　トリコセテン系マイコトキシン

麦類の品質低下や収穫量の減少の原因となる赤カビ病の原因菌である *Fusarium* 属のカビ，*F. graminearum* や *F. culmorum* がトリコテセン系マイコトキシンの主な産生菌である。

トリコテセン系マイコトキシンは4環構造のトリコテセン骨格を共通してもつマイコトキシンで，70種以上の化合物が知られている。その構造の違いによりタイプ A から D までがあるが，食品を汚染するトリコテセン系マイコトキシンはタイプ A と B がほとんである。タイプ A には T-2 トキシン，ネオソラニノール，ジアセトキシスシルベノールなどがあり，タイプ B にはデオキシニバレノール，ニバレノール，フザレノン X などがある。タイプ B はタイプ A と比較すると極性が高いために腸管吸収率があまりよくなく，毒性は低い。トリコテセン系マイコトキシンに共通する毒性としては，たんぱく合成阻害，核酸合成阻害，免疫毒性があるとされる。T-2 トキシン，デオキシニバレノール，ニバレノールなど（図 6-1 c）が世界中の穀倉地帯において，麦やトウモロコシなどを汚染し，家畜やヒトに危害を及ぼしている。ヒトの代表的な急性中毒として ATA 症（alimentary toxic aleukemia：食中毒性無白血球症）[*3] がある。トリコテセン系マイコトキシンを産生する *Fusarium* 属は，わが国の土壌にも生息し，麦類の生育後期には降雨量が多いため，赤カビ病が蔓延しやすい環境にあるため，小麦への汚染が問題となっている。なお，デオキシニバレノールについては，小麦に対して 1.1 ppm の暫定的な基準値[*4] が設けられてきた。2022 年 4 月 1 日より，新たに規格基準として 1.0 mg/kg となる。

Fusarium 属のカビの産生するカビ毒には，トリコテセン系カビ毒のほか，ゼアラレノン，フモニシン等があり，これらを総じてフザリウム毒素と呼んでいる。ゼアラレノン，フモニシンについては後述する。

*4：暫定的な基準値

規格基準の設定までの間，行政上の指導指針として暫定的な基準値を示してきた。「暫定的な基準値」は見直され，新たに成分規格が設定される（令和3年7月30日付生食発0730 第8号）。

---

*3：ATA 症　1940 年代に旧ソビエト連邦シベリア・アムール地区で越冬した雑穀を摂取して起きた中毒である。原因は雑穀に着生していたカビが産生するカビ毒であるとされ，後に T-2 トキシンであることが明らかになった。症状は次のようないくつかの段階を経て，重症の場合は死に至る。第一段階で口腔粘膜の充血，衰弱，発熱，嘔吐，腹痛が起こる。第二段階では，白血球とリンパ球の増加，第三段階では点状出血が胸から全身に広がる。最悪の場合，咽頭狭窄のため死亡する。

1-4　ゼアラレノン

ゼアラレノン（図6-1 d）はトリコテセン系マイコトキシンと同様に*Fusarium*属の数種の菌によって産生される。内分泌攪乱物質[*5]の一つとされる。強いエストロゲン活性を有しており，主にヒトに対してより，汚染飼料を摂取したブタの不妊症など家畜に対する健康被害の方が問題が大きく，経済的損失を招くことが懸念されている。現在，フランス，イタリア，ロシアなど16か国でトウモロコシなどの穀類に対し規制値が設けられているが，わが国では食品の規制はされていない。

1-5　フモニシン

1988年に*Fusarium verticillioides*の培養物から，がんのプロモーター[*6]としてフモニシンB₁とB₂が発見され，次々と多くのフモニシン類（図6-1 e）が発見された。フモニシンは，アフリカ，アメリカ，アジアをはじめ，ヨーロッパを含む世界中のトウモロコシから高頻度で検出されている。フモニシンは実験動物で発がん性が確認されておりヒトでの発がん性についても疑われているが，確証的な証拠はまだない。

1-6　オクラトキシン

オクラトキシンの10種類ほどの同族体のなかでは，オクラトキシンA（OTA，図6-1 f）の毒性が最も強く，腎臓や肝臓にがんを起こすことが知られ，IARCはOTAの発がん性をグループ2B（ヒトに対して発がん性がある可能性がある）に分類している。OTAは，熱帯地方では*Aspergillums*属，温帯地方では，*Penicillium*属が産生するため，世界各地でOTA汚染が報告されている。わが国でも，麦類，ソバなどの穀類や豆類等の汚染が報告されている。OTAの基準値は，OTAの汚染が多いヨーロッパ諸国と，ブタの腎障害あるいはバルカン腎症[*7]との関係からの当事国・周辺国では設けられているが，わが国では未設定である。

＊5：内分泌攪乱物質
環境ホルモンともいう。生体の恒常性，生殖，発生，行動などに関与している種々の生体内ホルモンの合成，分泌，体内輸送，代謝，排泄などの諸過程を阻害する作用をもつとされる外来性の化学物質の総称である。

＊7：バルカン腎症
バルカン諸国（旧ユーゴスラビア，ブルガリア，ルーマニア）の特定地域でバルカン腎症と呼ばれる腎障害がみられていた。この地域ではブタの腎障害も多発しており，その原因物質としてOTAの可能性が報告された。その後，バルカン腎症患者と，その血液中OTA濃度との間に相関があるとの報告がなされ，OTAがバルカン腎症の原因と考えられるようになった。ただし，そのメカニズムはまだ解明されてはいない。

＊6：プロモーター　化学発がんの過程は，遺伝子の損傷が起こり正常な細胞が潜在的ながん細胞になるイニシエーション（初発）段階と，潜在的ながん細胞が異常な増殖能をもつがん細胞に変化するプロモーション（促進）段階に分けて考えられている（発がん二段階仮説）。イニシエーション段階で発がんに係わる化学物質をイニシエーターというのに対し，プロモーション（促進）段階に係わるものをプロモーターという。

1-7 ▌ その他のマイコトキシン

① 黄変米毒素

　第二次世界大戦後の食料難の時代に，カビに汚染されて黄色に変色した黄変米が，海外から輸入した米に混在する，いわゆる「黄変米事件」と呼ばれる社会問題が生じた。黄変米から単離されたカビとして，*Penicillium islandicum* および *Penicillium citrium* がある。

　Penicillium islandicum の代謝産物として，肝臓がんを引き起こす危険性があるルテオスカイリン（図6-1 g），シクロクロロチンが発見された。*Penicillium citrium* から産生される毒素としては，シトリニンがある。シトリニンは1931年にすでに単離されていたが，黄変米事件を契機に腎臓毒性があることが証明された。なお，シトリニンは，アスペルギルス属にも産生するカビがあることが後に判明している。

② 麦角アルカロイド

　開花期の麦類（主にライ麦）に麦角菌（*Claviceps purupurea* など *Claviceps* に属するカビの総称）が寄生すると，黒紫色の角状または爪状の菌核である麦角（菌糸が集まってできる硬い塊）が形成され，その中に一連の麦角アルカロイド（エルゴタミン：図6-1 h，エルゴクリスチン，エルゴメトリン）が含まれる。これらのアルカロイド[*8] は，交感神経を麻痺させて，血管や子宮筋を収縮する作用があるなど種々の薬理作用をもつことが知られている。麦角が混入した穀類を摂取すると嘔吐，腹痛，知覚障害を起こし，妊婦では流早産することがある。穀類中に麦角が 0.5 % 以上含有すると中毒を起こすといわれている。ヨーロッパでは古くから麦角中毒が知られている。なお，エルゴタミンは偏頭痛薬として，エルゴメトリンは子宮収縮薬として使用された。また，麦角アルカロイドから幻覚剤である LSD が合成された。

> **＊8：アルカロイド**
> 　植物に含まれる分子内に窒素を含み塩基性を示す化合物。強い生物活性を有するものが多く，モルヒネ，ジギタリス製剤等，医薬品として利用されるものも多い。

2 農薬（農薬・動物用医薬品・飼料添加物）

2-1 ▌ 残留農薬

　農薬とは農業で使う薬剤である。農薬を使用する目的は，まずは，有害生物からの被害を防止し，安定した収穫量を得，品質のよい産物を安定的につくることにある。もう一つの大きな目的として，農作業の軽減がある。除草剤は農

作業の省力化に大きく貢献した。さらに農薬の別の効用としては，病原微生物が生産する，たとえばマイコトキシンのような，毒性物質の農産物への汚染を未然に防ぐこともできる。収穫量だけでなく，収穫物の安全性を確保できる側面もある。

　農薬を用途別に分類すると，殺虫剤，殺菌剤，除草剤，殺ダニ剤，殺線虫剤，殺虫殺菌剤，殺鼠剤，植物成長調整剤，忌避剤，誘引剤，展着剤などがある。また，化学構造的には有機塩素系化合物，有機リン化合物，カルバメート化合物などに分類される（表6-2）。

　わが国での農薬の製造・販売・使用のすべての過程にかかる規制は「農薬取締法」によって定められている。この法に基づき登録されたもののみが「農薬」である。登録にあたってメーカーなどは，農薬の品質・安全性を確認するための試験成績および関連資料を農林水産大臣に対して農薬登録申請を行う。農林水産省は農薬の品質，薬効，薬害や，製造，流通，使用時の安全性について評価を行う。さらには厚生労働省および内閣府食品安全委員会では消費者に対しての安全性について，環境省では環境に対する安全性について評価を行っている。いったん登録を受けた農薬も一定期間（15年）の経過の後に，評価時点の最新の規制と知見で再評価を行うことに2018年の法改正で決まった。既存農薬の再評価は2021年より実施される。

表6-2　農薬の化学構造による分類

分　類	農　薬	作　用	用途・毒性
有機リン剤	パラチオン*，マラチオン，スミチオン，フェニトロチオン	コリンエステラーゼ阻害[*9]	殺虫剤として使用。殺虫力が強く，適用害虫の範囲も広い。体内で代謝分解しやすく，蓄積性は低いが，ヒトに対する毒性は強い。頭痛，寒気，呼吸困難，肺水腫などを起こす。
有機塩素剤	DDT*，BHC*，クロルデン*，ディルドリン*	殺虫作用	広範な殺虫力があり，持続性が高い。毒性は低いが，蓄積し，中枢神経障害，染色体異常を起こさせる。
カルバメート剤	カルバリル，フェノブカルブ，チラム，ジネブ	コリンエステラーゼ阻害	有機リン剤よりも毒性は弱い。ヒトでの中毒症状は嘔吐，協調運動失調，痙攣。
有機フッ素剤	モノフルオロ酢酸ナトリウム	クエン酸回路の阻害[*10]	毒性の強い殺そ剤である。ヒトに対しては嘔吐，意識障害，痙攣，呼吸麻痺を起こす。
有機水銀剤	酢酸フェニル水銀*，アルキル水銀剤*	SH酵素阻害[*11]	殺菌剤として使用されていた。ヒトでは，手足のしびれ，視野狭窄，聴覚障害，精神症状などの中毒症状が出る。

＊　現在は使用禁止のもの。
　DDT：p, p'-dichlorodiphenyltrichloroethane（p, p'-ジクロロジフェニルトリクロロエタン）
　BHC：benzene hexachloride（ベンゼンヘキサクロリド，化合物名は1,2,3,4,5,6-ヘキサクロロシクロヘキサン）

＊9：コリンエステラーゼ阻害

　パラチオンなどの有機リン剤は，エステル構造をしており，生体内に吸収されるとコリンエステラーゼと結合してその作用を抑制する。そのため，アセチルコリンの蓄積が起こり，副交感神経が刺激されてさまざまな毒性があらわれる。

＊10：クエン酸回路の阻害

　有機フッ素剤はTCAサイクル（クエン酸回路）のアコニターゼを阻害して生体内にクエン酸を蓄積させ，エネルギー代謝に重大な影響を及ぼす。

＊11：SH酵素阻害

　生体内のデヒドロゲナーゼなどは活性中心にシステイン残基をもち，そのメルカプト-SHの存在が活性発現のために必須であるが，Hg^{2+}のような重金属イオンの作用で失活する。

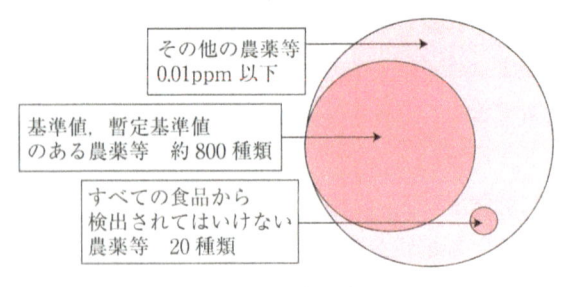

図6-2　食品への農薬等の残留

　農薬の多くは，生理活性を有する殺生物剤であり，農作物に残留してヒトに影響を及ぼすばかりでなく，自然環境や生活環境を汚染し，そこに生息するさまざまな生物にも影響を与える可能性が懸念される。実際に，かつて農産物の増産に大きく貢献したDDTやBHCなどの有機塩素系農薬は難分解性で残留性が高いこと，また，有機リン化合物のパラチオンは人畜に対する毒性が強いことから，1971年以降使用禁止になっている。

　農作物に使われた農薬は，日光に曝されたり，水や土壌中に生息する微生物などの作用で分解される。野菜や米などに吸収された農薬も，植物体内で代謝・分解されて次第に消失していく。それでも，若干の農薬あるいはその代謝物の残存は免れず，われわれはそのような状態での摂取を余儀なくされる。

　食品中への残留については，食品衛生法により残留基準が定められ，健康被害の防止策が図られている。2006年5月以降は，約800種類の農薬等（ここでいう「農薬等」とは，いわゆる農薬のほか，飼料添加物および動物用医薬品を含む）について，どのような農産物*12にどのくらいの量までなら残留してもよいかを決め，その範囲を超えたものは食品として流通させることはできないことになっている（ポジティブリスト制度*13）。それ以外の農薬等については一律基準として0.01 ppmを超えて残留してはいけないことになった。また，2,4,5-Tなど遺伝毒性のある発がん性物質など18種類の農薬等の成分については，検出されてはならないこととされた（図6-2）。なお，人の健康を損なうおそれのないことが明らかであるものはポジティブリストの対象外とされる。具体的には厚生労働大臣が定めることになるが，農薬取締法における特定農薬*14のほか，ビタミン，ミネラル，アミノ酸等が想定される。2019年8月

＊12：農薬等の残留基準が定められている農産物

穀類(8)，豆類(6)，果実(39)，野菜(57)，いも類(6)，きのこ類(3)，ナッツ類(6)，種実類(2)，茶(1)，ホップ(1)，香辛料(2)，加工食品(1)，ミネラルウォーター(1)に大別され，計133食品が対象とされている。

＊13：ポジティブリスト制度

一般的に，原則規制（禁止）された状態で使用・残留を認めるものについてリスト化する制度。残留基準値が設定されていない農薬等の食品への残留を禁止する措置。

＊14：特定農薬（特定防除資材）　2003年3月10日に施行された改正農薬取締法により，無登録農薬の製造や使用が禁止された。このため農作物等の防除に使う薬剤や天敵で，安全性が明らかなものまでに農薬登録を義務づける過剰規制とならないように，特定農薬（特定防除資材）という制度が設けられた。特定農薬とは，「その原材料に照らし農作物等，人畜及び水産動植物に害を及ぼすおそれがないことが明らかなものとして農林水産大臣及び環境大臣が指定する農薬」と，農薬取締法第3条第1項で規定している。2019年4月1日時点の指定状況としては，重曹，食酢，天敵（使用場所と同一の都道府県内で採取されたもの），エチレン，次亜塩素酸水（塩酸または塩化カリウム水溶液を電気分解して得られたものに限る）がある。

現在 74 物質[*15] がある。

　これらの残留基準値は，動物実験の結果の一日摂取許容量（ADI）[*16] と急性参照用量（ARfD）[*17] をもとにして，ある 1 種類の農薬をさまざまな農作物から摂取しても，合計で ADI と ARfD を超えることがないよう決められている。ADI は中長期毒性試験から得られ，ARfD は短期毒性試験から得られる。ADI と ARfD の設定は，食品安全委員会で食品影響評価（リスクアセスメント）が行われて定められ，次いで，それをもとに厚生労働省が個々の農薬の残留基準を設定（リスク管理）して，農薬の安全性が図られるしくみになっている。ADI に基づくリスク管理では，すべての食品について基準値まで農薬が残留していたとしても，1 日当たりに摂取する農薬の総量（残留基準値案の濃度と，国民健康・栄養調査で得た平均一日食品摂取量との積）が ADI の 80 %[*18] を超えないことを確認し，残留基準の設定はなされている。ARfD に基づくリスク管理では，一時的な最大摂取量（作物の残留試験から得られる最高残留濃度と，国民健康・栄養調査で得た最大一日食品摂取量の積）が，ARfD を超えないことを確認して，残留基準値を設定される。

2-2　動物用医薬品・飼育添加物

　畜産動物や養殖魚の疾病予防や治療に使われる動物用医薬品や，畜産動物や養殖魚の飼料に添加して生育を促進したりする飼料添加物も，人が食べる畜水産物に残留する可能性がある。これらについても，ポジティブリスト制度の対象である。抗生物質，合成殺菌剤などについて，乳，各種食用動物の筋肉・脂肪・内臓・食鳥卵・魚介類などの食品ごとに残留基準値が設けられているが，基準値が定められていないものについては，0.01 ppm を超えての残留は許されないこと（一律基準）になっている。

＊ 15：ポジティブリスト制度対象外の 74 物質

　ポジティブリスト制度の導入に伴い，食品衛生法第 13 条第 3 項の規定に基づき，人の健康を損なうおそれのないことが明らかであるものとして厚生労働大臣が定める物質である。2019 年 8 月時点で 74 物質となっている。ビタミン・ビタミン様物質（アスコルビン酸，イノシトールなど），ミネラル（亜鉛，カリウムなど），アミノ酸（アスパラギン，アラニンなど），有機酸（オレイン酸など），脂質・油脂（レシチン，ワックスなど），天然成分・抽出物（クロレラ抽出物，アリシンなど），その他（重曹，尿素など）がある。

＊ 16：一日摂取許容量（ADI：acceptable daily intake）

　ヒトがある物質を毎日一生涯にわたって摂取し続けても，健康への悪影響がないと推定される 1 日当たりの摂取量である。単位は mg/kg 体重／日である。食品添加物の章を参照されたい。

＊ 18：ADI の 80 %

　食品以外に飲料水や大気から農薬を摂取する可能性を考慮している。飲料水と大気からの摂取量を 20 % の寄与とみなしている。

＊ 17：急性参照用量（ARfD：acute reference dose）　ヒトが 24 時間または，それより短時間の間の経口摂取によって，健康に悪影響が生じないと推定される摂取量である。単回投与で発現するまたは発現する可能性がある毒性影響が認められなかった最大の投与量が短期毒性試験の最大無毒性量（NOAEL：no observed adverse effect level）となる。この NOAEL に安全係数（1/100）を乗じて求める。単位は mg/kg 体重となる。残留農薬の健康への影響を判断する指標としては，これまで長期曝露を想定した ADI が用いられてきた。しかし，実際の食生活は変化に富み，摂取する量は変動することが想定される。そこで農作物を一時的に平均より多く摂取した場合の短期曝露の指標が，2014 年度から導入されている。

3 化学物質

3-1 | PCB

ポリ塩化ビフェニル（PCB：polychlorinated biphenyl）は，わが国には第二次世界大戦終了後に，さまざまな優れた物理化学的性質を有することから大きな期待とともに登場し，コンデンサーや変圧器の絶縁材として，また家庭電化製品，塗料，印刷インキなどに幅広く使用された。

しかし，1968年に日本最大の食品公害とされるカネミ油症事件[19]を引き起こした。この事件を契機にPCBの製造・輸入と使用は原則として禁止された。そして，この事件は世界に先駆けて化学物質の製造と使用を規制する法律（化審法[20]）ができるきっかけとなった。カネミ油症事件については，その後の研究でPCBが熱変性して生じた毒性の強いダイオキシン類のポリ塩化ジベンゾフラン（PCDF：polychlorinated dibenzofuran）が原因物質であることが突き止められたこともあり，今なお，公害病の未認定患者の救済などさまざまな課題が残されている。また，PCBには内分泌攪乱作用を有するいわゆる環境ホルモンとしての有害性が疑われている。PCBの急性毒性としては皮膚の塩素ざ瘡（クロルアクネ）が知られている。慢性毒性としては，肝機能障害，免疫抑制，色素沈着が知られている。

PCB[21]は，ビフェニル骨格に塩素が1から10個置換された物質の総称であり，分子構造上の塩素数，置換位置の相違から理論上209種類の異性体あるいは同族体が可能である。

PCBは農薬と異なり意図的に散布された物質ではないが，PCBを用いた製品の生産・使用あるいは廃棄物の焼却の際に環境に放出され，河川，海洋，土壌を汚染し，その化学的安定性，生体内難分解性から，プランクトン→魚類→鳥類→ヒトと食物連鎖による生物濃縮[22]により順次濃縮されるとされている。

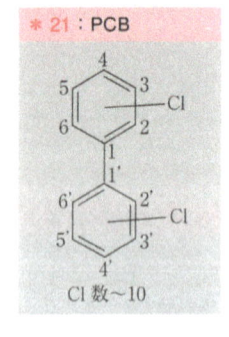

*20：化審法
新たに流通する化学物質について，安全性評価を実施するための法律である。正式名称を「化学物質の審査及び製造等の規制に関する法律」という。PCBによる環境汚染および被害の発生を契機として難分解性の性状を有し，かつヒトの健康を損なうおそれがある化学物質による環境の汚染を防止するために1973年に制定された。

*21：PCB
Cl数～10

*19：カネミ油症事件　1968年，九州，関西を中心とした西日本で起こった最大の食品公害事件。カネミ倉庫（北九州市）が製造した食用米ぬか油による中毒事件で，患者は顔や首などに黒い発疹ができ，頭痛や手足のしびれなどさまざまな症状を訴えた。約14,000名が被害を届けた。公害病としての認定患者数は2019年末現在で2,331名である。患者から生まれた13名の新生児のうち2名が死産，10名は全身が褐色だった。原因はライスオイル（米ぬか油）の製造工程で熱媒体として使用したPCBが「米ぬか油」に混入したためとされた。その後の調査・研究の結果，直接の原因物質はPCBが熱せられて生成するポリ塩化ジベンゾフランとコプラナーPCBという"ダイオキシン類"とされている。

*22：食物連鎖による生物濃縮　植物は草食動物の栄養源となり，ついで草食動物は肉食動物の餌になり，さらにこれらを捕食する上位の肉食動物が存在するような一連の関係を食物連鎖という。この食物連鎖の上位になるほど栄養源となり生物量が指数関数的に減少するのに対して，それに伴って移行するDDTやPCBのような難分解性の化学物質の固体濃度は，逆に指数関数的に濃縮され高まっていく。このような現象を生物濃縮という。生体濃縮ともいう。

1970年代初頭，食品中のPCB汚染は広範囲にわたり，特に魚介類に高濃度の汚染が認められた。このような汚染の実態に鑑み，厚生省は1972年に食品中PCB濃度に関する暫定的規制値（巻末資料参照）と5 μg/kg体重/日とする暫定的一日摂取許容量を設定した。

食事からのPCB摂取量は，1977年においては成人1人当たり約3 μg/人/日であったが，現在は約0.5 μg/人/日となり，着実な減少が経年的に観察されている。2018年に，東京都健康安全研究センターがマーケットバスケット方式[23]により，都民の食事を介したPCBの摂取量を調査した結果は，体重1 kg当たりの一日摂取量は0.0092 μg/kg/日で，暫定的一日摂取許容量5 μg/kg体重/日を顕著に下回っている。また，個別食品でも暫定的規制値（巻末資料参照）を超えるものは認められていない。

乳児にとって重要な栄養源である母乳が，一方ではPCB，ダイオキシン等の母体の効果的な排泄経路にもなっている。しかし，食品からのPCB摂取量の減衰とともに，母乳中PCB濃度も年々減少傾向にあることが示されている。

PCBは上述のとおり，①環境中で分解されにくい，②生物体内で蓄積しやすい，③地球上で長距離を移動して離れた地域で影響を及ぼす恐れがあるといった性質がある。このような性質をもつ化学物質を残留性有機汚染物質（POPs: persistent organic pollutants）と呼んでいる。POPsには，ほかにも農薬のDDT，ディルドリン等や後述するダイオキシンなどである。これらは地球規模の汚染が懸念され，国際的に協調して廃絶，削減を行う必要があることから，2001年に残留性有機汚染物質に関するストックホルム条約が採択され，国内外で取組みが進められている。

3-2 ダイオキシン類

有機塩素化合物のポリ塩化ジベンゾ-p-ジオキシン（ダイオキシン：PCDD）には75種の異性体が存在するが，2,3,7,8-四塩化ジベンゾ-p-ジオキシン（2,3,7,8-TCDD）は人間がつくり出した化合物のなかで最高毒性の化合物といわれる。1970年代にベトナムで奇形児の出産率が高いことが注目されたが，その原因はベトナム戦争時にアメリカ軍が大量に使用した枯れ葉剤（オレンジ剤）に混在していたダイオキシンであると推定されている。オレンジ剤の主成分である2,4,5-Tは日本でも1975年まで除草剤として使用されたもので，不純物のダイオキシンの環境汚染があったと考えられている。

これらのPCDDと毒性の面から共通したメカニズムで作用すると考えられているポリ塩化ジベンゾフラン（PCDF），それにコプラナーPCB（Co-PCB）を加えた物質群をダイオキシン類と呼んでいる（図6-3）。

[23]：マーケットバスケット方式

日常食からの汚染物質や栄養素等のとり込み量を調査する方法の一つ。国民健康・栄養調査の日常食品の摂取量統計値に基づき，約150の食品を市場から購入し，何日分かを計り取る。このうち調理を要する物は調理をした後，同類の食品群に群別し，群ごとにホモジナイズして目的とする物質を分析し，一日摂取量を算出する。

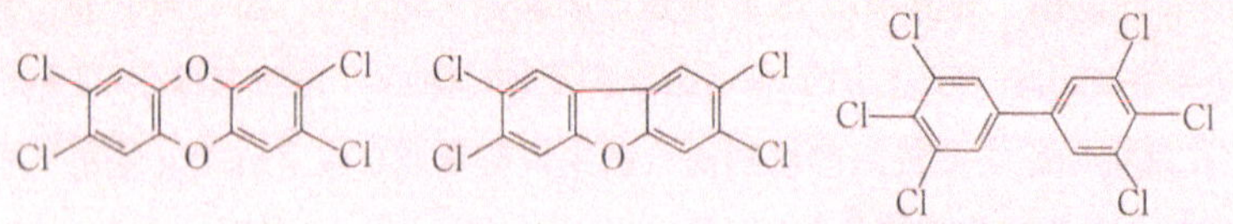

2,3,7,8-テトラクロロ
ジベンゾ-p-ジオキシン
(2,3,7,8-TCDD)

2,3,7,8-テトラクロロ
ジベンゾフラン
(2,3,7,8-TCDF)

3,4,5,3′,4′,5′-ヘキサクロロ
ビフェニル
(コプラナー PCB の一つ)

図6-3　代表的なダイオキシン類の構造

　ダイオキシン類の主な発生源は，生活・産業廃棄物の焼却における排ガス，焼却灰と判断されている。そして，環境中への排出は 99 % 以上が大気系に因るもので，水系への排泄は約 0.2 % に留まる。ダイオキシン類対策特別措置法[*24] 等による規制強化で，廃棄物焼却施設からの排出量や大気中の濃度は1997 年以降，1/10 〜 1/20 に減少した。

　ダイオキシン類は，消化管，肺，皮膚を経由して体内に吸収された後，主に肝臓や脂肪組織に蓄積される。代謝・排泄速度は遅く，TCDD のヒトにおける半減期は約 7.5 年と推定されている。ダイオキシン類の急性毒性は極めて高いが，急性あるいは亜急性中毒の短期間で死亡したヒトの例はほとんど知られていない。動物実験では，それよりはるかに低量の長期投与で，体重増加抑制，皮膚障害，肝臓障害，生殖障害，内分泌攪乱作用，催奇形性（口蓋裂，水腎症の多発），発がん性，胸腺萎縮，免疫低下作用など多様な慢性的影響がみられている。疫学的研究から，ヒトも同様な影響を受ける可能性が示唆されているが，人体への影響には未解決な点が多い。しかし，1997 年にダイオキシン類はIARC 分類 1（ヒトに対して発がん性がある）に指定されている。

　ダイオキシン類の人体総曝露量の 90 % 以上は食品からの摂取による。国立医薬品食品衛生研究所を中心に行われた厚生労働研究によると，2019 年度における食品からのダイオキシン類の平均一日摂取量は，0.46 pgTEQ[*25] /kg 体重 / 日と推定され，1998 年度から継続している調査結果のなかで最も低い値を示している。耐容一日摂取量（TDI：tolerable daily intake）[*26] 4.0 pg

---

*24：ダイオキシン類対策特別措置法　ダイオキシン類による環境汚染，特に焼却施設周辺の汚染が社会問題化した 1999 年に制定された。「ダイオキシン類が人の生命及び健康に重大な影響を与えるおそれがある物質であることにかんがみ，ダイオキシン類による環境の汚染の防止及びその除去等をするため，ダイオキシン類に関する施策の基本とすべき基準を定めるとともに，必要な規制，汚染土壌に係る措置等を定めることにより，国民の健康の保護を図ることを目的とする」としている。
*25：TEF と TEQ　PCDD，PCDF，Co-PCB には多くの同族体，異性体が存在するが，それらが同等の毒性を示すものではない。個々の毒性は，最も毒性の強い 2,3,7,8-TCDD の毒性と比較してあらわす。2,3,7,8-TCDD の毒性等価係数（TEF：toxicity equivalent factor）を 1 とした相対値が PCDD 7種，PCDF10 種，Co-PCB12 種について設定されている。環境，人体，食品等の試料から検出されるPCDD，PCDF，Co-PCB は混合物として存在しているので，個々の化合物の存在量に TEF を乗じたものの和（毒性等量，TEQ：toxicity equivalent quantity）として試料のダイオキシン毒性をあらわす。

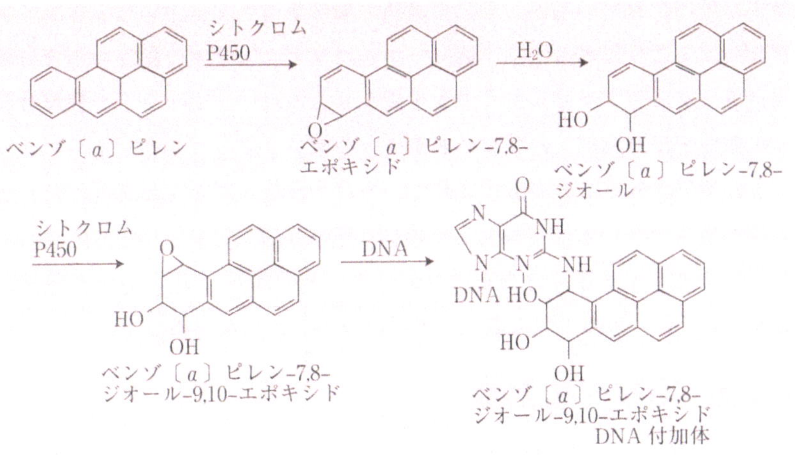

図6-4 ベンゾ [a] ピレンの代謝的活性化

TEQ／kg体重／日の約1/9である。食品のうち，特に魚介類からの曝露が90％以上を占めている。

　母乳中のダイオキシン類濃度は，1990年代はおおむね20〜30 pgTEQ/脂肪1gの範囲にあったが，PCB等と同様に，近年，減少傾向が確認されている。

3-3 ベンゾ[a]ピレンなどの多環芳香族炭化水素(PAH)

　ベンゾ [a] ピレンやベンゾ [a] アントラセンなど多くの多環芳香族炭化水素（PAH）は炭化水素系物質の不完全燃焼によって発生するが，大気や水由来の摂取は少なく，大部分が食品に由来する。PAHは食品を焼くなどの調理過程や乾燥・加熱などで生成されるので，燻製，焼き肉，焼き魚などの食品に含まれている。PAHにはベンゾ [a] ピレンやベンゾ [a] アントラセンを含め，類似の化学物質13種に，動物に対して発がん性があると指摘されている。これらのPAHはシトクロムP450[*27]により代謝されエポキシド体を生じ，DNA付加体を形成して発がん性を示す（図6-4）。ベンゾ [a] ピレンはIARC分類1の「ヒトに対して発がん性がある」に属している。

3-4 アクリルアミド

　アクリルアミドは重合させたポリアクリルアミドとして土壌や水の凝固や漏

[*26]：**耐容一日摂取量（TDI）**　毒性試験の結果から，ヒトが一生涯にわたり摂り続けても毒性のあらわれないと推定される1日当たりの摂取量のこと。毒性試験の方法や考え方は**一日摂取許容量（ADI）**の場合と同じである。ただし，本来ヒトが曝露されることを許容しているわけではないので「耐容できる（tolerable）」と表現される。食品添加物や残留農薬のように意図的に食品に使用される物質については ADI，意図的に使用していないにもかかわらず，食品中に存在する環境汚染物質などの物質については TDI を求めてリスク評価が行われる。

[*27]：シトクロムP450　単にP450ともいう。シトクロムはチトクロムともいう。酸化還元を行うシトクロムの性質をもつヘムたんぱく質の一つである。還元状態で一酸化炭素と結合して450nmに吸収極大を示す色素（pigment）という意味で命名された。細菌から植物，哺乳動物に至るまでのほとんどすべての生物に存在する酸化酵素で，異物（薬物）代謝における主要な第I相反応を触媒する。

水防止に使用されているが，食品を高熱で加熱することによっても生成することが知られるようになった。一般に，アスパラギンとブドウ糖などの還元糖が高温加熱によってアクリルアミドを生成するとされ，ビスケットや低温貯蔵したイモ類を素揚げ調理したフライドポテトやポテトチップスなどからアクリルアミドが検出されたことが報告されている。アクリルアミドはヒトに対して神経毒性が知られているが，IARC の発がん性の分類では 2 A（ヒトに対しておそらく発がん性がある）に指定されている。欧州連合（EU）では水道水の基準値を 0.1 ppb と定めているが，日本では今のところ基準値はない。

3-5　ニトロソ化合物

硝酸塩・亜硝酸塩は，後述のようにいくら，すじこ，たらこ，魚肉ソーセージ，魚肉ハムなどの発色剤として使用が認められているほか，日常われわれが摂取するダイコン，ホウレンソウ，ハクサイ，コマツナなどの野菜類とその漬物などにかなりの濃度で含まれている硝酸塩が，唾液中の還元酵素により還元されて亜硝酸塩となって体内に存在している。ところが亜硝酸塩は，魚肉や魚の卵に含まれる第二級アミンと胃の中のような酸性状態下で反応すると，ニトロソ化合物の一つで発がん性を有するニトロソアミン[28]を形成することが動物実験で明らかにされている。しかし，アスコルビン酸，フェノール化合物（ピロカテコール，ピロガロール，没食子酸など）はニトロソアミンの生成を抑えることが知られている。このような理由から一般的な食事で海産物と野菜，漬物，ハムなどを組み合わせて食べても，食品成分から生成するニトロソ化合物に関するリスクは問題ないと考えられている。なお，IARC による発がん性分類では，ニトロソアミンは 2 A（ヒトに対しておそらく発がん性がある）に分類されている。

3-6　ヘテロサイクリックアミン類

食品の加熱処理あるいは調理中に生成する変異原性物質は，上述の PAH 以外にもたんぱく質・アミノ酸の熱分解によって生成するヘテロサイクリックアミン（複素環アミン）がある。ヘテロサイクリックアミンとは，原子が環を形成している化合物のうち，複数の原子種で環が形成されている化合物をもったアミンのことをいう。獣肉，魚肉を高温で調理するときに，食品中のたんぱく質，アミノ酸，クレアチンなどからヘテロサイクリックアミン類が生ずる（表6-3）。なかでも，相対的に量が多いフェニルアラニンからできるアミノメチル

---

*28：ニトロソアミンの生成　$> NH + HNO_2 \xrightarrow{\text{酸性}} > N \cdot NO + H_2O$
（2 級アミン）（亜硝酸）　　（ニトロソアミン）

表 6-3　アミノ酸等熱分解物中のヘテロサイクリックアミン類

省略名	化学名
Trp-P-1	3-amino-1, 4-dimethyl-5H-pyrido[4, 3-b]indole
Trp-p-2	3-amino-1-methyl-5H-pyrido[4, 3-b]indole
Glu-P-1	2-amino-6-methyldipyrido[1, 2-a : 3', 2'-d]imidazole
Glu-P-2	2-aminodipyrido[1, 2-a : 3' 2'-d]imidazole
A a C	2-amino-9H-pyrido[2, 3-b]indole
MeA a C	2-amino-3-methyl-9H-pyrido[2, 3-b]indole
IQ	2-amino-3-methyl imidazo[4, 5-f]quinoline
MeIQ	2-amino-3, 4-dimethyl imidazo[4, 5-f]quinoline
MeIQx	2-amino-3, 8-dimethyl imidazo[4, 5-f]quinoxaline
PhIP	2-amino-1-methyl-6-phenyl imidazo[4, 5-b]pyridine

　イミダゾピリジンフェニル（PhIP），魚の焦げからできるアミノジメチルイミ
ダゾキノリン（MeIQx）やアミノメチルイミダゾキノリン（IQ），トリプトファ
ンからできる Trp-P-1 などは発がん性が指摘されている（IARC 分類「2 A」）。
これらは，調理の温度と時間により変動するが，高温（300℃）で調理された
獣肉，魚肉中の PhIP，MeIQx はそれぞれ約 70 ng/g，12 ng/g と見積もられ
ている。ヘテロサイクリックアミンの代謝は，生体内で薬物代謝酵素によって
アミノ基が酸化されて，ヒドロキシルアミン体が生成する。その後，代謝によ
りニトレニウムイオンとなり DNA を修飾する。食品加工時に温度を厳密に管
理することや燃焼ガスを使用しないこと，また直火での調理を避け，食事に際
しては獣肉・魚肉・野菜の焼けこげ部分を必要以上に食べないことが発がん予
防として奨励されている。また，ブチルヒドロキシルアニソール（BHA）や
ビタミン E を添加することで抑制されることが知られている。

4 有害元素

　金属元素は地殻の構成成分として存在しているので，植物・動物に取り込ま
れ，これらを食物素材として利用しているヒトに移行する。これらのなかには
必須なものもあるが，健康被害を起こす Pb，Cd，Hg，As，Sn，Cr，Se 等の
金属元素がある。これらは，化学的に安定で，分解や代謝反応を受けにくく，
生体組織に親和性が高く，生体内濃度，化学形，排泄などの違いにより，ヒト
にさまざまな毒性を呈する。

4-1　カドミウム（Cd）

微量の Cd を長期間摂取した場合，腎臓および骨の障害があらわれる。Cd の慢性中毒により腎臓障害を生じ，ついで骨軟化症，骨折をきたす。かつて富山県神通川流域で発生したイタイイタイ病[*29]がその典型である。

われわれは主に植物性食品（特に米）からカドミウムを摂取している。土壌中のカドミウム濃度と米の濃度には相関性がある。わが国では，米について，カドミウムおよびその化合物として 0.4 ppm 以下とする成分規格が設けられている（巻末資料参照）。なお，通常の食生活で，食品中のカドミウムによって健康が損なわれることはないと考えられている。

4-2　水銀（Hg）

水銀には有機 Hg と無機 Hg があるが，毒性はメチル Hg など前者がはるかに強い。有機 Hg のヒトに対する有害性は，熊本県水俣湾沿岸（1950 年）および新潟県阿賀野川流域（1965 年）で発生した水俣病と胎児性水俣病[*30]で実証されている。症状の特徴はハンター・ラッセル症候群と称され，運動失調，聴音障害，視野狭窄，感覚障害，聴力障害などの神経系の障害である。

われわれの水銀曝露の由来の多くは水産物である。Hg 濃度の高い水産物に，マグロ類，深海性魚介類，鯨類などがある。低濃度の水銀摂取が胎児に影響を与える可能性を懸念する報告があることから，厚生労働省は 2003 年，妊婦や妊娠の可能性のある女性を対象に，これらの魚介類（鯨類を含む）を食べる量の目安[*31]を示している。

なお，1973 年に厚生省は，魚介類の水銀の暫定的規制値を総水銀 0.4 ppm かつメチル水銀（水銀として）0.3 ppm と定めている（巻末資料参照）。

---

*30：水俣病と胎児性水俣病　1953 年から 1960 年，熊本県水俣湾沿岸住民に発生し，当時の患者は百数十名（そのうち約 30%が死亡）と 20 数名の**胎児性水俣病**を出した。その後，1965 年には新潟県阿賀野川地域で「第二水俣病」が発生し，20 数名の患者と 5 名の死亡者を出した。両事件とも，硫酸水銀を触媒としたアセトアルデヒド製造過程で副生したメチル水銀が工場排水として水俣湾あるいは阿賀野川に流出し，この汚染を受けた魚介類を長期間摂取した住民に甚大な健康被害（ハンター・ラッセル症候群）を及ぼした。認定患者は 2019 年 3 月末現在で 2,997 名（熊本県 1,789 名，鹿児島県 493 名，新潟県 715 名）で，このうち生存者は 477 名（熊本県 253 名，鹿児島 86 名，新潟 138 名）である。

*31：妊婦に対する魚介類（鯨類を含む）の種類と摂取量の目安　厚生労働省は，胎児が成人に比しメチル水銀の有害作用を 5 ～ 10 倍も強く受けやすいとして，妊婦およびその可能性のある女性に対し，メチル水銀を 0.3ppm 以上含むおそれのある魚介類と摂取量の目安（1 回の摂取量を約 80g として）を「妊婦への魚介類の摂取と水銀に関する注意事項」により摂食指導をしている。2005 年と 2010 年に見直しがあったが，2010 年の摂食指導を以下に示す。バンドウイルカ（2 か月に 1 回まで），コビレゴンドウ（2 週間に 1 回まで），キンメダイ・メカジキ・クロマグロ・メバチマグロなど（週に 1 回まで），キダイ・マカジキ・ユメカサゴ・ミナミマグロなど（週に 2 回まで）。

4-3 ヒ素 (As)

As が原因で起きた食中毒としては，1955 年に中国・関西地区で人工栄養児に多発した**乳児用調整粉乳**（**ヒ素ミルク**）**中毒事件**[32] がある。この中毒は粉ミルクの製造過程で乳質安定剤として添加した中和剤（リン酸水素二ナトリウム）に，かなりの量の亜ヒ酸（As_2O_3）が不純物質として含有していたためで，人為的な過失が原因となった。

一般の食品中にもヒ素は存在する。海産物は比較的高濃度に存在するが，多くは毒性の低い有機ヒ素化合物である。ヒジキは無機ヒ素を比較的多く含むが，水戻しの際に水に溶け出すため，実際の摂取量は低いと考えられる。これまでに海産物由来のヒ素中毒が起きた報告はない。

5 放射性物質

放射性物質による食品汚染は主に核爆発や原子力発電所の事故によって起こる。これらが地表地殻で起こると核分裂によって生じた各種の放射性物質が上層大気または成層圏に達し，対流に乗って広範囲に移動しながら，数日から数か月後に地表に降下する。その結果，土壌や川，地下水ばかりでなく，直接農作物や牧草を汚染する。土壌中に浸透した放射性物質の大部分は，土壌粒子に結合し農作物に徐々に取り込まれ，汚染が長期化する。さらに，食物連鎖による生物濃縮により畜産物の汚染も引き起こす。

降下物中に含まれる核分裂生成物の主な核種は，ストロンチウム 89，同 90，セシウム 137，バリウム 140 およびヨウ素 131 などで，それらを含む飲食物の摂取により**内部被曝**を受ける。ストロンチウム 90（**半減期** 28.8 年）はカルシウムと化学的に酷似しているので魚の骨，牛乳を汚染し，ヒトの骨に侵入・蓄積し，特に造血器官である骨髄へ影響を及ぼす。半減期 30 年のセシウム 137 は化学的性質がカリウムに類似しており，野菜類，獣肉，ハーブ茶などを汚染し，それらの摂取により生殖腺などがその β 線や γ 線に曝露されると遺伝子障害を起こす可能性がある。ヨウ素 131 の半減期は極端に短い（8 日）ため，被曝直後が問題になる。ヒトではヨウ素を含むホルモンを分泌する甲状腺がその

---

[32]：**乳児用調整粉乳（ヒ素ミルク）中毒事件**　1955 年，中国・関西地区を中心に人工栄養児に発熱，下痢，肝臓障害が多発した。この事件は，工場での粉ミルクの製造工程で安定剤として使われたリン酸水素二ナトリウムが工業用のもので，その中に不純物としてヒ素が含まれていたために起きた。原因となった粉ミルクからは，亜ヒ酸（As_2O_3）として 30 ～ 34ppm のヒ素が検出された。これにより約 12,000 名が発熱，下痢，肝障害，色素沈着などの中毒症状を呈し，130 名以上の死者を出す惨事となった。

**＊33：サイログロブ
リン**

　甲状腺に固有な分子
量約 66 万の糖たんぱ
く質。分子内のチロシ
ン基がヨード化され，
甲状腺ホルモンである
トリヨードサイロニ
ン，テトラヨードサイ
ロニンができる。

**＊34：チェルノブイ
リ原子力発電所爆発事
故**

　1986 年 4 月 26 日，
旧ソビエト連邦ウクラ
イナ共和国の西部にあ
るチェルノブイリ原子
力発電所で発生した爆
発事故で，大量の放射
性物質が飛散し，原子
炉サイトにいた 203 名
が被曝し，31 名が死
亡した。爆発物ととも
に放出された放射性核
種（ヨウ素やセシウム
など）が，当時のソ連
邦内近隣の共和国や多
くのヨーロッパ諸国に
も拡散し，牧草や農作
物を汚染した。1990
年頃から，小児甲状腺
がんの増加がみられ
る。

影響を受けやすい。曝露の例として，牧草または青刈り飼料を通じ，乳牛が摂取したヨウ素 131 は乳腺に濃縮・泌乳され，サイログロブリン＊33 として乳児の甲状腺に集まる。

　1986 年に旧ソビエト連邦ウクライナ共和国で発生したチェルノブイリ原子力発電所爆発事故＊34 では，ヨウ素 131 による小児甲状腺がんが多発し，多くの生命が失われた。また，爆発物とともに放出された大量の放射性核種のヨウ素やセシウムなどが，当時のソ連邦内の他の共和国や多くのヨーロッパ諸国にも拡散し，牧草や農作物を汚染した。

　この事態に対応して日本でも，輸入食品全般に対し，370 Bq/kg（セシウム 134 および 137 の合計）とする放射能暫定限度が設定された。しかし，2011 年 3 月 11 日に発生した東日本大震災時に勃発した東京電力福島第一原子力発電所事故の発生に伴い，厚生労働省は事故直後の 3 月 17 日に，食品の放射性物質に関する緊急時の措置として，原子力安全委員会が 1998 年に示した数値をもとに急きょ，野菜類，穀類，肉・卵・魚・その他，飲料水，牛乳・乳製品などに分けて「暫定基準」を設定した。次いで，2012 年 4 月 1 日からは，平時の対応として一般の食品に対し 100 Bq/kg 以下（セシウム 134 および 137 の合計）とするなどの一段と厳しい現行の「新基準」が適用されている（巻末資料Ⅰ参照）。

6 混入異物

　異物に関する法的な規制としては，食品衛生法第 6 条第 4 号にて「不潔，異物の混入又は添加その他の事由により，人の健康を損なうおそれのあるもの」を規制している。

　食品に混入する異物には，その由来や性質等から，毛髪，ネズミの体毛，ケナガコナダニ，昆虫など節足動物の死骸や破片や排泄物，寄生虫およびその卵，ネズミのかじり跡などのような動物由来の異物，魚介類の皮，骨，鰓などの不可食部位，甲殻類の外皮組織，かにの腱，貝殻片などの魚介類由来の異物，雑草の種子，木片，わらくず，もみがらなど非可食性の植物やその断片などの植物由来の異物，土砂，小石などの天然鉱物片，陶磁器，金属，ガラスの破片といった鉱物性異物，プラスチック，ゴム類，繊維，塗料片などの化学製品由来の異物があげられる。

　異物が混入した食品は必ずしも直接有害であるとは限らないが，食品がその製造・加工あるいは保存の段階で衛生的に満足すべき状態で扱われていなかっ

た可能性を示すものである。

　なお，外来混入物以外にも，製造工程中や製品保存中に生成した固形物や，カビを異物として扱うこともある。

【練習問題】

問題1　カビ毒に関する記述である。正しいのはどれか。1つ選べ。
(1) アフラトキシンのうち，アフラトキシン B_1 のみ食品中の最大基準値が設定されている。
(2) アフラトキシン B_1 には発がん性はない。
(3) パツリンは主に牛肉で検出される。
(4) ニバレノールは造血機能障害を示す。
(5) ゼアラレノンは，アンドロゲン様作用をもつ。

問題2　食品中の残留農薬の規制に関する記述である。正しいのはどれか。1つ選べ。
(1) 農薬取締法に基づいて残留基準が設定されている。
(2) 残留農薬基準値は，農薬の種類にかかわらず，すべて 0.01 ppm である。
(3) 残留農薬基準値は，農薬の一日摂取許容量と同じである。
(4) ポジティブリスト制による規制が行われている。
(5) ストックホルム条約により残留基準を設定する農薬が指定されている。

問題3　食品中の有害物質に関する記述である。正しいのはどれか。1つ選べ。
(1) 水俣病の原因は，魚介類に蓄積した無機水銀である。
(2) 食品中のストロンチウム 90 は，肝臓に蓄積する。
(3) ダイオキシンは脂質の多い食品に蓄積しやすい。
(4) カドミウムは，主に乳製品から摂取される。
(5) Trp-P-1 は，グルタミン酸由来のヘテロサイクリックアミンである。

【解答】

問題1　(4)

解説
(1) 食品全般について総アフラトキシン（アフラトキシン B_1, B_2, G_1 および G_2 の総和）の規制値と，乳についてアフラトキシン M_1 の規制値がある。
(2) アフラトキシン B_1 は現在存在する天然物中で最も発がん性が高い化合物であり，慢性毒性として肝臓障害（肝臓がん）を引き起こす。
(3) パツリンは主にリンゴを汚染する。
(4) ニバレノールのようなトリコテセン系カビ毒には，強いたんぱく合成阻害作用があり，特に造血細胞やリンパ球には感受性が高く，毒性を発現する。
(5) ゼアラレノンは，エストロゲン様作用をもつ。

問題2　(4)

解説

(1) 食品衛生法に基づいて食品中の農薬等の残留基準が設定されている。

(2) 食品中の農薬には残留基準が定められているものがある。ただし，残留基準の定められていない農薬等に対しては，0.01 ppm という一律基準を設定している。

(3) 残留農薬基準値と，農薬の一日摂取許容量は同じではない。残留農薬基準値は，農薬の一日摂取許容量を上回らないように設定されている。

(4) 食品中に残留する農薬等に対してポジティブリスト制度が施行されている。

(5) 農薬の残留基準の設定とストックホルム条約とは直接的には関係はない。ストックホルム条約は残留性有機汚染物質（POPs）に関する国際条約である。

問題3　(3)

解説

(1) 水俣病の原因は，魚介類に蓄積した有機水銀である。

(2) 食品中のストロンチウム 90 は，骨に蓄積する。

(3) ダイオキシンは親油性であり，動物性油脂に多く含まれる。

(4) 日本人のカドミウム摂取に最も大きく寄与しているのは米である。

(5) Trp-P-1 は，トリプトファン由来のヘテロサイクリックアミンである。

7章

食品添加物

1 食品添加物の概念と定義

食品添加物は，古くから食品の製造に使用されており，人類の食生活に欠かせないものとなっている。たとえば，豆腐をつくるのに「にがり」，こんにゃくをつくるのに「消石灰」などが使用されるが，これらも食品添加物である。残留農薬や食品汚染物などとともに食の安全を脅かすものとして危険視されがちであるが，人びとの安全を守る観点から食品衛生法等で制度が設けられており，安全でないものは許可されていない。わが国では，食品添加物などは，人体に対して安全と考えられるものを許可品目としてリストアップし，リストにないものの使用を認めないポジティブリスト制度で規制している。そのため，厚生労働大臣が指定していない添加物は，科学的に安全性が確認され，指定許可されるまではその使用は禁止であり，その添加物を使用した食品の販売・輸入も一切できないこととなっている。

食品衛生法第4条第2項では，食品添加物は「添加物とは，食品の製造の過程において又は食品の加工若しくは保存の目的で，食品に添加，混和，浸潤その他の方法によって使用する物をいう」と定義している。

2 食品添加物の指定制度

2-1 ▌食品添加物指定の判断基準

食品添加物は，人の健康を損なうおそれのない場合に限って使用が認められている。原則として厚生労働大臣が指定したものしか使用できないことになっている。指定にあたっての基本的な考え方としては，「国際的に安全性評価が終了し，問題なしとされたもの」，「国際的に広く使用されていること」，「使用が消費者にとって利点があること」などである。そのため，食品の品質をごまかす目的での使用や，添加により栄養価が低下する場合などは指定されない。

食品添加物として指定されるためには以下のような基準を満たしている必要

がある。

① 安全性が確認されていること

② 食品添加物の使用が，消費者に何らかの利益を与えること

・製造加工に必要不可欠か

・栄養価を維持するか

・食品の腐敗その他化学変化を防ぐものとして有用か

・食品を美化し，魅力を増すものとして有用か

③ 使用したときの効果が，十分に期待できること

④ 化学分析など試験検査より，その使用を確認できること

⑤ 以下の目的での使用は指定されない

・粗悪な品質の原料をごまかし，消費者を惑わす目的で使用

・栄養価を低下させる

・医療効果を目的にする

・添加物の使用がなくても比較的安価に食品を製造加工できる場合

2-2 指定までの過程

　新たな食品添加物の指定にあたっては，図7-1に示すフローのように行われる。まず添加物関連の事業者は，厚生労働省に指定のための申請を行う。その際，事業者は事前に国立医薬品食品衛生研究所内に設けられた**食品添加物指定等相談センター（FADCC）**に相談するなどし，当該添加物の有用性や安全性に関する資料を作成しておく。要請をうけた厚生労働省は，内閣府の**食品安全委員会**にその添加物の健康影響評価（**リスク評価**）を依頼する。厚生労働省は，**薬事・食品衛生審議会**の食品衛生部会と調整し，添加物としての必要性・有用

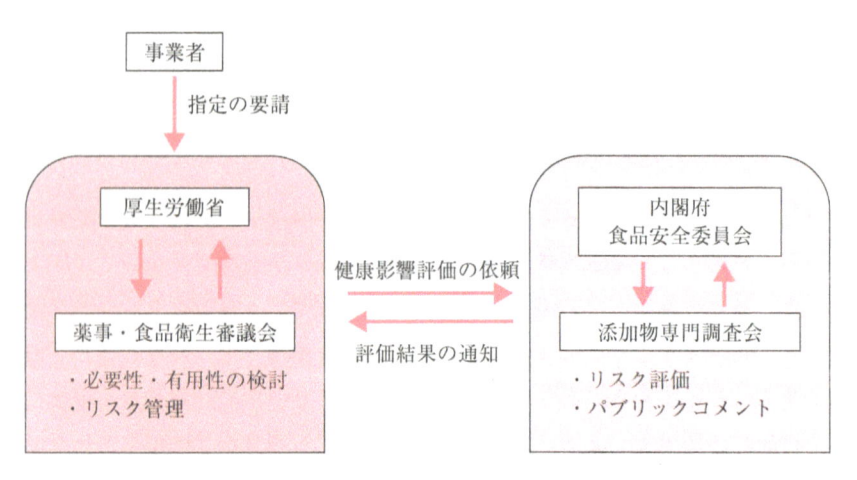

図7-1　新たな食品添加物が指定されるまでのフロー

性の検討および健康影響評価の評価結果に基づき食品添加物の指定や規格・基準を設定する（リスク管理）。食品安全委員会は，添加物専門調査会と調整し，科学的にリスクを評価する。また，評価結果について広く一般に意見を募集する（パブリックコメント）。評価結果は，厚生労働省に通知され，その安全性と有用性が確認された後，厚生労働省によって指定され，食品への使用が許可される。

　薬事・食品衛生審議会の食品衛生部会では，食品添加物の指定の削除や既存添加物についての安全性の評価や規格の設定を行っている。指定の削除は日本独自のもので国際的な安全性の評価を受けていないものや，使用実態がなく必要性がなくなっているものを対象に行っている。

　2002年に輸入食品で指定外添加物の違反事例が相次いだ。これを受け厚生労働省は，国際的に安全性が確認されていて，かつ汎用されている未指定の添加物について指定することにした。指定のための条件は次のとおりである。

　①　FAO/WHO合同食品添加物専門家会議（JECFA）で国際的に安全性評価が行われており，一定の範囲で安全性が確認されたもの

　②　米国・EU諸国等で広く使用が認められ，国際的に必要性が高いもの

　JECFAは，FAO/WHO合同食品規格委員会（通称コーデックス委員会*¹）の諮問機関の一つ。食品添加物の安全性を評価し，一日摂取許容量や成分規格を作成する。各国は，この評価結果を参考に食品添加物の規格基準を設定している。

＊1：コーデックス（Codex）委員会　第1章参照。

3 食品添加物の成分規格と使用基準

3-1 ▌成分規格

　食品添加物には一定の品質を保つように成分規格が定められている。多くの食品添加物について定められており，食品添加物公定書に記されている。この公定書は食品衛生法第21条にしたがって添加物の成分規格とその試験方法および表示について記載されている。表7-1に発色剤である亜硝酸ナトリウムの成分規格を例として示す。

3-2 ▌使用基準

　食品添加物の摂取による安全性担保のため，どのような食品に，どの程度の量を使用してよいかということが決められている。これを使用基準という。使

表 7-1　亜硝酸ナトリウムの成分規格

名称：亜硝酸ナトリウム
英名：Sodium Nitrite
構造式：$NaNO_2$
分子量：69.00
化学名（英語）：Sodium nitrite [7632-00-0]
含量：本品を乾燥したものは，亜硝酸ナトリウム（$NaNO_2$）97.0 %以上を含む．
性状：本品は，白～淡黄色の結晶性の粉末，粒又は棒状の塊である．
確認試験：本品は，ナトリウム塩の反応及び亜硝酸塩の反応を呈する．
純度試験：(1) 溶状 ほとんど澄明（1.0 g，水 20 mL）
(2) 塩化物 Cl として 0.71 %以下 本品 1.0 g を量り，水を加えて溶かし，500 mL とする．この液 10 mL を量り，酢酸（1 → 4）3 mL を加えて徐々に加温し，ガスが発生しなくなった後，硝酸（1 → 10）6 mL を加え，更に水を加えて 50 mL とし，検液とする．比較液は，0.01 mol/L 塩酸 0.40 mL に酢酸（1 → 4）3 mL，硝酸（1 → 10）6 mL 及び水を加えて 50 mL とする．
(3) 硫酸塩 SO_4 として 0.24 %以下 本品 1.0 g を量り，水を加えて溶かし，100 mL とする．この液 10 mL を量り，塩酸 1 mL を加えて水浴中で蒸発乾固する．残留物に塩酸（1 → 4）1 mL 及び水 20 mL を加えて溶かし，更に水を加えて 50 mL とし，検液とする．比較液の調製は，0.005 mol/L 硫酸 0.50 mL を量り，塩酸 1 mL を加えて水浴中で蒸発乾固し，以下検液の調製と同様に操作して行う．
(4) 鉛 Pb として 2 µg/g 以下（2.0 g，第 5 法，比較液 鉛標準液 4.0 mL，フレーム方式）本品に塩酸（1 → 4）20 mL を加え，時計皿等で覆い，穏やかに 5 分間沸騰させる．冷後，試料液とする．なお，試料が溶けない場合には，蒸発乾固した後，残留物に塩酸（1 → 4）20 mL を加え，穏やかに 5 分間沸騰させる．冷後，試料液とする．
(5) ヒ素 As として 3 µg/g 以下（0.50 g，標準色 ヒ素標準液 3.0 mL，装置 B）本品に水 5 mL を加えて溶かし，塩酸 2 mL を加えて水浴中で蒸発乾固する．残留物に水 5 mL を加えて溶かし，検液とする．
乾燥減量：3.0 %以下（100 ℃，5 時間）
定量法：本品を乾燥し，その約 1 g を精密に量り，水を加えて溶かして正確に 100 mL とし，これを A 液とする．あらかじめ 0.02 mol/L 過マンガン酸カリウム溶液 40 mL を正確に量り，三角フラスコに入れ，これに水 100 mL 及び硫酸 5 mL を加える．A 液 10 mL を正確に量り，ピペットの先を浸しながら加え，5 分間放置した後，0.05 mol/L シュウ酸溶液 25 mL を正確に量って加え，約 80 ℃に加温し，熱時，過量のシュウ酸を 0.02 mol/L 過マンガン酸カリウム溶液で滴定する．0.02 mol/L 過マンガン酸カリウム溶液 1 mL = 3.450 mg $NaNO_2$

資料：厚生労働省・消費者庁「第 9 版食品添加物公定書」

用基準は，毎日摂取し続けても健康に影響が出ない量である**一日摂取許容量（ADI）**に基づいて設定されている．**表 7-2** に代表的な保存料であるソルビン酸の使用基準を示す．

3-3 ▎ その他の基準

　消費者が過剰の食品添加物を摂取しないように注意喚起することを目的として食品表示法では食品添加物の表示が義務づけられており，これを**表示基準**という（第 11 章参照）．

　食品添加物の製造原料を制限するなど製造および加工の際の基準として**製造基準**が定められている．安全性評価が終了している遺伝子組換え微生物を利用

表 7-2　ソルビン酸の使用基準

物質名	対象食品	使用量
ソルビン酸 ソルビン酸カリウム ソルビン酸カルシウム	チーズ[注1]	3.0g/kg 以下（ソルビン酸として）
	魚肉ねり製品（魚肉すり身を除く），鯨肉製品，食肉製品，うに	2.0g/kg 以下（〃）
	いかくん製品，たこくん製品	1.5g/kg 以下（〃）
	あん類，菓子の製造に用いる果実ペースト[注2] および果汁（濃縮果汁を含む），かす漬，こうじ漬，塩漬，しょうゆ漬およびみそ漬の漬物，キャンデッドチェリー，魚介乾製品（いかくん製品およびたこくん製品を除く），ジャム，シロップ，たくあん漬，つくだ煮，煮豆，ニョッキ，フラワーペースト類，マーガリン[注3]，みそ	1.0g/kg 以下（〃）
	ケチャップ，酢漬の漬物，スープ（ポタージュスープを除く），たれ，つゆ，干しすもも	0.50g/kg 以下（〃）
	甘酒（3倍以上に希釈して飲用するものに限る），発酵乳（乳酸菌飲料の原料に供するものに限る）	0.30g/kg 以下（〃）
	果実酒，雑酒	0.20g/kg 以下（〃）
	乳酸菌飲料（殺菌したものを除く）	0.050g/kg 以下（〃） （ただし，乳酸菌飲料原料に供するときは0.30g/kg 以下（〃））

注1　「使用制限」：チーズにあってはプロピオン酸，プロピオン酸カルシウムまたはプロピオン酸ナトリウムと併用する場合はソルビン酸としての使用量とプロピオン酸としての使用量の合計量が3.0g/kgを超えないこと
注2　「使用制限」：菓子の製造用果汁，濃縮果汁，果実ペーストはソルビン酸カリウム，ソルビン酸カルシウムに限る
注3　「使用制限」：マーガリンにあっては，安息香酸または安息香酸ナトリウムと併用する場合は，ソルビン酸および安息香酸としての使用量の合計量が10g/kgを超えないこと
資料：厚生労働省・消費者庁「第9版食品添加物公定書」

して製造された食品添加物などは，厚生労働大臣の定める製造基準に適合した方法で製造する必要がある。

4 食品添加物の安全性評価

4-1 安全性の評価方法と考え方

　食品添加物は，食品衛生法により「人の健康を損なう恐れがないもの」とされている。基本的に化学物質は，どんなものでも大量に摂取すればヒトに対して有害である。そのため，どの程度の摂取量であれば安全かを科学的に評価する必要がある。安全性評価の方法は，ヒトに実際に摂取させて判断することが倫理的に不可能なため，動物実験等による毒性試験を行う。毒性試験は，ラットやマウスなどのげっ歯類またはイヌやサルなどの非げっ歯類の動物を用いる。大まかな試験の流れは，試験に供する食品添加物を飼料や飼育水に混ぜ，添加物を添加するテスト群と添加しないコントロール群に分け行う。

表7-3　食品添加物の安全性評価に用いられる主な毒性試験（動物試験）

試験名	実験動物	試験方法
反復投与毒性試験	ラット，マウス，イヌ	ある期間，毎日投与して毒性を調べる 28日間，90日間，1年間投与する試験がある
体内動態試験	ラット，イヌ	1回から反復投与し，体内での吸収・代謝・分布等を調べる
繁殖試験	ラット	2世代にわたって投与し，生殖機能・子に影響が出るか調べる
催奇形性試験	ラット，ウサギ	妊娠中の親動物に投与し，奇形児が生まれてくるか調べる
発がん性試験	ラット，マウス，イヌ	離乳直後から慢性的に投与し，発がん性を調べる
遺伝毒性（変異原性）試験	培養細胞，マウス	細胞内の遺伝子レベルでの変異の可能性を調べる
一般薬理試験	ラット，マウス，モルモット	中枢神経，自律神経，血液などに対する影響を調べる 副作用を調べるための試験
抗原性試験	モルモット	実験動物の皮膚に塗るなどしてアレルギー反応を調べる

表7-4　食品添加物の一日摂取許容量（ADI）の例

添加物名	ADI （mg/kg 体重／日）	注　釈
亜硝酸ナトリウム	0～0.06	亜硝酸イオンとして：この ADI はすべての摂取源由来のものを含むが，3か月未満の乳児には適用しない。
L－アスコルビン酸 （別名ビタミンC）	特定しない	アスコルビン酸並びにそのナトリウム，カリウム及びカルシウム塩の ADI。
アセスルファムカリウム	0～15	
ソルビン酸	0～25	ソルビン酸並びにそのカルシウム，カリウム及びナトリウム塩の ADI；ソルビン酸として

資料：日本食品化学研究振興財団「指定添加物の JECFA による安全性評価」より抜粋
(http://www.ffcr.or.jp/tenka/secure/jecfa.html)

　表7-3 に示すような毒性試験の結果から実験動物に対する無毒性量（NOAEL: no observed adverse effect level）または最大無作用量（MNL: maximum no effect level）を求める。この無毒性量は，被験動物が「一生食べ続けても有害な影響がみられない最大の用量」であり，動物の体重1 kg 当たりの量（mg/kg 体重）であらわす。しかし，この値はあくまで実験に供した動物に対する量であるため，そのままヒトに当てはめることはできない。そのため，無毒性量または最大無作用量の100分の1として算出した一日摂取許容量（ADI: acceptable daily intake）を使用する（表7-4）。この100は安全係数といい，動物とヒトとの種差による感受性の違い10倍とヒトの年齢や性別などによる個人差10倍を勘案したものである。ADI はわれわれヒトが一生涯にわたって毎日摂取し続けても健康への悪影響がみられないと推定される1日当たりの摂取量であり，体重1 kg 当たりの食品添加物量（mg/kg 体重／日）であらわす。

　ADI を使用する際の注意点としては，無制限に摂取しても安全であるというわけではない。たとえば，ある食品に含まれる添加物の量が ADI を下回っ

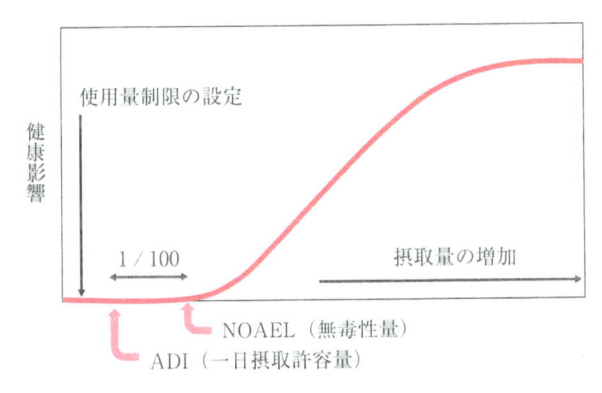

図7-2　食品添加物の摂取量と健康影響の関係

表7-5　甘味料の推定一日摂取量と一日摂取許容量との比較（成人）

調査対象物質	推定一日摂取量 （mg/ 人 / 日）	ADI （mg/kg 体重 / 日）	一人当たりの 一日摂取許容量 （mg/ 人 / 日）	対 ADI 比 （%）
アスパルテーム	0.055	0 ～ 40	2344	0.00
アセスルファムカリウム	1.779	0 ～ 15	879	0.20
アドバンテーム	0	5.0	293	0.00
グリチルリチン酸	0.401	－	－	－
サッカリン	0.144	3.8	223	0.06
スクラロース	0.752	0 ～ 15	879	0.09
ステビア抽出物	0.579	0 ～ 40	234	0.25
ネオテーム	0.0002	1.0	59	0.00

資料：厚生労働省「マーケットバスケット方式による年齢層別食品添加物の一日摂取量の調査 2019（令和元）年度調査結果」

ていても，その食品を経時的かつ大量摂取したり，同一の添加物を含む多種類の食品を同時に摂取するなどの習慣があると，その添加物の摂取量が ADI を上回る可能性がでてくる。そのため，一般的には ADI の 70 ～ 80 ％以下になるように使用量の上限が決められている（図7-2）。

4-2 ■ 一日摂取量の調査

　消費者が食品添加物を実際にどの程度摂取しているか把握することも食品添加物の安全性を確保する上で重要なことである。わが国では，食品添加物一日摂取量調査をマーケットバスケット方式により実施している。マーケットバスケット方式とは，スーパー等で売られている食品を実際に購入し，その中に含まれている食品添加物量を測定し，その結果に国民健康・栄養調査に基づいたその食品の喫食量を乗じて摂取量を求める方法である。

　これまでに厚生労働省は，主に既存添加物を対象に調査をしており，これま

で実施した調査結果は，すべて安全性上問題ないことが確認されている。もし仮に安全性上問題となるような結果が出た場合には，食品添加物の基準を見直すなど必要な措置を講じることとなっている。

2019 年度は，マーケットバスケット方式による甘味料（8 種類）の摂取量を調査している。その結果から甘味料の ADI に対する推定摂取量の割合は，いずれも ADI を大きく下回っており，安全性上に特段の問題はないことが明らかとなっている（表 7-5）。

5 主な食品添加物の種類と用途

食品衛生法上，食品添加物は，指定添加物，既存添加物，天然香料および一般飲食物添加物の 4 つに分類される（図 7-3）。指定添加物は食品安全委員会のリスク評価を経て安全性と有用性の確認後，厚生労働大臣が指定したものである。既存添加物は，習慣的に使用されてきた天然化合物で，これまでの人類の食経験から危険性が低いとされる物質である。天然香料は，食品に香りをつけることを目的とした添加物で一般に使用量が少なく，食経験から健康被害がないものとして使用が認められているもので，一般飲食物添加物は，食品衛生法第 10 条に「一般に食品として飲食に供されるもので添加物として使用されるもの」と定義されている。

なお，今後新たに用いられる添加物は，天然，合成の区別なく指定添加物となる。そのため，新たに開発される食品添加物は，すべて食品安全委員会によるリスク評価を受け，指定添加物として厚生労働大臣の指定を受けることとなっている。

2021 年 9 月現在，指定添加物は 472 品目，既存添加物は 357 品目，天然香料は 614 品目，一般飲食物添加物は 106 品目がそれぞれリストに収載されている。これらは，主に以下のような用途で使用されている。

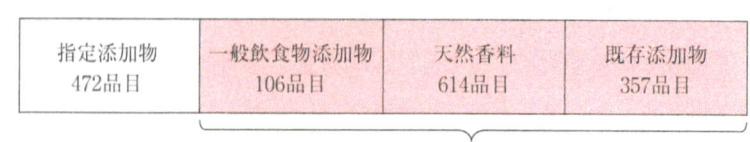

指定添加物 472品目	一般飲食物添加物 106品目	天然香料 614品目	既存添加物 357品目

天然添加物

注：品目の数は，2021（令和3）年9月時点

図 7-3　食品添加物の分類

5-1 ■ 食品の味を向上させるもの

① 調味料

　しょうゆ，塩，みそといった調味料はすべて食品の扱いとなっているが，調味料のなかでも，化学的に合成されたグルタミン酸ナトリウムなどは食品添加物として取り扱われる。アミノ酸系，核酸系，有機酸系，無機塩の4グループにわけられる。

　表示は「調味料（アミノ酸）」のようにグループ名を併記する必要がある。2グループ以上を使用する場合は多いほうのグループ名を併記し「調味料（アミノ酸等）」とする。

　グルタミン酸ナトリウムについては，たびたびその危険性が議論されているが，根拠となる有力なデータはなく，JECFA もグルタミン酸ナトリウムの一日摂取許容量を「not specified（指定なし）」としている。

② 甘味料

　甘味料といえば砂糖が思い浮かぶがこれは食品である。砂糖は微生物の栄養源になりやすいため，食品の保存性を高めるため砂糖以外の甘味料が用いられる。さらに最近では，肥満防止や糖尿病患者のための甘味料として食品添加物の需要が高まっている。食品添加物としての甘味料には人工甘味料と天然由来甘味料がある（表7-6）。

表 7-6　主な甘味料

人工甘味料	アスパルテーム	アミノ酸のアスパラギン酸とフェニルアラニンからなるジペプチド。ショ糖の500倍の甘味がある。使用制限はなく，さまざまな食品に低カロリー甘味料として使用される。体内に摂取されるとフェニルアラニンが遊離するためフェニルケトン尿症の患者は，過剰摂取に注意する必要がある。表示の際にはフェニルアラニン化合物であることを併記しなければならない。
	キシリトール	微生物に利用されにくいため，虫歯になりにくい甘味料として使用される。
	サッカリン	ショ糖の500倍の甘味がある。難溶性であり，対象はチューインガムのみである。サッカリンナトリウムは水溶性で漬物類，粉末清涼飲料など多くの食品に使用されている。
	D-ソルビトール	糖アルコールの一種。ショ糖の60%の甘味がある。清涼な甘味を感じ，保湿性や食品の舌触りをよくするため，煮豆，あん，ゼリー，菓子などに使用される。
天然由来甘味料	カンゾウ抽出物	マメ科植物のカンゾウの抽出物。主成分はグリチルリチン酸二ナトリウム。ショ糖の200倍の甘味がある。
	ステビア抽出物	キク科植物のステビアの葉の抽出物。主成分は甘味を呈するステビオシド。清涼な甘味でショ糖の300倍。低カロリーで清涼飲料水，冷菓などに広く使用される。

③ 酸味料

食品に酸味を与えるのみならず，保存効果，pH調整などの作用があるものが多い。酸味料には，かんきつ類の酸味の主成分であるクエン酸，渋みも有する乳酸やL-酒石酸などがある。

④ 苦味料

苦味は単独では不快な味であるが，コーヒー，茶，ビールなどの食品では苦味も重要な味の要素となっている。コーヒーの種子等から抽出・精製され製造されるカフェインやグレープフルーツの果皮・果汁などから抽出・精製され製造されるナリンジン*2などが既存添加物の苦味料として用いられている。

*2：ナリンジン

フラバン配糖体の一種で強い苦味を呈する。

5-2　腐敗や変質を防ぐもの

① 保存料

古くから，食品の保存性を高めるために塩漬け，砂糖漬け，香辛料の使用，燻製などが用いられてきたが，現代の多様化した加工食品の保存性向上にはこれらの方法だけでは対応できなくなってきた。また，健康志向の高まりにより，減塩，低糖の食品の需要が高まっており，食品の安全性担保のためにも食品添加物として保存料の使用が必要になっている。保存料は，食品の腐敗，変敗の原因となる微生物の発育阻止や食中毒菌の繁殖を抑え，保存性を高めることを目的として使用する。指定添加物として20品目，既存添加物として5品目が保存料としてリストに記載されている（2021年9月現在）。指定添加物の人工保存料は，酸型，エステル型，ペプチド型に分けられる（表7-7）。

酸型保存料の制菌力は食品のpHに影響され，pHが低い酸性領域で効果を発揮する。一方，エステル型保存料は，水溶液中で解離しないためpHの影響はほとんど受けない。保存料の効果は，食品の変質までの時間を延長させるだけであり，効果は永続ではないことに注意する必要がある。指定添加物の保存料にはすべて使用基準が設けられており，特定の食品に限定し，効果を示す最小量の添加が認められている。保存料は，微生物の発育を阻害するが，微生物に特異的に作用させることは不可能であり，この効果は，高等生物であるヒト

表7-7　保存料の種類

種　類		保存料例
人工保存料	酸型	安息香酸，ソルビン酸，プロピオン酸など
	エステル型	パラオキシ安息香酸エステル類など
	ペプチド型	ナイシンなど
天然保存料		しらこたんぱく抽出物など

に対しても多かれ少なかれ有害であることが予想される。そのため，保存料は
少量の使用で効果がよく発揮されるものしか許可されていない。

2 殺菌料

　食品や器具・容器などの細菌類の殺菌に使用される。使用基準のない高度サ
ラシ粉，使用基準のある亜塩素酸ナトリウム，過酸化水素，次亜塩素酸水，次
亜塩素酸ナトリウムが指定されている。また，野菜，食肉などの表面殺菌に過
酢酸製剤の使用が認められている。殺菌料には弱い発がん性や毒性があるが，
いずれも最終製品の完成前に分解または除去することが定められており，加工
助剤として表示は免除される。

3 防カビ剤

　防ばい剤ともいう。海外から輸入されるかんきつ類やバナナなどの輸送・貯
蔵中のカビの発生を防止するために使用する。食品添加物として指定されてい
るものは，イマザリル，オルトフェニルフェノールおよびそのナトリウム塩，
ジフェニル，チアベンダゾール，フルジオキソニルであり，使用基準が設けら
れている。通常，店頭でばら売りする食品については食品表示上の表示義務は
ないが，防カビ剤についてはばら売りであっても表示をしなければならない。

4 酸化防止剤

　食品は空気中の酸素によって酸化され，品質を劣化させる。この酸化を防ぐ
ために添加されるのが，酸化防止剤である。主に色素の酸化防止に使用される
水溶性のアスコルビン酸，イソアスコルビン酸などと，油性の食品の酸化防止
に使用される脂溶性のトコフェロール，没食子酸エステル類などのフェノー
ル性化合物とに大別される（表7-8）。水溶性のものは使用量に制限はないが，
脂溶性のものは使用量制限が定められている。

表 7-8　主な酸化防止剤

酸化防止剤		概　要	使用食品
水溶性	L-アスコルビン酸	ビタミンCである。でんぷんを加水分解して得られるブドウ糖を原料として発酵により製造される	果実加工品漬物など
	イソアスコルビン酸	エリソルビン酸ともいう。アスコルビン酸の異性体であるが，ビタミンCとしての効果はない。	魚介加工品缶詰など
脂溶性	トコフェロール	ビタミンEである。植物油脂から分離，精製される。また，化学合成によって生成された $dl\text{-}a\text{-}$ トコフェロールもある。	油脂含有食品菓子など
	ジブチルヒドロキシトルエン	BHT。フェノール系の脂溶性物質。他の酸化防止剤に比べ熱安定性に優れている。	冷凍魚介類バターなど
	ブチルヒドロキシアニソール	BHA。浸透性に優れ，BHTと同等の効果をもつ。	BHTと同様

5-3 ┃ 栄養価を維持向上させるもの

　栄養成分の強化のために使用される添加物で，アミノ酸類，ビタミン類，ミネラル類に大別され，これらを<u>栄養強化剤</u>という。栄養強化を目的とした場合は，表示が免除されるが，同じ添加物でも栄養強化の目的以外で使用する場合は，表示する必要がある。使用基準のない品目も多いが，各種カルシウム剤や，亜鉛や銅の塩類および一部の鉄塩などには使用基準が設けられている。

5-4 ┃ 食品を美化し，魅力を増すもの

① 着色料

　食品の色は，味や香りとともに嗜好性に大きな影響を与える。<u>着色料</u>は，食品の美化や天然食品の模倣などの目的で使用される。タール系色素や天然添加物の色素などが着色料として使用されている（**表7-9**）

　着色料は，野菜類や食肉などの生鮮食品に使用することが禁じられている。これは，その食品の品質や鮮度に関して消費者の判断を誤らせるおそれがあり，添加物本来の目的に反するためである。

表7-9　主な着色料

着色料名	概　要	対象食品
アナトー色素	ベニノキ科ベニノキの種子の被覆物から得られる。主成分はカロテノイド系の黄橙色の色素	食肉加工品，水産加工品，チーズなど
ウコン色素	主成分はクルクミン。鮮やかな黄色色素でカレー粉の色である。	食肉加工品，農水産加工品など
カラメル色素	製造方法の違いで4種類に分けられる（I～IV）が，いずれも同じような褐色。着色のほかに風味付け効果もある。	清涼飲料水，しょうゆ，つくだ煮など
クチナシ色素	アカネ科クチナシの果実から抽出したものは黄色素で，抽出液に酵素作用させて得られたものは，青や赤色素になる。	冷菓，麺類など
コチニール色素	サボテンに寄生するエンジムシという昆虫の乾燥体から抽出して得られる。主成分はカルミン酸で色調は橙から赤紫色。	酒精飲料，かまぼこなど
タール系色素	12種類が指定されている（赤色2,3,40,102,104,105,106号，黄色4，5号，緑色3号，青色1,2号）。使用してはいけない食品が使用基準として定められている[注]。	菓子，漬物など
ベニコウジ色素	カビの一種であるベニコウジ菌から抽出された赤色素。抽出に酸性アルコールを用いると黄色素が得られる。	魚肉ねり製品，調味料など
銅クロロフィル	葉緑素であるクロロフィルのマグネシウムを銅に置換したもの。青～緑色を呈する。	昆布，野菜類や果実類の貯蔵品など（使用基準がある）

注：カステラ，きなこ，魚肉漬物，鯨肉漬物，昆布類，しょうゆ，食肉，食肉漬物，スポンジケーキ，鮮魚介類（鯨肉を含む），茶，のり類，マーマレード，豆類，みそ，麺類（ワンタンを含む），野菜およびわかめ類には使用しないこと。着色の目的以外に使用ないこと。

② 漂白剤

漂白剤は，食品の好ましくない色素や着色成分を化学的に分解あるいは変化させて無色にする。漂白作用だけでなく，抗菌作用，抗酸化作用などのさまざまな作用を併せもつ。亜塩素酸ナトリウムのような酸素の酸化作用で脱色する酸化剤と，亜硫酸塩類（亜硫酸ナトリウム，二酸化硫黄など）のような分解して生じる亜硫酸で色素を還元して漂白する還元剤がある。

亜塩素酸ナトリウムは，かずのこ加工品，生食用野菜類および卵類等に使用され，いずれも最終食品の完成前に分解または除去することとされている。

亜硫酸塩類は，二酸化硫黄としては，かんぴょう，亜硫酸ナトリウムとしては，乾燥果実（干しぶどうを除く）に使用されるが，ごま，豆類および野菜には使用してはならない。理由としては，着色料同様に，品質や鮮度等に関し，消費者の判断を誤らせるおそれがあるためである。

③ 発色剤

発色剤とはそのものには色がないが，食品中の色素に作用して色の保持や発色させたりする物質であり，硝酸塩や亜硝酸塩が使用されている。指定添加物として亜硝酸ナトリウム，硝酸カリウムと硝酸ナトリウムがある。硝酸塩は食品中に存在する微生物により亜硝酸塩となり効果を発揮する。亜硝酸塩は肉の色素であるミオグロビンと結合しニトロソミオグロビンとなり，肉製品の新鮮な桃赤色を固定する。しかし，亜硝酸塩はメトヘモグロビン形成や血管拡張などにより血液の酸素運搬能力を低下させるおそれがあるために，食肉製品等で亜硝酸根としての残存量が規定されている。また，亜硝酸は食品中の第2級アミンと反応して発がん性をもつニトロソアミンを生じる可能性があるため，第2級アミンを多く含む魚卵に対しては，食肉製品等よりも厳しい使用基準となっている[*3]。一方，亜硝酸には，ボツリヌス菌の生育抑制，食肉製品に独特な香味発生を促進するはたらきがあり，食肉加工品による食中毒防止のために重要視されている食品添加物である。表 7-10 は，発色剤の使用基準である。

*3: ただし，亜硝酸ナトリウム自体については毒性や発がん性は認められていない。

表 7-10　発色剤の使用基準

品　名	対象食品	使用量
亜硝酸ナトリウム	食肉製品，鯨肉ベーコン，魚肉ソーセージ，魚肉ハム，いくら，すじこ，たらこ	0.070 g/kg 以下（亜硝酸根としての残存量） 0.050 g/kg 以下（〃） 0.0050 g/kg 以下（〃）
硝酸カリウム 硝酸ナトリウム	食肉製品，鯨肉ベーコン	0.070 g/kg 未満（〃）

資料：厚生労働省・消費者庁「第9版食品添加物公定書」

4 光沢剤

食品の保護や光沢を与える目的で使用される添加物で，動植物から得られるロウやパラフィンワックス[*4]などが 光沢剤 として既存添加物にリストされている。

5 香料

香料 は，食品に香りを付与するまたは増強のために使用される。食品に含まれる香気成分は非常に種類が多い（例：コーヒーの香気成分は約 800 種類以上といわれている）。そのため，食品に香りをつける香料の使用も単独ではなく，複数の香料を微量ずつ配合して調合香料として用いる。主に化学的に合成された合成香料と，天然物から抽出した天然香料に分けられる。調合香料は，使用対象に応じて，水溶性，油性，乳化，粉末の香料製剤の 4 つの形態がある。

5-5 ▌食品の製造加工に必要なもの

1 増粘安定剤

増粘安定剤 は，水に溶解または分散して粘調性を生じる高分子物質で，食品に滑らかさや粘り気などを与える添加物である。糊料ともいう。

増粘安定剤は，その使用方法により，少量で高い粘性を示し食品に粘りやとろみをつけるための「増粘剤」，粘性を高め食品を接着し形が崩れないようにする「安定剤」，液体のものをゼリー状に固める作用（ゲル化）をもつ「ゲル化剤」に区別される。食感（舌ざわり）の向上などの目的に使用されている。たとえば，増粘剤はケチャップなどに，安定剤はアイスクリームなどに，ゲル化剤はジャムやゼリーなどに使用されている。

2 乳化剤

水と油といったように本来混じり合わないものを均一な状態にする作用をもつ食品添加物を 乳化剤 という。いわゆる界面活性剤であり，食品として使用するものを乳化剤とよんでいる。乳化剤には水の中に油を分散させる水中油型（O/W 型）と，油の中に水を分散させる油中水型（W/O 型）がある。グリセリン脂肪酸エステルやショ糖脂肪酸エステルは使用基準のない指定添加物で乳製品やマーガリンなどに広く使用されている。また，既存添加物であるレシチンもアイスクリームやマーガリンなどに広く使用されている。

3 pH 調整剤

食品の酸性あるいはアルカリ性の度合いの調整，適切な pH 領域に保つ食品

＊4：パラフィンワックス

原油を減圧蒸留して得られた潤滑油画分を処理して得られる炭素数 20 〜 40 の炭化水素の混合物。加熱すると粘性の低い液体になり，菓子，糖衣食品，果実等のコーティングに使用される。

添加物で食品本来の色調保持，変色の防止，品質の安定，保存性の向上などを目的として使用される。一般に微生物の増殖は，pH に影響を受けるため，食品中の pH を調整することで食品の保存性が高まる。クエン酸などの酸類や炭酸ナトリウムなどのアルカリ剤が使用される。

④ 膨張剤

　ベーキングパウダーやふくらし粉ともよばれる。パン，菓子など小麦製品の生地を膨張させるために使用する。炭酸ガスやアンモニアガスを発生させることで，生地内部に小孔をつくり全容を膨張させる。代表的なものに炭酸水素ナトリウムがあり，これは「重曹」として昔から家庭でも使用されているものである。

⑤ 製造用剤等（その他）

　前述のように食品添加物は多種多様に存在する。また，加工食品は種類も多く，いろいろな方法で製造されている。このように機能，用途が多岐に渡るため，統一的な用途名で分類するのが難しいものもある。このような添加物を便宜上，製造用剤としてまとめる場合がある。たとえば，かんすい，豆腐用凝固剤，消泡剤がある。

　かんすい：中華そば製造用のアルカリ剤。アルカリ成分が小麦粉のグルテンにはたらいて，柔らかく弾力性のある食感をつくるとともに，小麦粉中のフラボノイド色素に作用し，淡黄色に呈色する。炭酸ナトリウム，リン酸水素二ナトリウムなどが使用される。

　豆腐用凝固剤：大豆から得た豆乳を固めて豆腐にするために使用する添加物。いわゆる「にがり」もこれに含まれるが，食品衛生法では，粗製海水塩化マグネシウムという名称で既存添加物にリストされている。

　消泡剤：発酵や濃縮などの食品製造工程で泡の発生を抑制または消滅させ，作業を円滑に進行させる目的で使用される。シリコーン樹脂が指定されている。たとえば，ウイスキーなどの酒精飲料の発酵工程で泡を消して正常な発酵の維持に使用されている。

【練習問題】

問題1 食品添加物に関する記述である。正しいのはどれか。1つ選べ。

(1) 薬事・食品衛生審議会では，食品添加物のリスク評価を行う。

(2) 食品添加物は，指定添加物，既存添加物および香料に分類される。

(3) 食品添加物公定書は，添加物の成分規格やその試験方法等が記載されている。

(4) 食品添加物の指定添加物は，農林水産大臣が指定したものしか使用できない。

(5) 食品添加物の表示は，食品衛生法で定義されている。

問題2 食品添加物の安全性評価に関する記述である。正しいのはどれか。1つ選べ。

(1) 一日摂取許容量（ADI）は，ヒトが1年間にわたり摂取しても影響を受けない量のことである。

(2) 厚生労働省の一日摂取量の調査には，マーケットバスケット方式が使用されている。

(3) 食品添加物の安全性評価には，ヒトを対象にした毒性試験が行われている。

(4) 無毒性量とは，毒性試験により影響が出る最大の摂取量のことである。

(5) ADIは，無毒性量を安全係数である10で割って算出したものである（ADI = 無毒性量÷安全係数10）。

問題3 食品添加物とその用途の組合せである。間違っているものを選べ。

(1) ソルビン酸・・・・・・・・・・・保存料

(2) アセスルファムカリウム・・・・・甘味料

(3) ジブチルヒドロキシトルエン・・・酸化防止剤

(4) 銅クロロフィル・・・・・・・・・着色料

(5) 亜硫酸ナトリウム・・・・・・・・発色剤

【解答】

問題1 (3) 食品添加物公定書は，成分規格以外に製造基準，使用基準，表示基準についても記載されている。

解説

(1) 薬事・食品衛生審議会では，厚生労働省の依頼で添加物の必要性・有用性の検討およびリスク管理を行っている。食品添加物のリスク評価は，厚生労働省から健康影響評価の依頼を受けた内閣府食品安全委員会が添加物専門調査会に依頼し行うものである。リスク評価のほか，パブリックコメントの募集等についても行っている。

(2) 食品添加物は，指定添加物，既存添加物および香料のほか，一般飲食物添加物にも分類される。

(4) 食品添加物は，原則として厚生労働大臣が指定した指定添加物以外は使用してはいけないことになっており，食品添加物の指定は厚生労働大臣が許可する。

(5) 食品添加物の表示は食品表示法で定められている。食品表示法は，食品衛生法，JAS法および健康増進法の3つの法律の食品の表示に係る規定を一元化した法律であり，そのなかで，食品添加物の表示について定めている。なお，食品添加物の表示以外（定義や分類等）は，食品衛生法で定められている。

問題2 (2) 厚生労働省はマーケットバスケット方式によって食品添加物の摂取量調査を行っている。方法としては，ほかにアンケート調査や陰膳方式（実際に食べた食事と同じものを準備し添加物量を測定する）などがある。

解説

(1) 一日摂取許容量（ADI）は，ヒトが<u>生涯</u>にわたり摂取しても影響を受けない量のことである。1 年間ではなく，<u>一生涯</u>。

(3) 毒性試験は，ヒトでは実施できないため，<u>動物実験</u>で行う。マウス，ラット，モルモット，イヌ等で実施される。

(4) 無毒性量（または最大無作用量）は，毒性試験で被験動物において何ら毒性の影響が<u>出ない</u>最大の摂取量のことである。

(5) ADI は，無毒性量を安全係数である <u>100</u> で割って算出したものである（ADI ＝ 無毒性量÷安全係数 <u>100</u>）。安全係数の 100 は，ヒトと動物の種差による相違を 10，個人差による影響を 10 とし，2 つを掛け合わせたものである。10（種差）× 10（個人差）＝100（安全係数）。

問題3 (5) 亜硫酸ナトリウムは，漂白剤。発色剤は，亜硝酸ナトリウムが使用される。

解説

食品添加物とその用途の組合せの例は以下の通りである。

調味料・・・・・L- グルタミン酸ナトリウムなど

甘味料・・・・・アスパルテーム，サッカリンなど

酸味料・・・・・クエン酸，乳酸など

苦味料・・・・・カフェイン，ナリンジンなど

保存料・・・・・ソルビン酸，プロピオン酸など

殺菌料・・・・・亜塩素酸ナトリウム，さらし粉など

防カビ剤・・・イマザリルなど

酸化防止剤・・・イソアスコルビン酸，トコフェロールなど

着色料・・・・・タール系色素，カラメル色素など

漂白剤・・・・・亜硫酸ナトリウムなど

発色剤・・・・・亜硝酸ナトリウムなど

光沢剤・・・・・ロウ，パラフィンワックスなど

増粘安定剤・・・メチルセルロースなど

乳化剤・・・・・グリセリン脂肪酸など

食品の安全性

　人類は，その歴史のなかでさまざまな農産物を品種改良し，生産効率の向上等を行ってきた。また，食品の保存性の向上のためにさまざまな加工法や技術が開発されてきた。これらの食品に対する安全性は，長年の人類の食経験によって実証されてきた。しかし，近年の科学技術の急速な進歩・発展に伴い，比較的短期間で従来とは大きく異なる方法が導入されるようになってきた。そのような新技術でつくられた食品の安全性については，いまだ議論途中のものもあり，消費者に対し食の安心・安全への不安を抱かせている。基本的に市場に出回っている食品は，リスクアナリシスの考え方に基づいて安全性が認められたものである。また，新しい技術で開発された食品については，従来から使用されてきた方法に比べ，その安全性評価はより慎重に行われている。食の専門家としては，食品の安全性に対し，消費者の不安を払しょくできるように正しい知識をもつことが大事である。

　本章では，社会的関心がもたれている遺伝子組換え食品，ゲノム編集食品および放射線照射食品についてふれる。

1 遺伝子組換え食品

　ある生物の細胞から有用な性質をもつ DNA を取り出し，酵素などで切断・再結合して組換え DNA を新たに作成し，それを別の生物（植物など）の生細胞に移入し，目的とする新しい性質を付与する技術を遺伝子組換えという。

　遺伝子組換え技術を利用してつくられた農産物を遺伝子組換え農産物といい，これら農産物のうち食用に用いられるものとその加工品を遺伝子組換え食品という。また，遺伝子組換え微生物によってつくられた食品添加物もある。

　わが国では，遺伝子組換え食品および添加物は，食品衛生法における食品一般の成分規格により，「厚生労働大臣が定める安全性審査の手続きを経て公表されたものでなければならない」とされている。この審査を受けていない遺伝子組換え食品および添加物は，輸入・販売等が禁止されている。安全性審査の手順は，第7章図7-1に示した食品添加物が指定されるまでと同じである。

　安全性評価は，遺伝子を組換えていない既存の食品と比較する実質的同等性[*1]

＊1：実質的同等性
　遺伝子組換え食品と元の農産物等を比較して，組織，栄養価，使用方法などによる差異がなければ，元の農産物等と安全性は同一であるという考え方。

という考え方を主として審査する。主な審査項目は以下の通りである。

・組込む遺伝子は安全か（解明されたものか，食経験はあるかなど）

・組換えにより，産生されるたんぱく質は有害でないか，アレルギー誘発性がないか

・組換えにより，有害な物質が産生しないか

・組込まれた遺伝子がどのようにはたらくか

・組換えにより，栄養素などの含有成分に重大な変化が起きないか（例外として高オレイン酸大豆などは認められている）

上記の内容を総合的に判断しても安全性が確認できない場合は，必要に応じて動物実験などを行う。このとき，新たな科学的知見が生じた場合は，再評価を行うこととなる。2021年9月現在，遺伝子組換え食品（326品種）と添加物（59品目）が安全性審査の手続を経た旨の公表がなされた遺伝子組換え食品および添加物として許可されている（表8-1，表8-2）。

表 8-1　安全性審査済みの遺伝子組換え食品（326 品種）

品　種	性　質	名称例
じゃがいも （12 品種）	害虫抵抗性 ウイルス抵抗性 アクリルアミド産生低減 打撲黒斑低減 疫病抵抗性	ニューリーフ・ジャガイモ ニューリーフ・プラス・ジャガイモ ニューリーフ Y・ジャガイモ アクリルアミド産生低減及び打撲黒斑低減ジャガイモ （SPS-00E12-8） ジャガイモ疫病抵抗性，低遊離アスパラギン，低還元糖及び低ポリフェノール酸化酵素ジャガイモ SPS-000Y9-7
大豆 （28 品種）	除草剤耐性 高オレイン酸形質 害虫抵抗性 低飽和脂肪酸 ステアリドン酸産生	ラウンドアップ・レディー・大豆 40-3-2 系統 高オレイン酸含有大豆 DP-305423-1 チョウ目害虫抵抗性ダイズ 低飽和脂肪酸・高オレイン酸及び除草剤グリホサート耐性ダイズ MON87705 系統 ステアリドン酸産生ダイズ MON87769 系統
てんさい （3 品種）	除草剤耐性	ラウンドアップ・レディー・テンサイ 77 系統
とうもろこし （207 品種）	害虫抵抗性 除草剤耐性 高リシン形質 耐熱性 α- アミラーゼ産生 乾燥耐性 収量増大の可能性の向上	Event 176 T25 高リシントウモロコシ LY038 系統 耐熱性 α- アミラーゼ産生トウモロコシ 3272 系統 乾燥耐性トウモロコシ MON87460 系統 絹糸抽出期における高雌穂バイオマストウモロコシ MON87403 系統
なたね （22 品種）	除草剤耐性 雄性不稔性 稔性回復性	ラウンドアップ・レディー・カノーラ RT73 系統 MS8 RF3
わた （48 品種）	除草剤耐性 害虫抵抗性	BXN cotton 10211 系統 インガード・ワタ 531 系統
アルファルファ （5 品種）	除草剤耐性 低リグニン	ラウンドアップ・レディー・アルファルファ J163 系統 低リグニンアルファルファ KK179 系統
パパイヤ （1 品種）	ウイルス抵抗性	パパイヤリングスポットウイルス抵抗性 55-1 系統

資料：厚生労働省医薬・生活衛生局食品基準審査課「安全性審査の手続を経た旨の公表がなされた遺伝子組換え食品及び添加物一覧」（2021 年 9 月 30 日現在）

表 8-2　安全性審査済みの遺伝子組換え食品添加物（59 品目）

品　目	性　質	名称例
α- アミラーゼ （11 品目）	生産性向上 耐熱性向上 スクロース耐性向上	TMG- アミラーゼ NZYM-SO 株を利用して生産された α- アミラーゼ *Bacillus subtilis* MDT121 株を利用して生産された α- アミラーゼ
キモシン （4 品目）	生産性向上 キモシン生産性 擬乳活性の向上	マキシレン カイマックス CIN 株を利用して生産されたキモシン
プルラナーゼ （4 品目）	生産性向上 酵素活性の向上	Optimax JPBL002 株を利用して生産されたプルラナーゼ
リパーゼ （3 品目）	生産性向上	SP388
リボフラビン （2 品目）	生産性向上	RFESC02 株を利用して生産されたリボフラビン
グルコアミラーゼ （4 品目）	生産性向上	JPAN003 株を利用して生産されたグルコアミラーゼ AMG-E
シクロデキストリン グルカノトランス フェラーゼ （1 品目）	生産性向上 性質改変	*Bacillus subtilis* DTS1451（pHYT2G）株を利用して生産されたシ クロデキストリングルカノトランスフェラーゼ
アスパラギナーゼ （1 品目）	生産性向上	*Aspergillus oryzae* NZYM-SP 株を利用して生産されたアスパラ ギナーゼ
ホスホリパーゼ （6 品目）	生産性向上	JPAN002 株を利用して生産されたホスホリパーゼ
β- アミラーゼ （1 品目）	生産性向上	NZYM-JA 株を利用して生産された β- アミラーゼ
エキソマルトテトラ オヒドロラーゼ （2 品目）	耐熱性向上	JS1252 株を利用して生産されたエキソマルトテトラオヒドロ ラーゼ
酸性ホスファ ターゼ（1 品目）	酸性ホスファターゼ 生産性	OYC-GM1 株を利用して生産された酸性ホスファターゼ
グルコースオキ シダーゼ（2 品目）	生産性向上	ZGL 株を利用して生産されたグルコースオキシダーゼ
プロテアーゼ （2 品目）	生産性向上	JPFV001 株を利用して生産されたプロテアーゼ
ヘミセルラーゼ （2 品目）	生産性向上	JPTR007 株を利用して生産されたヘミセルラーゼ
キシラナーゼ （5 品目）	生産性向上	JPBL006 株を利用して生産されたキシラナーゼ
β- ガラクトシダーゼ （1 品目）	生産性向上	JPBL003 株を利用して生産された β- ガラクトシダーゼ
プシコースエピ メラーゼ（1 品目）	生産性向上	*Escherichia coli* K-12 W3110（pWKLP）株を用いて生産された プシコースエピメラーゼ
α- グルコシダーゼ （1 品目）	生産性向上	Morph TG#626 株を利用して生産された α- グルコシダーゼ
α- グルコシルトラン スフェラーゼ （3 品目）	生産性向上	NZYM-RO 株を利用して生産された 6-α- グルカノトランスフェ ラーゼ
ペクチナーゼ （1 品目）	生産性向上	JPAN005 株を利用して生産されたペクチナーゼ
テルペン系炭 化水素類（1 品目）	生産性向上	*Rhodobacter sphaeroides* 168 株を利用して製造された香料バレン セン

資料：厚生労働省医薬・生活衛生局食品基準審査課「安全性審査の手続を経た旨の公表がなされた遺伝子組換え
　食品及び添加物一覧」（2021 年 9 月 30 日現在）

　遺伝子組換えは，世界の食糧・飼料の確保に大きく貢献する技術であるが，従来では考えられないほどの短期間での品種の開発や他種の遺伝子を導入するということから安全性に対して疑問視する意見もある。

2 ゲノム編集技術応用食品(ゲノム編集食品)

　ゲノムとは生物を構成する細胞にある DNA 全体を指す。DNA は自然界あるいは人工的な放射線などにより切断されることがある。生物は切断されたDNA を修復する仕組みをもっているが，この修復に失敗すると DNA の配列が変わり突然変異が起こる。ゲノム編集技術は，DNA を切断する人工酵素を使って DNA に突然変異を起こす技術である。放射線による DNA の切断はランダムに起こるので，計画的に突然変異を起こすことはできないが，ゲノム編集では決まった DNA の配列を切断できるため，狙った遺伝子に突然変異を起こすことができる。この技術を用いて国内では GABA 含有量を高めたトマトや筋肉量を増やしたマダイなどが，アメリカでは変色しにくいマッシュルームやオレイン酸を多く含む大豆などが開発されている。

　ゲノム編集食品の食品衛生上の取扱いについては，最近（2019 年 9 月），「ゲノム編集技術応用食品及び添加物の食品衛生上の取扱要領（2020 年 12 月 23日改正）」が定められた。このなかで，届出等の方法については，開発者等は届出等に先立ち，厚生労働省 医薬・生活衛生局食品基準審査課新開発食品保健対策室に，事前相談を申し込むこととなっている。厚生労働省は，事前相談の食品等が「届出」あるいは「安全性審査」のいずれの対象に該当するか否かについて，必要に応じて薬事・食品衛生審議会食品衛生分科会新開発食品調査部会遺伝子組換え食品等調査会に確認の上，結果を回答することとなっている（図 8-1）。基本的には，最終的に自然界または従来の育種技術でも起こってい

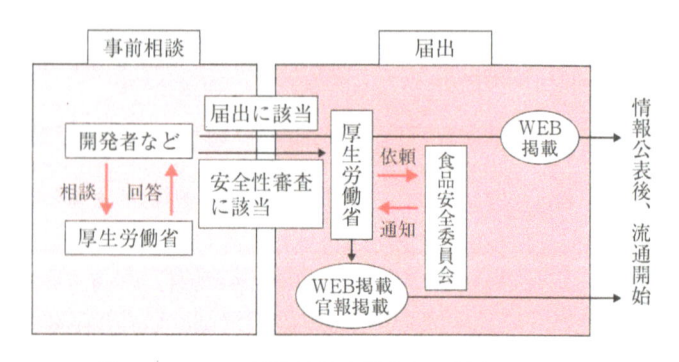

図 8-1　ゲノム編集技術応用食品の制度のフロー

る範囲内の遺伝子変化のものは「届出」、それを超える遺伝子変化のものは遺伝子組換え技術に該当し、「安全性審査」が必要となる。届出および公表する情報は以下の通りである。

① 開発した食品の品目・品種名および概要（利用方法および利用目的）
② 利用したゲノム編集技術の方法および改変の内容
③ 外来遺伝子およびその一部の残存がないことの確認に関する情報
④ 確認されたDNAの変化がヒトの健康に悪影響を及ぼす新たなアレルゲンの産生および含有する既知の毒性物質の増加を生じないことの確認に関する情報
⑤ 特定の成分を増加・低減させるため代謝系に影響を及ぼす改変を行ったものについては、標的とする代謝系に関連する主要成分（栄養成分に限る）の変化に関する情報

　始まって間もない制度であるため、現在（2021年9月）、届出された食品は、グルタミン酸脱炭酸酵素遺伝子の一部を改変しGABA含有量を高めたトマトおよび可食部増量マダイの2種類である。さまざまな分野で開発が行われているため今後急速に発展していくことが予想される新食品である。

3 放射線照射食品

　放射線による生物学的作用を利用して食品の衛生化（病原菌、寄生虫の殺滅）や保存性の延長（腐敗菌、食害昆虫の殺滅、発芽防止や熟度調整）などを期待して、食品あるいは食品原材料に放射線を照射する技術を食品照射といい、食品照射された食品を放射線照射食品または照射食品という。この方法の有用な特徴の一つは非加熱処理技術であることである。

　放射線については、1895年のレントゲンによるX線の発見以降、その利用についてのさまざまな研究開発が進められた。1950年頃までに、放射線による殺虫、殺菌等の生物学的現象が発見され、これらを食品の殺菌等に用いることが提案され、世界的に食品照射に係る取組みが始まった。わが国では、1967年、原子力委員会が「食品照射研究開発基本計画」を策定し食品照射の研究を開始した。その結果、発芽抑制を目的としたばれいしょへの照射について、健全性に影響はないとの結果を踏まえ、1972年に食品衛生法に基づく許可がなされ、1974年に実用化された。しかし、以降は現在までに新しい照射食品の許可はない。放射線照射ばれいしょは発芽することなく、商品価値を保ったまま半年以上貯蔵することが可能である。ばれいしょへの食品照射が許可されて

からも食品への放射線照射は,慎重な見方や反対する意見,またコールドチェーンの進展や発芽防止剤の使用などもあり,国内的には食品照射は広がってない。このため検疫所等の検査機関では,照射食品が国内に流通しないよう輸入食品を中心に照射食品の検査を行っている。

　照射食品の安全性については,WHO の専門委員会によれば総平均線量が110 kGy*² 以下であれば健全性に問題はないとしている。世界各国では,それぞれの国の事情のなかで,食品衛生の確保策としての食品照射の利用は拡大している。たとえば,香辛料については,微生物による汚染の可能性が比較的高く殺菌が必要となる場合がある。しかし,香辛料の品質は熱に対して極めて不安定であるため,加熱殺菌方法を採用した場合には容易に色調,香味などに変化が生じることもあり,殺菌技術の一つとして放射線照射が利用されている。

＊2：kGy

キログレイとよむ。グレイは放射線の吸収線量をあらわす単位で,1 kg 当たり1ジュールのエネルギー吸収があるときの線量。

【練習問題】

問題1　食品の安全性に関する記述である。誤っているのはどれか。1つ選べ。
(1) 遺伝子組換え技術は,微生物によってつくられる添加物も含まれる。
(2) ゲノム編集食品は,遺伝子を切断しはたらきを止める方法での作出であれば届出のみで許可される。
(3) ゲノム編集食品として GABA 含有量を高めたトマトが認可されている。
(4) ばれいしょの放射線照射は,発芽防止の目的で利用されている。
(5) 放射線照射食品は,安全性審査の手続きを経て公表されたものであれば販売できる。

問題2　遺伝子組換え食品および添加物に関する記述である。誤っているのはどれか。1つ選べ。
(1) 米は,遺伝子組換え食品として販売が許可されている。
(2) α-アミラーゼは,遺伝子組換え添加物として販売が許可されている。
(3) パパイヤは,遺伝子組換え食品として販売が許可されている。
(4) プロテアーゼは,遺伝子組換え添加物として販売が許可されている。
(5) トウモロコシは,遺伝子組換え食品として販売が許可されている。

【解答】

問題1　(5) 日本における放射線照射食品は,発芽防止の目的で利用されるばれいしょのみが許可されており,それ以外の照射食品について現在までに認可されたものはなく,許可までの手続きも明確にされていない。なお,遺伝子組換え食品は,厚生労働大臣が定める安全性審査の手続きを経て公表されたものであれば輸入・販売できるとされている。

問題2　(1) 米は,許可されていない。遺伝子組換え食品および添加物として輸入・販売等が許可されているものは,表8-1,表8-2の通り。

器具・容器包装

1 概要

食品衛生法第4条において，「食品衛生とは，食品，添加物，器具及び容器包装を対象とする飲食に関する衛生をいう」と規定されている。このように，食品の器具・容器包装は，食品衛生において重要な項目の一つである。さらに，器具・容器包装それぞれに定義があり，**器具**とは，茶碗や皿などの飲食器，食品や添加物の採取，製造，加工，調理，貯蔵，運搬，陳列，授受または摂取に使用され，かつ，直接接触する機械，器具に至るまでを指している。また，**容器包装**とは，食品または添加物を入れ，または包んでいる物で，そのままで引き渡すものである。食品衛生法第15，16条において，器具・容器包装は，原則として清潔で衛生的であること，有毒・有害な器具または容器包装の販売等は禁止されている。

器具・容器包装の規格基準は，一般・材質別・用途別に規格が定められ，規定される物質が一定量以上材質に含まれないこと，食品中に一定量以上溶出しないことが規定されている。これは，器具・容器包装は食品に接触するものであるため，有毒・有害な物質が食品へ溶出すると健康を損なう恐れがあるからである。したがって，食品に用いる器具・容器包装の材質の規格や食品中に溶け出す有害な物質の量が一定以下になるよう規格が定められている。

2 器具と容器包装の規格基準

器具・容器包装には，ガラス，陶磁器，ほうろう製品，合成樹脂，金属，ゴムなどの材質が用いられている。また，おもちゃは乳幼児がなめて，化学物質が溶出する恐れがあることから，食品衛生法第68条において，食品，添加物および器具・容器包装の規定を準用している。

器具・容器包装に含まれる有害物質の食品への溶出を，一つ一つの食品において，溶出量を規制し，それが守られているかチェックするのは不可能である。そのため，有害物質の溶出試験には，特別な規定を除き，食品の特性に応じて，

表 9-1　食品の容器包装に使用される主なプラスチックの特性と用途[3]

	JIS略語	樹脂名	耐熱温度（℃）	耐熱温度（℃）酸・アルカリ・アルコール・食用油に対する性質	特長	主な用途
熱可塑性樹脂	PE	ポリエチレン	70～110	良	水より軽い。耐水，耐薬品性に優れている。	牛乳パックの内張フィルム
	PP	ポリプロピレン	100～140	良	耐熱性が高い。	食品容器，キャップ，トレイ
	PS	発泡ポリスチレン	70～90	アルコール：長時間入れておくと内容物の味が変化する油脂：一部の油脂に侵されることがある	軽くて剛性がある。断熱保温性に優れている。ベンジン，シンナーに溶ける。	食品用トレイ，カップ麺容器
	SAN	アクリロニトリルスチレン	80～100	繰り返し使用すると不透明になる	透明性，耐熱性に優れている。	食卓用品，食品保存容器
	PET	ポリエチレンテレフタレート	耐熱ボトル～85無延伸シート～60延伸フィルム～200	良（強アルカリを除く）	透明性無延伸：耐油性，成形加工性，耐薬品性耐熱：強靱，ガスバリア性	無延伸：飲料カップ耐熱ボトル：飲料などの容器（ペットボトル）
	PVDC	塩化ビニリデン樹脂	130～150	良	無色透明，耐薬品性，ガスバリア性が良い	食品用ラップフィルム，ハム・ソーセージケーシング
熱硬化性樹脂	PF	フェノール樹脂	150	良	難燃性，耐酸性，耐熱性，耐水性が良い	鍋，やかんのとって・つまみ
	MF	メラミン樹脂	110～130	良	耐水性が良い	食卓用品
	UF	ユリア樹脂	90	酸・アルカリに対して不変またはわずかに変化	メラミン樹脂に似ているが，安価で燃えにくい	キャップ用途少ない

酢酸やアルコールなどの各種溶液を食品の代わりに使用することで，器具や容器包装の溶出試験を行う方法が規定されている。

　合成樹脂は食品に使用される器具・容器包装に広く使用されている材質の一つである。**表 9-1** に熱硬化性樹脂と熱可塑性樹脂に分けて，食品に用いられている主な合成樹脂の特長と用途を示した。**表 9-1** の熱硬化性樹脂はいずれもホルムアルデヒドとの加熱，重合反応によって得られる樹脂である。ホルムアルデヒドは建材や家具などの接着剤の防腐剤として使用されており，揮散してシックハウス症候群の原因になる。たんぱく質性食品に移行しやすいが PE や PP フィルムで包装することで吸着量が抑えられる[1]。

3 洗浄と殺菌

　自然界には，目に見えないウィルス，細菌，細菌芽胞，カビ（真菌），酵母
などの微生物が生存している。これら微生物は，われわれの食生活に寄与する
ものや食中毒を引き起こす微生物まで多岐にわたる。特に，食品衛生における
洗浄と殺菌は，われわれの食生活に危害を及ぼす恐れのある微生物，つまり食
中毒細菌の除去であり，食の安全を担保するには重要な工程である。

　食品衛生法で洗浄剤の成分規格（飲食器の洗浄は除く）は，ヒ素，重金属，
メタノール，液性（pH），酵素または漂白剤，香料，着色料，生分解度が規定
されている。野菜や果実を洗浄する際には，脂肪酸系洗浄剤と非脂肪酸系洗浄
剤における界面活性剤の濃度，浸漬時間，飲用適の水を使用したすすぎ時間が
規定されている（**表9-2**）。洗浄剤を使用し飲食器を洗った場合は野菜や果実
のすすぎ時間が適用される。

　食品衛生における殺菌や消毒とは，上述したとおり，主に病原微生物を除去
することを指し，すべての微生物を完全に除去する滅菌とは異なる。手指の消
毒には，70 ～ 80 ％エチルアルコールを含む消毒用アルコールがよく用いられ
る。このほかに50 ～ 70 ％イソアミルアルコール（2 -プロパノール）も使用
される。食品調理器具の殺菌消毒には煮沸や蒸気，120 ～ 150 ppm の次亜塩素
酸ナトリウムも使用される[2]。

表9-2　野菜また果実の洗浄[4]

	野菜または果実		
	界面活性剤濃度	浸漬時間	すすぎ時間
脂肪酸系洗浄剤	0.5％以下	5分以上	流水で30秒以上 または， ため水の場合は 水を替えて，2回以上
非脂肪酸系洗浄剤	0.1％以下		

【練習問題】

問題1 器具・容器包装に関する記述で，正しいものを2つ選べ。

(1) PET は，ポリエチレンテレフタレートを原料として製造される。

(2) 発泡ポリスチレンは，カップ麺容器に使用されており，保温性に優れている。

(3) 器具容器包装からの有害物質の食品への溶出量は，各食品群別に規制されている。

(4) 食品製造の際に直接接触する機械や器具は，食品衛生法の適用は受けない。

問題2 食品の洗浄および殺菌に関する記述で，正しいものを2つ選べ。

(1) 野菜や果実の洗浄剤を使用した際の浸漬時間とすすぎ時間は，それぞれ5分以上，流水で30秒以上である。

(2) 飲食器の洗浄に使用される洗浄剤は，界面活性剤を含むものでなければならない。

(3) 殺菌には，70〜80％メチルアルコールや，50〜70％イソアミルアルコールが用いられる。

(4) 滅菌とは，すべての微生物を殺滅することであり，食品衛生において重要な工程である。

【解答】

問題1 (1)と(2)

解説

(3) 各食品群別に溶出量を規定することは難しいため，食品の特性（油脂，pH，アルコールなど）に応じて規定されている。

(4) 食品に直接触れる製造機械は，食品衛生法の適用となる。

問題2 (1)と(3)

解説

(2) 界面活性剤を含む洗剤のほか，煮沸や蒸気，次亜塩素酸ナトリウムを使用してもよい。

(4) 食品衛生において重要な工程は，病原微生物の殺菌である。

【注】

1) 石田裕「環境中化学物質の食品への移行と異臭苦情」『におい・かおり環境学会誌』41巻4号，におい・かおり環境協会，2010，pp.216-225

2) 一戸正勝・西島基弘・石田裕編『図解 食品衛生学実験（第3版）』講談社，2012，p.14

3) 日本プラスチック工業連盟ホームページ「主なプラスチックと用途」http://www.jpif.gr.jp/2 hello/conts/youto_c.htm（2021.5.18閲覧）

4) 食品衛生研究会編『食品衛生小六法（令和3年版）』新日本法規出版，2020，p.1708

10章

食品衛生管理

1 一般的衛生管理

1-1 ■ 一般的衛生管理

　一般的衛生管理とは，安全で衛生的な原材料を使用し，作業環境が衛生的であることなど，食品製造現場で一般的に整備しておくべき事項である。国際的にはコーデックス委員会が示した「食品衛生の一般原則の規範」が参考になる。わが国においても，この原則に準じて都道府県知事が定めた「施設基準」や「管理運営基準」に一般的衛生管理が示されている。「管理運営基準」は，2014年5月に厚生労働省が示した「食品等事業者が実施すべき管理運営基準に関する指針（ガイドライン）」に基づき各自治体で条例として策定してきた。ガイドラインとして示された管理運営基準は，食品衛生法改正を契機に2019年7月には省令として示されている。その具体的基準の項目を表10-1にあげた。このうち食品衛生責任者については，従前は都道府県等の条例により設置されてきたが，HACCPに沿った衛生管理の制度化に伴って，各営業施設における自主的な衛生管理の推進の担い手として，国の法令に位置づけられることとなった。一般的衛生管理は，後述のHACCPシステムを効果的に機能するための前提条件である。この前提条件を実施する食品取扱施設の衛生管理プログラムを一般的衛生管理プログラムと呼んでいる。

　「食品衛生の一般原則の規範」（コーデックス委員会）で示す一般的衛生管理は原材料の生産，食品の取扱管理，食品の搬送，製品の情報と消費者の意識，施設の設計と整備，施設の保守と衛生管理，ヒトの衛生管理，食品取扱者の教育・訓練の衛生管理の基礎となるべき要件に及んでいる。これらの要件項目を「標準作業手順書」（SSOP：sanitation standard operating procedures）に基づき実施することで，HACCPシステムによる衛生管理の初期の目標を達成できる。また，事業者の心得として5S（整理・整頓・清掃・清潔・しつけのローマ表記の頭文字）の概念は広く産業界に普及しているが，前出の一般的衛生管理の考え方と通じるものがある。

2 HACCP システム

2-1 ▌ HACCP システムの概念

　1960 年代のアメリカの**アポロ宇宙計画**のなかで，宇宙食の安全性を高度に保証するために考案された食品衛生管理手法の一つである。Hazard Analysis and Critical Control Point といい，英文で表記したときに頭文字の略語として HACCP（ハサップ，ハセップ，ハシップともいう）と呼ばれている。

　HACCP システムは，食品の製造にあたっては，各工程で発生する可能性のある食品衛生上の危害要因（hazard）をあらかじめ分析（analysis）し，製造工程のどの段階でどのような対策を講じておけば安全性が確保された食品が製造できるのかという「重要管理点」（CCP：critical control point）を設定する。この「重要管理点」を連続的に管理することによって，最終製品の安全性を保証するものである。

　従来，製造された食品の安全性の確認は，最終製品の抜き取り検査により行われてきた。この場合，抽出され検査された製品以外の安全性についての確証は不明である。これに対し HACCP システムでは，原料の入荷から製品の出荷までのすべての工程において，危害分析したうえで CCP を適切に管理することで，不良製品の出荷を未然に防ごうとするものである。

　HACCP システムによる衛生管理を実施するにあたっては，その基礎として一般的衛生管理プログラムが適切に実施される必要がある（**表 10-1**，**図 10-1**）。

表 10-1　一般的衛生管理の基準の項目

1.	食品衛生責任者等の選任
2.	施設の衛生管理
3.	設備等の衛生管理
4.	使用水等の管理
5.	ねずみ及び昆虫対策
6.	廃棄物及び排水の取扱い
7.	食品または添加物を取り扱う者の衛生管理
8.	検食の実施
9.	情報の提供
10.	回収・廃棄
11.	運搬
12.	販売
13.	教育・訓練
14.	その他

資料：食品衛生法施行規則第 66 条の 2 第 1 項関係　別表第 17 より抜粋

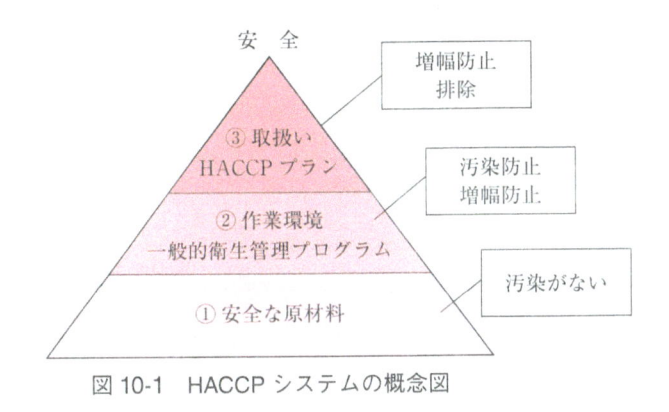

図 10-1　HACCP システムの概念図

　HACCP システムは 1973 年にアメリカ FDA（食品医薬品局）により低酸素缶詰の**適正製造規範**（**GMP**：good manufacturing practices）に考え方が取り入れられ，1993 年にはコーデックス委員会からもガイドラインが発表され，アメリカ・EU ほか，各国で国際的にも認められている。

　わが国では，2018 年改正の食品衛生法で HACCP に沿った衛生管理が制度化されている。特に一定規模以上の営業者や一定の食品取扱施設に関しては，コーデックスのガイドラインに基づく HACCP の 7 原則（コーデックス HACCP）を基準とする衛生管理を求めていくこととなった。一方で，コーデックス HACCP の実施が困難な小規模事業者等には，HACCP の考え方を取り入れた衛生管理を求めている。なお，2018 年の食品衛生法の改正により，改正前の食品衛生法第 13 条・第 14 条で規定されていた「総合衛生管理製造過程承認制度」の項目は，HACCP に沿った衛生管理の制度化に伴い，条文は削除され，制度は廃止となった。

2-2　HACCP システム適用のための 7 原則 12 手順

　HACCP システムによる衛生管理を導入するにあたっては，コーデックス委員会の「HACCP システム適用のガイドライン」にある 7 原則を含む 12 の手順を踏みながら，組織的，計画的，段階的に進める必要がある。

［HACCP の 7 原則 12 手順］

手順 1：HACCP チームの編成

　製品・製造工程に関して専門的な知識や技術を有する者などをメンバーとするチームを編成し，以下の作業を行って，HACCP プランを作成し導入していく。なお，HACCP プランの一例として「鶏肉のから揚げ」における工程を示したので参照されたい（表 10-2）。

表 10-2　鶏肉のから揚げにおける HACCP プランの例

工程	危害 (ハザード)	管理手段	CCP または PP（※）	管理基準 (CL)	モニタ リング 手順	改善措置	記録
原料受入	病原菌汚染，有害化学物質の残留，異物混入	受入時の検品・納入業者の検査証明書	PP	鮮度，異物混入，搬入温度などをチェックする。不良品は返品する。衛生検査証明書を徴収し，検収日時記録とともに保存する。			
原料保管	微生物の増殖	冷蔵または冷凍	PP	生鮮食材は5℃以下で2日以内の保存にとどめ，保管温度は自記温度計でチェックし，保管時間は仕入れ日時のラベル表示で確認する。			
しょうゆとみりんを3:1で混ぜて調味液を作成	計量カップ，ボウル，箸からの細菌汚染	使用器具の使用前の洗浄	PP	汚れがないことを肉眼で確認する。			
鶏肉を時々しゃもじで攪拌しながら調味液に30分間漬込む	しゃもじからの細菌汚染	使用器具の使用前の洗浄	PP	汚れがないことを肉眼で確認する。漬込み時間を記録する。			
バット中で鶏肉に小麦粉を手でまぶす	バットや手指からの病原菌汚染，小麦粉中の異物混入（付着），毛髪の混入	清潔なバット，異物のない小麦粉の使用，手指の洗浄，作業帽着用	PP	汚れや異物が付着していないことを確認する。作業前後の手指消毒を行う。			
油で揚げる	加熱不足による病原菌残存，変質油の付着	十分な加熱，変質油は不使用	CCP	中心温度が75℃，1分以上，使用油のAVは3未満，POVは30未満	中心温度計による中心温度測定とタイマー測定，油の変質度をチェッカーで測定	揚げ直し，変質油であれば新鮮油に取替える。	中心温度と加熱時間，AV，POV値の記録
バットで放冷	バットからの病原菌汚染	バットの洗浄消毒	PP	汚れがないことを肉眼で確認する。			
容器に小分け（盛り付け）	トングや手指からの病原菌汚染，毛髪混入	トングや手指からの菌を付けない。作業帽使用	PP	トングの洗浄消毒，手指の洗浄消毒または使い捨て手袋を使用する。盛り付け終了時刻の記録と表示をする。			
保管	残存病原菌の増殖	保管時間と保管温度の管理	CCP	25℃以下または55℃以上で最大10時間以内	盛り付け終了時刻からの時間を時計で計測，保管温度を計測	廃棄	保管温度，保管時間，廃棄量の記録

AV：acid value（酸価），POV：peroxide value（過酸化物価）
※ PP とは，Prerequisite Programs の頭文字であり，一般的衛生管理事項で行うべき作業工程のことである。その箇所で行うべき衛生管理例を右欄で記載してある。
資料：一色賢司編『食品衛生学（第3版）』東京化学同人，2010，p.166 表 9.7 を一部改変

手順2：製品についての記述

　　製品の名称および種類，原材料名（添加物を含む）とその特性，包装形態，成分規格などを明らかにして記載する（製品説明書の作成）。

手順3：使用についての記述

　　その製品を，いつ，だれが，どこで，どのようにして食べることが意図されているのか，その使用用途を明確にして記述する（製品説明書をまとめる）。

手順 4：フローダイアグラム（製造工程図）の作成

　原材料の受け入れから製品の出荷までの作業・工程について相互関係がわかる明確で正確なフローダイアグラムを作成する。フローダイアグラムには各工程における衛生管理上の重要な情報や，汚染区，準清浄区，清浄区の区別なども明記する。

　また，コーデックス委員会の「HACCP システム適用のガイドライン」には示されていないが，施設内の汚染の可能性を把握し，予測される危害の評価のために，施設の図面の作成や，各工程の作業を記載した SSOP もあわせて作成する。施設の図面には物品と人の流れなども記す。

手順 5：フローダイアグラムの現場確認

　実際に現場の作業を観察し，手順 4 で作成したフローダイアグラム，施設の図面，SSOP と一致しているのかを確認する。実態が作成したものと合っていない場合には変更する。

手順 6：危害分析（hazard analysis）（原則 1）

　各工程におけるすべての危害要因を列挙する。危害要因には生物学的危害要因，化学的危害要因，物理的危害要因がある。それら危害要因による健康被害の発生頻度とその被害の程度を分析・評価する。そのうえで，危害要因の排除または許容レベルまで低減させる管理方法を明確にする（危害リストの作成）。

手順 7：重要管理点（CCP）の決定（原則 2）

　危害分析の結果を受けて，特にその工程で食品から危害要因を低減，排除しないと最終製品の安全性が保証できない，重要に管理されるべき工程を重要管理点（CCP）として定める。CCP は事業者自らが決定し，また自ら管理が可能なものである。ただし，一般的衛生管理プログラムによって十分に危害要因を管理できる場合は CCP とはならない。CCP の例としては，加熱殺菌の工程，病原菌の増殖を防ぐ低温温度管理，金属探知機による検査などがあげられることが多い。表 10-2 で示した「鶏肉のから揚げ」の場合では，「油で揚げる」工程と「保管」の工程を CCP としている。

手順 8：管理基準（CL：critical limit）の設定（原則 3）

　CCP において危害発生を予防するための管理基準（CL：critical limit）を設定する。管理基準（CL）は CCP を管理し，製品の安全性を確保するために許容できる指標（パラメータ）の基準（限界値）である。この CL は危害分析の際に得た科学的な根拠に基づいて設定される。管理基準に用いられる指標はリアルタイムに管理・判断できるもの，たとえば温度，時間，pH，水分活性などを用いる。

手順9：モニタリング（monitoring）方法の設定（原則4）

CCP が管理基準（CL）の範囲内に管理されているかを，どのようにして測定し記録（モニタリング）するのかを決める。モニタリングの結果は，適切に工程が管理されている証拠もしくは管理基準（CL）を逸脱した場合の改善措置を講じる際の情報として，正確に記録されている必要がある。

手順10：改善措置（corrective action）の設定（原則5）

手順9のモニタリングの結果，管理基準（CL）を逸脱した場合にとるべき措置をあらかじめ定めておく。また，問題が発生した場合には，実際に行われた措置の記録を残しておく。

手順11：検証方法（verification）の設定（原則6）

HACCP プランが適切に実行されているかを確認する方法と，HACCP プランに修正が必要かどうかを判定するための方法をあらかじめ決めておく。

手順12：記録の文書化（documentation）と記録保持方法（record keeping）の設定（原則7）

HACCP プランの作成と実施の記録を正確に残しそれを保存することで HACCP システムが適切に稼働していることを判断する証拠となる。その記録のつけ方と記録の保存方法をあらかじめ決めておく。

3 集団給食施設などにおける衛生管理

3-1 集団給食施設の衛生管理

1996 年に発生した堺市学童集団下痢症事件を契機に大量調理施設の衛生管理に関する見直しが行われ，厚生労働省は HACCP の概念を取り入れた「大量調理施設衛生管理マニュアル」を 1997 年 3 月に作成した。このなかでは，調理施設における管理運営基準・施設基準が示されている。

なお，「大量調理施設衛生管理マニュアル」では，大量調理施設とは「同一メニューを 1 回 300 食以上または 1 日 750 食以上提供する調理施設」を指しているが，その規模を下回る給食施設に対しても，「大量調理施設衛生管理マニュアル」の趣旨を踏まえた衛生管理の徹底が図られるよう厚生労働省から通知されている。

学校給食では，文部科学省より「学校給食衛生管理基準」が示されている。これも HACCP の考え方に基づくものであり「大量調理施設衛生管理マニュアル」と整合性があるように作成されている。なお，調理過程について原則と

して野菜類は加熱調理すること，マヨネーズは手づくりしないこと，給食従事者の検便は毎月2回以上実施することなどが示され，「大量調理施設衛生管理マニュアル」よりも厳しい衛生管理が求められている。

3-2 ▎食品工場・企業の衛生管理

　食品工場・企業にとって重大な事態に発展する可能性のある代表的なリスクとして異物混入，微生物リスク，法令遵守（コンプライアンス）違反などがあげられる。また，これらは極めて深刻な問題に発展する経営リスクともなり得る。なぜならば，これらが消費者の信頼を損ね，企業にとっては経済的な損失をもたらす側面もあるためである。

　異物については，食品への異物混入に関する消費者の苦情等は少なくない。東京都の食品衛生関係苦情処理集計表（2019年度）によると，届出のあった苦情4,849件のうち，「有症苦情」1,489件（30.7％）に次ぎ「異物混入」は660件（13.6％）と2番目に多く，以下「施設・設備」625件（12.9％），「食品・器具の取扱い」580件（12.0％），「従事者」263件（5.4％），「表示」256件（5.3％）と続く。異物混入がすべて衛生上の危害要因になるとは限らないが，異物が存在することは生産，流通，加工等の過程で衛生的ではない取り扱いがあった可能性もあり，食品衛生管理上においても注意が必要である。

　また，微生物リスクについては，わが国の食中毒発生件数のほとんどは微生物によるものとなっており，微生物制御が食中毒の発生を抑制することにつながる（微生物制御の詳細については，第2～4章等の内容を参照）。

　高度な衛生管理手法を取り入れている企業であっても，コンプライアンスに反することで重大な食品事故・事件に発展し，持続可能な経営が脅かされることもある。衛生管理の徹底のため，さまざまなシステムを導入することは有効であるが，最も重要なことの一つとして，組織構成員・従業員の衛生意識と倫理観が組織内で共有されていることが必要であろう。すなわち，食品の供給に携わる者は，その自覚と責任をもって安全な食品を供給することに努めるべきである。

4 国際標準化機構（ISO）

ISO（International Organization for Standardization）は電気関係を除く産業分野に関する国際標準化，規格化を目的に 1947 年に設立された民間の非営利団体であり，本部はスイスのジュネーブにある。2018 年 12 月時点で 162 か国の代表的標準化機関が加盟しており，わが国は日本工業標準調査会が 1952 年に加盟している。この ISO が作成した製品に対する規格，試験方法を定めた規格，マネジメントシステム規格が ISO 規格である。工業製品，情報，医療，そして食品安全など多くの分野にわたる規格が策定されている。

2012 年にマネジメントシステム規格の共通様式（HLS：high level structure）が ISO より公表され，規格の基本構造を統一することにした。それに伴って，以下の ISO9000，ISO14000，ISO22000 も，HLS に沿う形でそれぞれ 2015 年に改訂されている。

4-1 ISO9000 シリーズ（品質マネジメントシステム）

品質管理および品質保証に関する国際規格として 1987 年に制定された。設計，開発，製造，据え付け・付帯サービスの品質保証に関する国際規格として定められている。ISO9000 シリーズは，製品の開発から顧客への引き渡しに至るプロセスを管理することで品質に悪影響を及ぼす要因やリスクを製造工程から排除し，それらをマニュアル化するという考え方のしくみである。ISO9000 シリーズには，食品メーカーなど製品（食品）を一貫して生産する事業者を対象にした ISO9001，レストランなど製品加工（食品調理）だけの事業者を対象とする ISO9002，自己では製造は行わない量販店などの事業者が対象となる ISO9003 がある。

マネジメントシステムの基本の一つとして，①計画（Plan），②実施（Do），③点検（Check），④是正・見直し（Act）のプロセスを繰り返す PDCA サイクルと呼ばれるものがある。このサイクルを通じて継続的にシステムが改善されていく。

4-2 ISO14000 シリーズ（環境マネジメントシステム）

組織活動，製品およびサービスの環境負荷の低減という環境パフォーマンスの改善を実施するしくみとして 1996 年に作成された。企業や組織が自発的に環境管理を行いながら，企業等から排出される環境負荷を削減し，社会に貢献しようとするものである。この ISO14000 シリーズで中心となるのが環境マ

ネジメント仕様を定めた ISO14001 である。ISO14001 の基本的構造も PDCA サイクルからなり，環境マネジメントを継続的に改善していこうとするものである。

4-3　ISO22000（食品安全マネジメントシステム）

2005 年 9 月に発足した食品関連企業等に適用される ISO 国際規格である。ISO22000 は HACCP の適用と，運用をマネジメントシステム化し円滑な国際貿易を実現させることを目的に作成された。マネジメントシステムの代表的な国際規格としては ISO9001（品質マネジメントシステム規格）があるが，ISO22000 は ISO9001 をベースに食品危害分析のシステムである HACCP を組み入れたものともいえる。規格の対象は農場から食卓までのフードチェーン全体の組織（事業者）に及ぶ。

この ISO22000 の要求事項は，① 相互コミュニケーション（互いに連絡をとり活動をすすめること），② システムマネジメント（しくみを保証すること），③ 前提条件プログラム（安全衛生条件を維持するために必要な基本条件とその活動），④ HACCP（7 原則 12 手順により食品の安全を確保すること）の 4 つの要件からなる。この 4 要素が PDCA サイクルにより継続的に改善されていくこととなる。「③ 前提条件プログラム」とは前述の HACCP の概念で紹介した「一般的衛生管理プログラム」に相当する。

5 家庭における衛生管理

厚生労働省は消費者向けに，HACCP の考え方を導入した「家庭でできる食中毒予防の 6 つのポイント」を作成している。その内容を表 10-3 にまとめた。食中毒予防の基本は「つけない」「増やさない」「やっつける（殺菌）」の 3 原則である。この 3 原則を基本に，衛生管理のチェック項目が示されている。

きれいに見える食器，手指，ラップに包まれた食品にも，食中毒の原因となる病原体が付着している場合がある。外見だけで安心せず，衛生的な調理，取り扱いが重要である。また，食中毒対策に限らず，感染症防御の視点からも，手洗いの徹底は重要である。衛生的な手洗いの手順の例を図 10-2 に示すので参照されたい。

さて食中毒発生頻度の高いノロウイルスは，食品中では増えないため，上述の食中毒予防の 3 原則の一つである「増やさない」があてはまらなくなる。ノロウイルスに汚染されていない調理環境をつくるためには，「（調理場に）持ち

表 10-3　家庭でできる食中毒予防の 6 つのポイント

① 食品の購入
- 新鮮な物の購入，消費期限などの表示をチェック
- 肉・魚はそれぞれ分けて包む
- 冷蔵・冷凍の必要な食品は寄り道しないでまっすぐ持ち帰る

② 家庭での保存
- 冷蔵・冷凍の必要な食品はすぐに冷蔵・冷凍庫に入れる
- 冷蔵・冷凍庫の詰めすぎに注意，入れるのは 7 割程度
- 冷蔵庫は 10℃以下，冷凍庫は−15℃以下に維持
- 肉や魚は汁がもれないように包んで保存
- 肉，魚，卵などの取り扱い前後の手指の洗浄

③ 下準備
- ゴミは捨ててあるか，タオルやふきんは清潔なものに交換しているか，台所の整理整頓（清潔に）
- 井戸水を使っていたら水質に注意
- こまめな手洗い
- 生肉・魚は生で食べるものから離す
- 生肉・魚を切ったら洗って熱湯をかけておく
- 野菜は流水でよく洗浄
- 包丁などの器具，ふきんは洗って消毒
- 冷凍食品の解凍は冷蔵庫か電子レンジ

④ 調理
- 台所の整理整頓（清潔に）
- 作業前の手洗い
- 調理を途中でやめたら食品は冷蔵庫に保管
- 十分な加熱（めやすは中心部分の温度が 75℃で 1 分間以上）
- 電子レンジを使うときは均一に加熱されるようにする

⑤ 食事
- 食事前の手洗い，清潔な器具・食器を使った盛り付け
- 食品を長時間室温に放置しない

⑥ 残った食品
- 作業前に手を洗い，手洗い後に清潔な器具，容器で保存
- 早く冷えるように小分けにする
- 時間が経ち過ぎたり，ちょっとでも怪しいと思ったら，思い切って捨てる
- 温めなおすときは十分に加熱（めやすは 75℃以上）

込まない」「拡げない（調理場を汚染させない）」「加熱する（死滅させる）」「つけない」がノロウイルス食中毒予防の 4 原則となる。

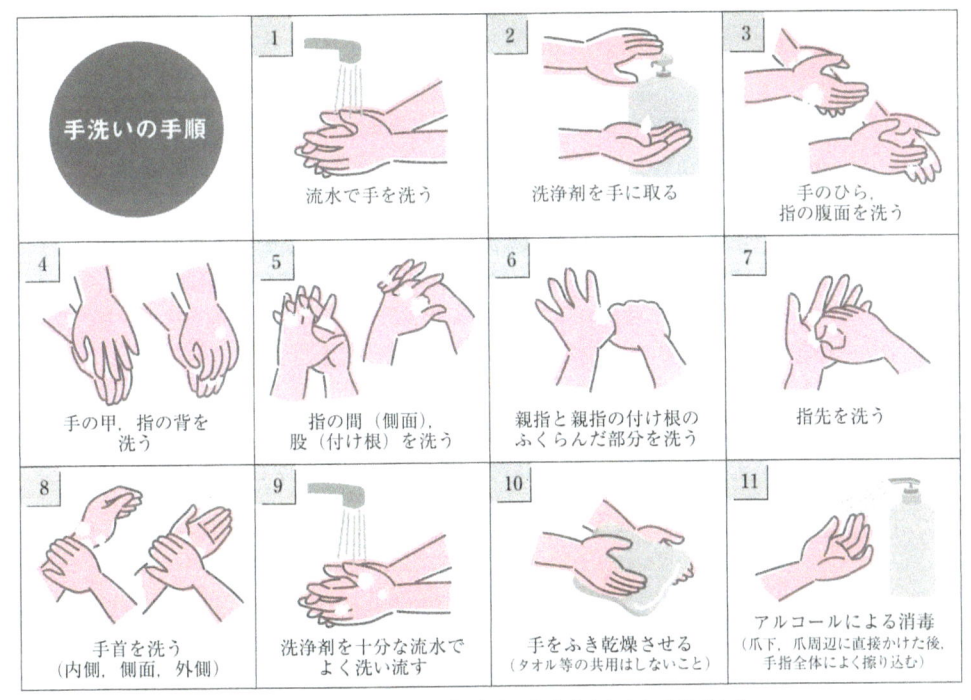

$\boxed{2}$ ～ $\boxed{9}$ の操作を繰り返す「2度洗い」をするとより効果がある。

図 10-2　衛生的な手洗いの手順

【練習問題】

問題 1 食品衛生管理についての記述である。正しいのはどれか。1つ選べ。

(1) ISO14000 シリーズは，「食品安全マネジメントシステム—フードチェーンのあらゆる組織に対する要求事項」の国際規格である。

(2) HACCP システムでは，管理基準から逸脱した場合の措置は対象外である。

(3) コーデックス（Codex）委員会は，国際標準化機構（ISO）の下部組織である。

(4) HACCP とは，Hazard Analysis and Critical Control Point の略語である。

(5) HACCP システムを導入した施設は，管理栄養士を設置しなければならない。

問題 2 HACCP による衛生管理システムについての記述である。正しいのはどれか。1つ選べ。

(1) 危害分析の際に重要なことは，現場の関係者を交えた集団思考と管理の要点を絞り込むためのリスクアセスメントである。

(2) わが国では，2003 年度より，すべての食品工場で，このシステム導入が義務づけられている。

(3) HACCP は微生物による危害防止のみに適用できる。

(4) 本システムを導入した食品工場では最終製品のすべてを検査しなくてはならない。

(5) 本システムを導入すれば，安全性確認の記録は不要である。

【解答】

問題1　(4)

解説

(1) ISO14000 は，環境マネジメントシステムである。「食品安全マネジメントシステム―フードチェーンのあらゆる組織に対する要求事項」とは ISO22000 のことを指す。

(2) HACCP システムでは，管理基準から逸脱した場合の措置は対象となる。

(3) コーデックス（Codex）委員会は，国際標準化機構（ISO）の下部組織ではない。コーデックス（Codex）委員会は「消費者の健康の保護」と「食品の公正な貿易の確保」を目的に WHO と FAO が 1963 年に合同で設立した。

(4) 正しい。

(5) 管理栄養士の設置義務はない。

問題2　(1)

解説

(1) 正しい。

(2) 2018 年公布の食品衛生法の改正により，原則として，すべての食品等事業者に，一般衛生管理に加え，HACCP に沿った衛生管理の実施を求めることとなった（2021 年 6 月施行）。ただし，規模や業種等を考慮した一定の営業者については，取り扱う食品の特性等に応じた衛生管理とする。

(3) HACCP の対象となる危害には，生物学的，化学的，物理的な危害がある。

(4) HACCP システムによる衛生管理では，最終製品の検査を求めていない。

(5) 安全性に関する記録を正確にとり，保存することは，HACCP システムの本質でもある。工程管理が HACCP システムの原則に基づき，HACCP プランに規定されたとおりに実施された証拠になる。この情報は，自主管理の貴重な証拠となる。万が一，食品の安全性に係る問題が生じた場合にも，製造・衛生管理の状況をトレースバックして，原因追求を容易にする。また，製品の回収が必要になった際にも原材料・最終製品などのロット特定の参考にもなる。

食品表示制度

1 食品表示基準

食品の表示は，消費者自らが食品を正しく選択するとともに，食中毒などの事故が起こった際に行政機関から食品関係事業者等に原因調査や回収などを行う際の貴重な情報源となる。食品衛生法，健康増進法，農林物資の規格化及び品質表示の適正化に関する法律（旧 JAS 法）にまたがっていた規制が「食品表示法」の制定によって一元化された。

食品の表示に関する詳細な事項は「食品表示基準」に定められている（表11-1）。食品表示基準は，内閣総理大臣が厚生労働大臣，農林水産大臣，財務大臣と協議して消費者委員会の意見を聞いたうえで，策定される。

1-1　食品表示のルール

食品表示基準では，食品を「加工食品」，「生鮮食品」，「添加物」の 3 つに分類し，「一般消費者に販売する事業者」，「業務用食品を扱う事業者」，「事業者以外の販売者」ごとに義務表示，推奨表示，任意表示の事項が定められている（表11-2，図 11-1）。なお，外食や仕出し，店頭販売の惣菜，弁当，パンなどは表示の義務は免除されている。

1-2　栄養成分表示

1 表示の義務化

栄養成分表示は，消費者が栄養成分の過不足を確認し適切な食品を選択するために重要であり，食品表示法では，あらかじめ包装されたすべての加工食品および添加物に表示が義務づけられている。表示は，熱量（エネルギー），たんぱく質，脂質，炭水化物，ナトリウム（食塩相当量）の順に行う。

2 栄養成分表の方法

① 容器の包装を開封せずに見える場所にわかりやすく日本語で表示する。

② 販売される 100 g もしくは 100 mL 当たり，一食分（何グラム当たり），一包装当たりで表示する。

表 11-1 食品表示基準の条文一覧

第1章 総則			
		第1条	適用範囲（飲食店などの場合は，一部を除き，適用対象外）
		第2条	用語の定義
第2章 加工食品			
食品関連事業者	一般用	第3条	横断的義務表示
			第1項 全ての食品に共通の表示（名称，原材料名，保存方法など）
			第2項 一定の食品に共通の表示（アレルゲン，遺伝子組換えなど）
			第3項 表示の省略（第1項・第2項の例外）
		第4条	個別的義務表示（旧JAS法の個別の基準，食肉，乳製品など）
		第5条	義務表示の特例（酒類，現地販売・無償譲渡に係る特例規定）
		第6条	推奨表示（飽和脂肪酸，食物繊維）
		第7条	任意表示（特色のある原材料，栄養成分表示，栄養強調表示など）
		第8条	表示の方式等（様式，文字サイズ，製造所固有記号の表示箇所など）
		第9条	表示禁止事項（横断的禁止事項，個別食品に係る禁止事項）
	業務用	第10条	義務表示
			第1項 横断的義務表示，個別的義務表示
			第2項 製造所固有記号
			第3項 表示方法の例外
			第4項 表示の省略
		第11条	義務表示の特例（酒類，外食用・現地販売用・無償譲渡用などに係る特例規定）
		第12条	任意表示（特色のある原材料，栄養成分表示など）
		第13条	表示の方式等（容器包装，送り状に記載できる事項など）
		第14条	表示禁止事項（第9条第1項に準用）
	上記以外の販売者	第15条	義務表示事項（名称，保存方法，消費期限など）
		第16条	表示の方式等
		第17条	表示禁止事項（第9条第1項に準用）
第3章 生鮮食品			
食品関連事業者	一般用	第18条	横断的義務表示（名称，原産地，遺伝子組換えなど）
		第19条	個別的義務表示（玄米・精米，食肉，乳，ふぐなど）
		第20条	義務表示の特例（現地販売・無償譲渡，容器包装なしに係る特例規定）
		第21条	任意表示（栄養成分表示，栄養強調表示など）
		第22条	表示の方式等（表示媒体，文字サイズなど）
		第23条	表示禁止事項（横断的禁止事項，個別食品に係る禁止事項）
	業務用	第24条	義務表示（名称，原産地など）
		第25条	義務表示の特例（外食用・現地販売用・無償譲渡用，容器包装なしに係る特例規定）
		第26条	任意表示（栄養成分表示）
		第27条	表示の方式等（容器包装，送り状に記載できる事項など）
		第28条	表示禁止事項（第23条第1項に準用）
	上記以外の販売者	第29条	義務表示（名称，遺伝子組換えなど）
		第30条	表示の方式等
		第31条	表示禁止事項（第23条第1項に準用）
第4章 添加物			
食品関連事業者		第32条	義務表示（名称，添加物である旨，消費期限など）
		第33条	義務表示の特例（無償譲渡に係る特例規定）
		第34条	任意表示（栄養成分表示）
		第35条	表示の方式等（様式，文字サイズなど）
		第36条	表示禁止事項
上記以外の販売者		第37条	義務表示（名称，添加物である旨，消費期限など）
		第38条	表示の方式等（様式，文字サイズなど）
		第39条	表示禁止事項（第36条に準用）
第5章 雑則			
		第40条	生食用牛肉の注意喚起表示
		第41条	努力義務（任意表示，書類の整備・保存に係る努力義務）

【附則】第1条：施行期日／第2条：現行の府令及び告示の廃止／第3条～第6条：食品表示の経過措置

資料：東京都ホームページ「大切です食品表示　食品表示法食品表示基準手引編」

表 11-2　食品表示基準による表示事項

加工食品（食品関連事業者が一般消費者に販売する場合）

① 横断的義務表示（すべての加工食品に横断的に表示）
名称，原材料名（重量割合の高い順），原料原産名（重量割合の高い順），添加物，内容量，消費期限または賞味期限，保存方法，食品関連事業者の氏名または名称および住所（食品関連事業者が販売者の場合，消費者庁長官に届け出た記号表示で代用できる），製造所または加工所の所在地，栄養成分表示

② 一定の要件に該当時の義務表示
アレルゲン，L−フェニルアラニン化合物を含む旨，特定保健用食品に関する事項，機能性表示食品に関する事項，遺伝子組換え食品に関する事項，乳児用規格適用食品，原料原産地名，原産国名（輸入品）

③ 推奨表示
飽和脂肪酸の量，食物繊維の量

④ 任意表示
特色のある原材料等に関する事項（特定の原産地，有機農産物，有機加工食品等，特色のある旨の表示をする場合は原材料の割合を表示），栄養成分（たんぱく質，脂質，炭水化物およびナトリウムを除く），ナトリウムの量，栄養機能食品に係る栄養成分の機能，栄養成分の補給ができる旨および栄養成分または熱量の適切な摂取ができる旨（強調表示），糖類（単糖類または二糖類であって糖アルコールでないものに限る）を添加していない旨，ナトリウム塩を添加していない旨

生鮮食品

① 横断的義務表示：名称，原産地
② 一定の要件に該当時の義務表示：放射線を照射した食品，特定保健用食品，機能性表示食品，遺伝子組換え農産物，乳児用規格適用食品等
③ 任意表示：栄養成分および熱量，ナトリウムの量，栄養機能食品に係る栄養成分の機能，栄養成分の補給ができる旨，栄養成分または熱量の適切な摂取ができる旨

添加物

① 義務表示：名称，賞味期限，保存方法，製造所（加工所・輸入者の営業所）
② 一定の要件に該当時の義務表示
製剤の成分・重量パーセント，使用方法，食品添加物である旨，アレルゲンを含む旨，タール色素製剤の実効色名，規格上表示規定があるものはその重量パーセント，ビタミンAの重量パーセント，L−フェニルアラニン化合物である旨またはこれを含む旨

●輸入されたイチゴジャム

名　称	いちごジャム
原材料名	いちご，砂糖
添加物	ゲル化剤（ペクチン），酸化防止剤（V.C）
内容量	400 g
賞味期限	××.××.××
保存方法	直射日光を避け，常温で保存してください。
原産国名	アメリカ
輸入者	○○商事株式会社　××県××市××町×-×

●ゆでだこ

名　称	ゆでだこ（ぶつ切り）
原材料名	まだこ
原料原産地名	国産
内容量	180 g
消費期限	××.××.××
保存方法	10℃以下で保存してください。
製造者	××株式会社　××県××市××町×-×

原料原産地名は，原材料名欄に原材料と対応させて表示することも可能です。例）まだこ（国産）

●焼肉用味付け牛肉

名　称	焼肉用味付け牛肉
原材料名	牛肉（オーストラリア産），焼肉のたれ（しょうゆ（小麦を含む），酒，砂糖，にんにく，生姜，ごま），胡椒
内容量	200 g
消費期限	××.××.××
保存方法	10℃以下で保存してください。
加工者	××株式会社　××県××市××町×-×

●ベーコン

名　称	ベーコン
原材料名	豚ばら肉（国産），砂糖，食塩，卵たん白，植物性たん白，香辛料／リン酸塩（Na），調味料（アミノ酸），酸化防止剤（ビタミンC），発色剤（亜硝酸Na），コチニール色素，（一部に豚肉・卵・大豆を含む）
内容量	300 g
賞味期限	××.××.××
保存方法	10℃以下で保存してください。
製造者	××株式会社　××県××市××町×-×

図 11-1　加工食品の表示例

資料：消費者庁ホームページ「早わかり食品ガイド」

③　可食部 100 g もしくは 100 mL 当たりの含有量が基準値未満の場合「0（ゼロ）」という表示ができる。栄養成分表示の場合，含有量が 0 であっても含有量を省略できない（0 と表示しなければならない）。

3　栄養強調表示

栄養成分の欠乏，過剰が健康の保持増進に影響を与えることから栄養補給や適切な摂取ができるための表示を行うことができる。

①　栄養成分補給ができる旨の表示

高い旨「○○たっぷり・高○○」，含む旨「○○含有・○○入り」，強化された「○○ 40 ％アップ・○○ 3 倍」

②　栄養成分または熱量を適切に摂取できる旨の表示

含まない旨「無・ゼロ・ノン」，低い旨「控えめ・ダイエット・ライト」，低減された旨「○○％カット・○○～ g オフ，○○ハーフ」

栄養成分表示の例外規定を表 11-3 に示す。

表 11-3　栄養成分表示の例外規定

①　栄養成分表示が省略可能な食品（特定保健用食品，機能性表示食品を除く） ・容器包装の表示可能面積がおおむね 30cm² 以下であるもの ・酒類 ・栄養の供給源の寄与の程度が小さいもの（栄養成分「0（ゼロ）」と表示できるものまたはコーヒー豆や茶類など栄養成分や熱量が社会通念上微量なもの） ・極めて短い期間で原材料が変更されるもの （日替わり弁当等，合挽肉など複数部位の混合都度原材料が変わるもの）　等
②　栄養成分表示が不要な食品 ・食品を製造または加工した場所で販売する場合（スーパーマーケットのバックヤードで単に小分け等を行った加工食品をその場で販売する場合以外） ・不特定または多数の者に対して譲渡（販売を除く）する場合

1-3　食物アレルギー表示

特定の食物アレルギー体質をもつ消費者のアレルギー症状，アナフィラキシーショックなどの健康危害の発生を防止する目的で原因食物の摂取を防ぐための情報源として表示が義務づけられている（表 11-4）。

1　義務表示品目（特定原材料 7 品目）

卵，乳，小麦，えび，かに，そば，落花生

2　奨励表示品目（特定原材料に準ずる 21 品目）

アーモンド，あわび，いか，いくら，オレンジ，カシューナッツ，キウイフルーツ，牛肉，くるみ，ごま，さけ，さば，大豆，鶏肉，バナナ，豚肉，まつ

たけ，もも，やまいも，りんご，ゼラチン

1-4　遺伝子組換え表示

　消費者が遺伝子組換え食品またはそれ以外の食品を選択するための情報源として，じゃがいも，大豆，とうもろこし，なたね，綿実，アルファルファ，てんさいおよびパパイヤの8種類の農産物とその加工食品について「遺伝子組換えである」旨または「遺伝子組換え不分別である」旨の表示が義務づけられている（表11-5）。

表11-4　食物アレルギー表示の方法

①	個別表示，一括表示
	特定原材料等を原材料としている場合，原材料の後にカッコ書きする個別表示を原則とする。一括表示は表示面積に限りがあり個別表示できない特別な理由がある場合に限られる。
	また，個別表示と一括表示を組合わせて使用はできない。
	（個別表示）：原材料名：じゃがいも，ハム（卵・豚肉を含む），マヨネーズ（卵・大豆を含む）／調味料（アミノ酸等）
	（一括表示）：原材料名：じゃがいも，ハム，マヨネーズ／調味料（アミノ酸等）（一部に卵・豚肉・大豆を含む）
②	代替表記，拡大表記
	「卵」：玉子，たまご，タマゴ，エッグ等，「落花生」：ピーナッツ等の代替表示や「卵」：ハムエッグ，厚焼玉子など特定原材料等を含む食品であることが認識できる表記が可能である。
③	加工助剤，キャリーオーバーへの表示
	特定原材料は最終食品中に残存しない加工工程で使用される加工助剤や効果のない微量な食品添加物のキャリーオーバーについても表示の義務がある。
④	注意喚起
	アレルギー物質が混入してしまうことが考えられる場合は「同一製造ラインで○○を製造している」コンタミネーションの可能性がある旨の注意喚起を行う。また，「入っているかもしれない」などの可能性の表示は認められていない。
⑤	表示の免除
	総たんぱく量が数 µg/mL 濃度，µg/g 濃度レベルに満たない場合は抗原性が認められないと考えられることからアレルギー表示は免除される。

表11-5　遺伝子組換え表示

1)	表示義務
	「遺伝子組換え不分別」等
	遺伝子組換え食品と非遺伝子組換え食品が生産，流通，製造の過程で混入しない分別管理「分別生産流通管理」がされていない場合，または分別生産流通管理を行ったが遺伝子組換え農作物の意図せぬ混入が5%を超えた場合この表示が義務づけられている。
2)	任意表示
①	「適切に分別生産流通管理された」旨の表示
	分別生産流通管理が行われて，意図せぬ混入が5%以下に抑えられている大豆およびとうもろこしならびにそれらの加工食品はこの表示が可能である。
	大豆およびとうもろこし以外の農産物は意図せぬ混入率の規定はない。
②	「遺伝子組換えでない」等
	分別生産流通管理されて遺伝子組換えの混入が認められた場合はこの表示が可能である。
3)	表示の免除
①	植物油やしょうゆなど製造の過程で遺伝子が壊れて検出できないもの。
②	加工食品で，原材料中の遺伝子組換え食品の原料の割合が上位3位以内でかつ5%以上でない場合。

1-5 ┃ 添加物の表示

　食品添加物を使用した場合,原則としてすべての物質名の表示義務がある(表11-6,表11-7)。

1-6 ┃ 期限表示

　「消費期限」は,期限を過ぎると腐敗・変敗などで安全性の危害が発生すると考えられ「食べない方がよい」期限である。腐敗や変敗が早く製造後おおむね5日以内に消費する食肉,生食用魚介類,弁当,サンドイッチ,惣菜などを対象とし,年月日で表示する。「賞味期限」は,「おいしく食べることができる」

表 11-6　添加物の表示方法

① 原材料と添加物が明確に区別できるように,一括表示した原材料欄に添加物を表示する場合には,両者の間に「/」やラインを引く,改行する。または,原材料名の下に添加物の欄を設けて表示する
② 原材料と同様に添加物全体の重量割合の高いものから順に表示する
③ 正式名を基本とするが,簡略名や類別名を使用してもよい
　　例:L-アスコルビン酸　→　ビタミンC,　V.C
④ 次の8つの目的の添加物は用途名を併記する
　　甘味料,着色料,保存料,糊料(安定剤・ゲル化剤・増粘剤),発色剤,酸化防止剤,漂白剤,防かび剤
　　例:甘味料(キシリトール),保存料(安息香酸Na)など
　　着色料で色が入っているものは着色料とわかるので省略可能
　　例:着色料(クチナシ色素)→クチナシ色素
⑤ 通常,複数の配合で効果を発揮して使用するものは一括名表示が可能である
　　例:調味料(アミノ酸等)
⑥ 消費者の誤認防止のため合成添加物,人工甘味料など「合成」や「人工」の用語は削除された

表 11-7　添加物の表示の免除

以下の場合は添加物の表示を免除することができる

① 製造工程で使用するが最終食品に残らない「加工助剤」
　　例:油脂の製造過程で使用する水酸化ナトリウム(中和されるため)
② 一部の製造助剤
　　例:大豆油製造で抽出に使用されるヘキサンなど
③ 食品原材料の製造加工過程で使用され,当該食品の製造加工に用いなくて効果が発揮できない程度の少量の「キャリーオーバー」
　　例:惣菜の製造に使われるしょうゆの保存料(含有量が少なく効果をもたない)
　　　　寒天ゼリーに使用されたフルーツソース中の着色料(最終食品に残り効果があるため免除されない)
④ 栄養強化の目的で使用されるビタミン類,ミネラル類,アミノ酸類
　　ただし,栄養強化以外の目的(酸化防止等)で使用する場合は表示は必要
　　例:ビタミン類(L-アスコルビン酸など),ミネラル類,アミノ酸類
⑤ 包装されていなくて表示が困難な「ばら売り食品」
　　ただし,防かび剤(イマザリル,ジフェニル,オルトフェノール,オルトフェニルフェノールナトリウム,チアベンダゾール)および甘味料(サッカリン,サッカリンナトリウム)は表示の義務がある
⑥ 表示が難しい表示面積 30cm² 以下の小包装食品

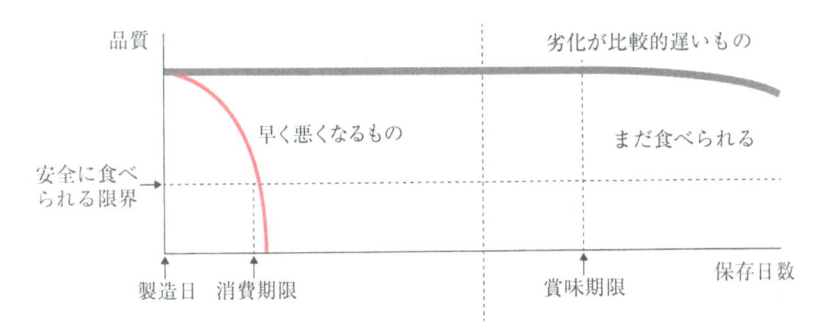

図 11-2　消費期限と賞味期限

資料：消費者庁ホームページ「食品の期限表示に関する情報」
(https://www.caa.go.jp/policies/policy/food_labeling/food_sanitation/expiration_date/pdf/syokuhin375.pdf)

期限であり，この期限を過ぎてもすぐに食べられなくなるということではない（図 11-2）。3 か月を超えるものは年月，3 か月以内のものは年月日で表示する。これら期限は，開封前でかつ定められた保存方法を守った場合のものであるため開封後は期限にかかわらず早めに食べる必要がある。期限表示は，国が設定するものではなく製品に責任を負う製造者や加工者，輸入者が設定する。表示面積 30 cm^2 以下の小包装食品であっても期限表示は省略できない。ただし，でんぷん，チューインガム，砂糖，食塩，アイスクリーム類，飲料水や酒類等は劣化が極めて少ないため期限表示を省略できる。

2 健康に関する表示制度

　食品は医薬品的な効能効果の表示はできないが一定の条件を満たした場合「保健機能食品制度」によって食品の機能を表示することが許されている。また，「特別用途食品制度」によって特別の用途を表示することが許されている。

2-1　保健機能食品制度

1 栄養機能食品（カプセル・錠剤も含む）

　通常の食生活では栄養が不十分な場合，国が定めた規格基準に適合すれば栄養成分の補給・補完のための食品である旨を表示することが許されている。国への許可申請や届出は必要なく消費者庁長官の個別審査を受けたものでない。以下の 20 種類の栄養成分について規格基準が定められている。

　ビタミン：ナイアシン，パントテン酸，ビオチン，ビタミン A，ビタミン
　　　　　　B$_1$，ビタミン B$_2$，ビタミン B$_6$，ビタミン B$_{12}$，ビタミン C，ビタ

表 11-8　特定保健用食品（トクホ）の保健用途と関与する成分

表示できる保健用途	機能性関与成分
おなかの調子を整える	オリゴ糖（フルクトオリゴ糖, キシロオリゴ糖等）, ラクチュロース, 食物繊維（難消化性デキストリン, 小麦ふすま等）, 乳酸菌類（ビフィズス菌, カゼイ菌）
コレステロールが高めの方に	キトサン, 低分子アルギン酸ナトリウム, 茶カテキン, 植物ステロール等
血圧が高めの方に	オリゴペプチド, GABA（γ-アミノ酪酸）等
骨の健康が気になる方に	大豆イソフラボン, ビタミンK_2, カルシウム等
虫歯の原因になりにくい歯を丈夫で健康にする	キシリトール, パラチノース, エリスリトール, マルチトール等 CPP-ACP, リン酸オリゴ糖カルシウム
血糖値が気になり始めた方に	L-アラビノース, 難消化性デキストリン, グアバ葉ポリフェノール, 小麦アルブミン
血中中性脂肪が気になる方に	難消化性デキストリン, グロビン蛋白分解物, EPA, DHA

　　　ミン D, ビタミン E, ビタミン K, 葉酸

　　ミネラル：亜鉛, カリウム, カルシウム, 鉄, 銅, マグネシウム

　　その他：n-3 系脂肪酸

2 機能性表示食品

　事業者が食品の安全性と機能性に関する科学的根拠を販売の 60 日前までに消費者庁長官に届けて受理されれば販売できる。事業者は国に届けるのみで国が安全性や機能性を評価し許可したものではない。あくまでも事業者の責任で機能性の表示が許される食品である。

3 特定保健用食品（トクホ）

　特定の保健の目的が期待できる旨の表示が許される食品である。特定保健用食品として販売するためには，安全性については国の食品安全委員会の審査を受ける必要があり表示を行う際には製品ごとに消費者庁の許可を受ける必要がある（表 11-8）。

2-2 ┃ 特別用途食品

　健康増進法に規定されている特別用途食品は，妊産婦，乳幼児，えん下困難者，病者などの特別の配慮が必要な人に対して健康の保持・回復などの特別な用途についての表示が許されている。特別用途食品を販売するためには，消費者庁長官の許可を受ける必要がある。許可基準のあるものはその適合性を審査し，許可基準がないものは個別評価を行っている。低たんぱく質食品やアレルゲン除去食品などは病者用食品の許可基準型の食品である。なお，特別用途食

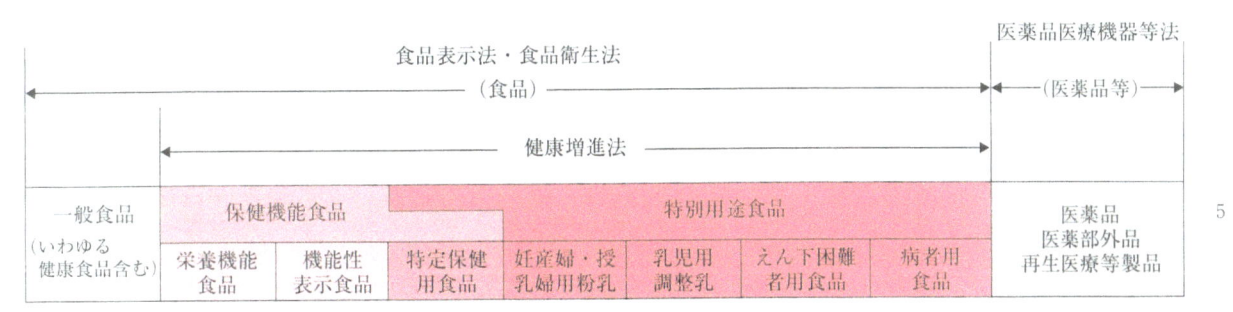

図 11-3　医薬品等，食品の分類

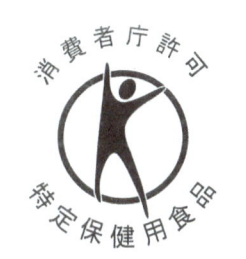

特定保健用食品許可マーク
（疾病リスク低減表示・規格基準型含む）

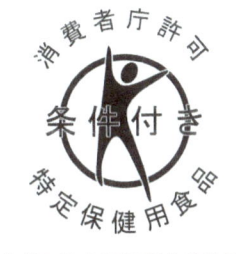

条件付き特定保健用食品許可マーク

図 11-4　特定保健用食品許可マーク

品のなかに特定保健用食品も含まれる（図 11-3，図 11-4）。

3 リサイクル関連の法律に基づく表示

　容器包装について，消費者がごみを出すときに分別しやすく，自治体での分別回収を促進するために資源有効利用促進法により事業者に対して飲料用のスチール缶やアルミ缶と食料品・清涼飲料・酒類の PET ボトル，プラスチック製容器包装，紙製容器包装には「識別マーク」の表示が義務づけられている（図11-5）。

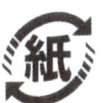
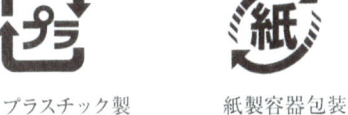

プラスチック製
容器包装
飲料・酒類・特定調味料
用のPETボトルを除く

紙製容器包装
飲料用紙パック
（アルミ不使用のもの）
とダンボール製のものを除く

飲料・酒類・特定調味料
用のPETボトル

飲料用スチール缶

飲料用アルミ缶

図 11-5　容器包装の識別マーク

資料：経済産業省ホームページ（資源有効利用促進法）
（https://www.meti.go.jp/policy/recycle/main/admin_info/law/02/index06.html）

【練習問題】

問題1 食品表示に関する記述である。正しいものを2つ選べ。

(1) 消費期限および賞味期限は，国が設定する。

(2) 食品の表示に関する詳細な事項は食品表示基準に定められている。

(3) 栄養成分の含有量が0の場合，含有量を省略することができる。

(4) 栄養成分表示は，たんぱく質，熱量，脂質，炭水化物，ナトリウムの順に行う。

(5) 栄養成分表示は，販売される100 gもしくは100 mL当たり，一食分（何グラム当たり），一包装当たりで表示する。

問題2 食品表示に関する記述である。正しいものを2つ選べ。

(1) 非遺伝子組換え食品には，「遺伝子組換えでない」の表示が義務づけられている。

(2) サバを原材料とする食品には，アレルギー表示が義務づけられている。

(3) 賞味期限が3か月を超える場合は，年月表示ができる。

(4) 特定原材料であっても，アレルギー表示が免除されることがある。

(5) リボフラビンを着色料の目的で使用する場合は，表示が免除される。

問題3 特定保健用食品の関与成分とその生理機能あるいは表示の組み合わせである。正しいものを2つ選べ。

(1) ラクチュロースは，お腹の調子を整える作用がある。

(2) 茶カテキンは，血圧を降下させる作用がある。

(3) ラクトトリペプチドは，歯の再石灰化を促進する作用がある。

(4) フルクトオリゴ糖　―　「血糖値の気になり始めた方の食品」

(5) パラチノース　―　「虫歯の原因になりにくい食品」

【解答】

問題1　(2)と(5)

解説

(1) 期限表示は国が設定した制度であるが期限は製造者，加工者，輸入者が設定する。

(3) 省略できない。

(4) 熱量，たんぱく質，脂質，炭水化物，ナトリウムの順に行う。

問題2　(3)と(4)

解説

(1) 非遺伝子組換え食品の表示は任意にできるが義務ではない。

(2) 表示は推奨されているが義務づけられていない。

(5) 栄養強化の目的であれば表示が免除されるが着色料の目的の場合，免除されない。

問題3　(1)と(5)

解説

(2) コレステロールの吸収を抑える作用。

(3) 血圧を低下させる作用。

(4) 「おなかの調子を整える食品」

参考図書・資料

五十嵐友二「トランス脂肪酸分析の現状と今後」『食品衛生学雑誌』53 (1)，2012，pp. J18-J23

石田裕美・登坂三紀夫・髙橋孝子編『給食経営管理論』南江堂，2019

石綿肇・西島基弘・細貝祐太郎『食品添加物（食品安全セミナー 2）』中央法規出版，2001

一戸正勝・西島基弘・石田裕編著『図解 食品衛生学実験（第 3 版)』講談社，2012

一色賢司編『食品衛生学（第 2 版)』東京化学同人，2019

伊藤武・古賀信幸・金井美惠子編著『新訂食品衛生学』建帛社，2020

植木幸英・野村秀一編『食品衛生学：食べ物と健康（第 4 版)』講談社，2016

上村清・井関基弘・木村英作・福本宗嗣著『寄生虫学テキスト（第 3 版)』文光堂，2008

畝山智香子「トランス脂肪酸を含む油脂の摂取と健康影響について」『食品衛生学雑誌』53(1)，2012，pp. J27-J29

小笠原和夫・砂川紘之・小林則子・剱崎比出雄・間野康著『最新食品衛生学（第 3 版)』三共出版，2011

菅家祐輔・坂本義光編著『食安全の科学：食生活を脅かす化学物質の生体作用』三共出版，2009

菅家祐輔・白尾美佳編著『食べ物と健康—食品衛生学』光生館，2013

菅家祐輔編著『簡明食品衛生学（第 2 版)』光生館，2012

菅家祐輔編著『新訂食品衛生学』光生館，2009

菅野道廣・上野川修一・山田和彦編『食べ物と健康 III：食品の安全性』南江堂，2006

工藤由起子・品川邦汎・西尾治・林谷秀樹「座談会 食中毒の変遷：この 20 年でどう変わったか」『モダンメディア』57 (7)，2011，pp.189-206

熊田薫・後藤政幸・桜井直美編著『食品衛生の科学』理工図書，2014

原子力委員会食品照射専門部会「食品への放射線照射について」2006 年 9 月 26 日

厚生労働省 HP　https://www.mhlw.go.jp

厚生労働省 HP「マーケットバスケット方式による年齢層別食品添加物の一日摂取量の調査」https://www.mhlw.go.jp/stf/seisakunitsuite/bunya/kenkou_iryou/shokuhin/syokuten/sesshu/index.html

厚生労働省・消費者庁「食品添加物公定書（第 9 版)」2018

厚生労働省医薬・生活衛生局食品基準審査課「安全性審査の手続を経た旨の公表がなされた遺伝子組換え食品及び添加物一覧」2021 年 9 月 30 日現在

厚生労働省「新しいバイオテクノロジーで作られた食品について（パンフレット：2020 年 3 月作成)」

厚生労働省「遺伝子組換え食品 Q & A（2011 年 6 月 1 日改訂第 9 版)」

厚生労働省医薬食品局食品安全部「遺伝子組換え食品の安全性について」2012

厚生労働省大臣官房生活衛生・食品安全審議官決定「ゲノム編集技術応用食品及び添加物の食品衛生上の取扱要領」2019 年 9 月 19 日（最終改正 2020 年 12 月 23 日）

厚生労働省「ゲノム編集技術応用食品及び添加物の食品衛生上の取扱要領に基づき届出された食品及び添加物一覧」

厚生労働省「ゲノム編集技術応用食品を適切に理解するための 6 つのポイント」

厚生労働省「大量調理施設衛生管理マニュアル」平成 9 年 3 月 24 日衛食第 85 号別添，最終改正平成 29 年 6 月 16 日生食発 0616 第 1 号

厚生労働統計協会編『国民衛生の動向 2020 /2021』2020

小久保彌太郎・荒木惠美子・高鳥直樹・豊福肇・長坂豊道『改訂食品の安全を創る HACCP』日本食品衛生協会，2008

小久保彌太郎編『HACCP システム実施のための資料集』日本食品衛生協会，2007

国立感染症研究所 HP　https://www.niid.go.jp

小塚諭編『イラスト食品の安全』東京教学社，2016

里見弘治・伊藤連太郎・山本茂貴・小久保彌太郎編著『改訂 HACCP プラン作成ガイド』日本食品衛生協会，2006

食品安全委員会 HP　https://www.fsc.go.jp

食品衛生研究会編『食品衛生小六法（令和 3 年版）』新日本法規出版，2020

白石淳・小林秀光編『食品衛生学（第 3 版）』化学同人，2012

全国栄養士養成施設協会・日本栄養士会監修／管理栄養士国家試験教科研究会『食べ物と健康 II（管理栄養士国家試験受験講座）』第一出版，2007

髙城孝助・三好恵子・松月弘恵『実践給食マネジメント論』第一出版，2019

田崎達明編『栄養科学イラストレイテッド 食品衛生学（第 2 版）』羊土社，2019

谷口力夫著『事例でみる食中毒の現場』幸書房，2010

谷村顕雄・豊川裕之編『食品衛生学（改訂第 3 版）』南江堂，2003

東京都福祉保健局「食品衛生の窓 東京都の食品安全情報サイト」
https://www.fukushihoken.metro.tokyo.lg.jp/shokuhin/

内閣府「食品安全委員会ファクトシート」2010

中川一夫・藤田修三著『Navigator 食品衛生学』医歯薬出版，2001

仲西寿男・丸山務監修『食品由来感染症と食品微生物』中央法規出版，2009

中村好志・西島基弘編著『食品安全学（第 2 版）』同文書院，2010

那須正夫・和田啓爾編『食品衛生学：「食の安全」の科学（改訂第 2 版）』南江堂，2011

西川禎一編著『マスター食品衛生学』建帛社，2010

西島基弘・山本茂貴編著『新版食品衛生学（第 3 版）』建帛社，2021

日本食品衛生学会編『食品安全の事典』朝倉書店，2009

日本食品衛生協会編『食中毒予防必携（第 3 版）』日本食品衛生協会，2013

日本食品衛生協会編『新訂早わかり食品衛生法（第 7 版）』日本食品衛生協会，2020

日本食品衛生協会『食品・施設　カビ対策ガイドブック』日本食品衛生協会，2007

日本食品衛生協会『ノロウイルス食中毒・感染症からまもる』日本食品衛生協会，2013

日本食品化学研究振興財団「指定添加物の JECFA による安全性評価」https://www.ffcr.or.jp/tenka/secure/post-20 .html

日本毒性学会教育委員会編『トキシコロジー（第 3 版）』朝倉書店，2018

日本フードスペシャリスト協会編『三訂食品の安全性（第 2 版）』建帛社，2018

日本薬学会編『環境・健康科学辞典』丸善，2005

日本油化学会編『油脂・脂質の基礎と応用（改訂第 3 版）』日本油化学会，2019

農林水産省 HP　https://www.maff.go.jp/

廣末トシ子・安達修一編『新食品衛生学要説：食べ物と健康・食品と衛生（2020 年版）』医歯薬出版，2020

宮澤陽夫・藤野泰郎編著『脂質・酸化脂質分析法入門』学会出版センター，2000

文部科学省 HP　https://www.mext.go.jp/

文部科学省「学校給食衛生管理基準」平成 21 年 3 月 31 日文部科学省告示第 64 号

吉田勉監修／藤井建夫・栗原伸公・佐藤隆一郎編著『食品の安全（わかりやすい食物と健康 4）』三共出版，2008

吉田幸雄・有薗直樹著『図説人体寄生虫学（第 7 版）』南山堂，2006

米倉礼子「消費者庁におけるトランス脂肪酸の表示に関する取組み」『食品衛生研究』61（10），2011，pp.27-33

資　料

Ⅰ. 食品一般の成分規格，製造・加工及び調理基準，
　　食品一般の保存基準，食品別の規格基準

Ⅱ. 食品の暫定的規制値等

Ⅲ. 原料乳及び飲用乳の成分規格及び製造及び
　　保存方法の基準

Ⅳ. 食品添加物一覧
　(1) 指定添加物一覧
　(2) 使用基準のある既存添加物一覧

Ⅰ．食品一般の成分規格，製造・加工及び調理基準，食品一般の保存基準，食品別の規格基準

食品一般

成分規格

1　食品は，抗生物質又は化学的合成品[*1]たる抗菌性物質及び放射性物質を含有してはならない。ただし，抗生物質及び化学的合成品たる抗菌性物質について，次のいずれかに該当する場合にあっては，この限りでない

(1)　当該物質が，食品衛生法（昭和22年法律第233号）第12条の規定により人の健康を損なうおそれのない場合として厚生労働大臣が定める添加物と同一である場合

(2)　省略

(3)　省略

2　食品が組換え DNA 技術[*2]によって得られた生物の全部若しくは一部であり，又は当該生物の全部若しくは一部を含む場合は，当該生物は，厚生労働大臣が定める安全性審査の手続を経た旨の公表がなされたものでなければならない

3　食品が組換え DNA 技術によって得られた微生物を利用して製造された物であり，又は当該物を含む場合は，当該物は，厚生労働大臣が定める安全性審査の手続を経た旨の公表がなされたものでなければならない

4　削除

5　(1)の表に掲げる農薬等[*3]の成分である物質（その物質が化学的に変化して生成した物質を含む。以下同じ。）は，食品に含有されるものであってはならない[*4]

(1)　食品において「不検出」とされる農薬等の成分である物質

1　2，4，5-T	11　ジメトリダゾール
2　イプロニダゾール	12　ダミノジッド
3　オラキンドックス	13　ニトロフラゾン
4　カプタホール	14　ニトロフラントイン
5　カルバドックス	15　フラゾリドン
6　クマホス	16　フラルタドン
7　クロラムフェニコール	17　プロファム
8　クロルスロン	18　マラカイトグリーン
9　クロルプロマジン	19　メトロニダゾール
10　ジエチルスチルベストロール	20　ロニダゾール

6　省略

7　省略

8　省略

9　省略

10　省略

11　省略

12　セシウム（放射性物質のうち，セシウム134及びセシウム137）は，次の表に掲げる食品の区分に応じ，それぞれ同表に定める濃度を超えて食品に含有されるものであってはならない。

ミネラルウォーター類（水のみを原料とする清涼飲料水）	10Bq/kg
原料に茶を含む清涼飲料水	10Bq/kg
飲用に供する茶	10Bq/kg
乳児の飲食に供することを目的として販売する食品[*5]	50Bq/kg
上記以外の食品（乳等を除く）	100Bq/kg

製造，加工，調理基準

1　食品を製造し，又は加工する場合は，食品に放射線[*6]を照射してはならない。ただし，食品の製造工程又は加工工程の管理のために照射する場合であって，食品の吸収線量が0.10グレイ以下のとき及び食品各条の項において特別の定めをする場合は，この限りでない

2　生乳又は生山羊乳を使用して食品を製造する場合は，その食品の製造工程中において，生乳又は生山羊乳を保持式により63℃で30分間加熱殺菌するか，又はこれと同等以上の殺菌効果を有する方法で加熱殺菌しなければならない。食品に添加し又は食品の調理に使用する乳は，牛乳，特別牛乳，殺菌山羊乳，成分調整牛乳，低脂肪牛乳，無脂肪牛乳又は加工乳でなければならない

3　血液，血球又は血漿（獣畜のものに限る）を使用して食品を製造，加工又は調理する場合は，その食品の製造，加工又は調理の工程中において，血液，血球若しくは血漿を63℃で30分間加熱するか，又はこれと同等以上の殺菌効果を有する方法で加熱殺菌しなければならない

4　食品の製造，加工又は調理に使用する鶏の殻付き卵は，食用不適卵であってはならない。鶏の卵を使用して食品を製造，加工又は調理する場合は，その工程中において，70℃で1分間以上加熱するか，又はこれと同等以上の殺菌効果を有する方法で加熱殺菌しなければならない。ただし，賞味期限を経過していない生食用の正常卵を使用する場合にあっては，この限りでない

5　魚介類を生食用に調理する場合は，食品製造用水（水道事業の用に供する水道，専用水道，簡易専用水道により供給される水又は次の表に掲げる規格に適合する水）で十分に洗浄し，製品を汚染するおそれのあるものを除去しなければならない

一般細菌	100/mL以下（標準寒天培地法）	銅	1.0mg/L以下
大腸菌群	検出されないこと（乳糖ブイヨン－ブリリアントグリーン乳糖胆汁ブイヨン培地法）	マンガン	0.3mg/L以下
カドミウム	0.01mg/L以下	塩素イオン	200mg/L以下
水銀	0.0005mg/L以下	カルシウム，マグネシウム等（硬度）	300mg/L以下
鉛	0.1mg/L以下	蒸発残留物	500mg/L以下
ヒ素	0.05mg/L以下	陰イオン界面活性剤	0.5mg/L以下
六価クロム	0.05mg/L以下	フェノール類	フェノールとして0.005mg/L以下
シアン（シアンイオン及び塩化シアン）	0.01mg/L以下	有機物等（過マンガン酸カリウム消費量）	10mg/L以下
硝酸性窒素及び亜硝酸性窒素	10mg/L以下	pH値	5.8以上8.6以下
フッ素	0.8mg/L以下	味	異常でないこと
有機リン	0.1mg/L以下	臭気	異常でないこと
亜鉛	1.0mg/L以下	色度	5度以下
鉄	0.3mg/L以下	濁度	2度以下

6　組換えDNA技術によって得られた微生物を利用して食品を製造する場合は，厚生労働大臣が定める基準に適合する旨の確認を得た方法で行わなければならない

7　食品を製造し，又は加工する場合は，添加物の成分規格・保存基準又は製造基準に適合しない方法で製造された添加物を使用してはならない

8　牛海綿状脳症の発生国又は発生地域において飼養された牛(特定牛)の肉を直接一般消費者に販売する場合は，脊柱を除去しなければならない。この場合において，脊柱の除去は，背根神経節による牛の肉及び食用に供する内臓並びに当該除去を行う場所の周辺にある食肉の汚染を防止できる方法で行われなければならない

　食品を製造し，加工し，又は調理する場合は，特定牛の脊柱を原材料として使用してはならない。ただし，次のいずれかに該当するものを原材料として使用する場合は，この限りでない

　　(1) 特定牛の脊柱に由来する油脂を，高温かつ高圧の条件の下で，加水分解，けん化又はエステル交換したもの

　　(2) 月齢が30月以下の特定牛の脊柱を，脱脂，酸による脱灰，酸若しくはアルカリ処理，ろ過及び138℃以上で4秒間以上の加熱殺菌を行ったもの又はこれらと同等以上の感染性を低下させる処理をして製造したもの

9　牛の肝臓又は豚の食肉は，飲食に供する際に加熱を要するものとして販売の用に供されなければならない。直接一般消費者に販売する場合は，飲食に供する際に牛の肝臓又は豚の食肉の中心部まで十分な加熱を要する等の必要な情報を提供しなければならない

　牛の肝臓又は豚の食肉を使用して，食品を製造，加工又は調理する場合は，その食品の製造，加工又は調理の工程中において，牛の肝臓又は豚の食肉の中心部の温度を63℃で30分間以上加熱するか，又はこれと同等以上の殺菌効果を有する方法で加熱殺菌しなければならない。ただし，加熱することを前提として当該食品を販売する場合又は食肉製品を販売する場合については，この限りでない。加熱を前提として販売する場合は，当該食品の中心部まで十分な加熱を要する等の必要な情報を提供しなければならない

保存基準

1　飲食の用に供する氷雪以外の氷雪を直接接触させることにより食品を保存する場合：大腸菌群が陰性

2　食品を保存する場合には，抗生物質を使用してはならない。ただし，法第12条の規定により人の健康を損なうおそれのない場合として厚生労働大臣が定める添加物については，この限りでない

3　食品の保存の目的で，食品に放射線を照射してはならない

[*1] 化学的合成品：化学的手段により元素又は化合物に分解反応以外の化学的反応を起こさせて得られた物質をいう

[*2] 組換え DNA 技術：酵素等を用いた切断及び再結合の操作によって，DNA をつなぎ合わせた組換え DNA 分子を作製し，それを生細胞に移入し，かつ，増殖させる技術をいう

[*3] 農薬等：・農薬取締法に規定する農薬
　　　　　・飼料の安全性の確保及び品質の改善に関する法律に基づく農林水産省令で定める用途に供することを目的として飼料に添加・混和・浸潤その他の方法によって用いられる物
　　　　　・医薬品，医療機器等の品質，有効性及び安全性の確保等に関する法律に規定する医薬品であって動物のために使用されることが目的とされているもの

[*4] 定義された食品の指定された部位を検体として，規定する試験法によって試験した場合に，その農薬等の成分である物質が検出されるものであってはならない

[*5] 乳及び乳製品の成分規格等に関する省令に規定する乳及び乳製品並びにこれらを主要原料とする食品であって，乳児の飲食に供することを目的として販売するものを除く

[*6] 放射線：原子力基本法に規定するものをいう

清涼飲料水

成分規格

1 一般規格
(1) 混濁*¹したものであってはならない
(2) 沈殿物*¹又は固形の異物*²があるものであってはならない
(3) 金属製容器包装入りのものについては，スズ：150.0ppmを超えるものであってはならない
(4) 大腸菌群が陰性でなければならない

2 個別規格
(1) ミネラルウォーター類(水のみを原料とする清涼飲料水をいう)のうち殺菌又は除菌を行わないもの
次の表に掲げる規格に適合するものでなければならない

アンチモン	0.005mg/L以下	マンガン	0.4mg/L以下
カドミウム	0.003mg/L以下	六価クロム	0.05mg/L以下
水銀	0.0005mg/L以下	シアン（シアンイオン及び塩化シアン）	0.01mg/L以下
セレン	0.01mg/L以下	亜硝酸性窒素	0.04mg/L以下
銅	1mg/L以下	硝酸性窒素及び亜硝酸性窒素	10mg/L以下
鉛	0.05mg/L以下	フッ素	2mg/L以下
バリウム	1mg/L以下	ホウ素	5mg/L以下
ヒ素	0.01mg/L以下		

容器包装内の二酸化炭素圧力が20℃で98kPa未満のものにあっては，腸球菌及び緑膿菌が陰性でなければならない

(2) ミネラルウォーター類のうち殺菌又は除菌を行うもの
次の表に掲げる規格に適合するものでなければならない

アンチモン	0.005mg/L以下	シス－1,2－ジクロロエチレン及びトランス－1,2－ジクロロエチレン	シス体とトランス体の和として0.04mg/L以下
カドミウム	0.003mg/L以下	ジブロモクロロメタン	0.1mg/L以下
水銀	0.0005mg/L以下	臭素酸	0.01mg/L以下
セレン	0.01mg/L以下	亜硝酸性窒素	0.04mg/L以下
銅	1mg/L以下	硝酸性窒素及び亜硝酸性窒素	10mg/L以下
鉛	0.05mg/L以下	総トリハロメタン	0.1mg/L以下
バリウム	1mg/L以下	テトラクロロエチレン	0.01mg/L以下
ヒ素	0.01mg/L以下	トリクロロエチレン	0.004mg/L以下
マンガン	0.4mg/L以下	トルエン	0.4mg/L以下
六価クロム	0.05mg/L以下	フッ素	2mg/L以下
亜塩素酸	0.6mg/L以下	ブロモジクロロメタン	0.03mg/L以下
塩素酸	0.6mg/L以下	ブロモホルム	0.09mg/L以下
クロロホルム	0.06mg/L以下	ベンゼン	0.01mg/L以下
残留塩素	3mg/L以下	ホウ素	5mg/L以下
シアン（シアンイオン及び塩化シアン）	0.01mg/L以下	ホルムアルデヒド	0.08mg/L以下
四塩化炭素	0.002mg/L以下	有機物等（全有機炭素）	3mg/L以下
1,4－ジオキサン	0.04mg/L以下	味	異常でないこと
ジクロロアセトニトリル	0.01mg/L以下	臭気	異常でないこと
1,2－ジクロロエタン	0.004mg/L以下	色度	5度以下
ジクロロメタン	0.02mg/L以下	濁度	2度以下

(3) ミネラルウォーター類以外の清涼飲料水
・ヒ素及び鉛を検出するものであってはならない
・りんごの搾汁及び搾汁された果汁のみを原料とするもの：パツリン0.050ppmを超えるものであってはならない

製造基準

1 一般基準
製造に使用する器具及び容器包装は，適当な方法で洗浄し，殺菌したものでなければならない。ただし未使用の容器包装で殺菌又は殺菌効果を有する方法で製造され，使用されるまでに汚染されるおそれのないように取り扱われたものはこの限りではない

2 個別基準
(1) ミネラルウォーター類のうち殺菌又は除菌を行わないもの（容器包装内の二酸化炭素圧力が20℃で98kPa以上のものを除く）
a 原水は鉱水のみとし，泉源及び採水地点の衛生確保に十分に配慮しなければならない
b 原水の構成成分，湧出量及び温度が安定したものでなければならない

　　c　原水は人為的な環境汚染物質を含むものであってはならない。別途成分規格が設定されている場合にあっては，この限りでない

　　d　原水は病原微生物に汚染されたもの又は汚染されたことを疑わせるような生物若しくは物質を含むものであってはならない

　　e　原水は芽胞形成亜硫酸還元嫌気性菌，腸球菌，緑膿菌及び大腸菌群が陰性であり，かつ，細菌数が5/mL以下でなければならない。容器包装詰め直後の製品は20/mL以下でなければならない

(2)　ミネラルウォーター類のうち殺菌又は除菌を行わないものであって，かつ，容器包装内の二酸化炭素圧力が20℃で98kPa以上のものの原水は，1mL当たりの細菌数が100以下であり，かつ，大腸菌群が陰性でなければならない

(3)　ミネラルウォーター類のうち殺菌又は除菌を行うものにあっては，次の基準に適合する方法で製造しなければならない

　　a　原料として用いる水は，1mL当たりの細菌数が100以下であり，かつ，大腸菌群が陰性でなければならない。

(4)　ミネラルウォーター類，冷凍果実飲料（果実の搾汁又は果実の搾汁を濃縮したものを冷凍したものであって，原料用果汁以外のもの）及び原料用果汁以外の清涼飲料水

　　a　原料として用いる水は，水道水又は次のいずれかでなければならない

　　　①　清涼飲料水成分規格の2個別規格(1)に適合するもののうち，製造基準2個別基準(1)又は(2)に適合するもの

　　　②　清涼飲料水成分規格の2個別規格の(2)及び製造基準の(3)のaに適合するもの

　　b　製造に使用する果実，野菜等の原料は，鮮度その他の品質が良好なものであり，必要に応じて十分洗浄したものでなければならない

　　c　容器包装に充填し，密栓若しくは密封した後殺菌するか，又は自記温度計をつけた殺菌器等で殺菌したもの若しくはろ過器等で除菌したものを自動的に容器包装に充填した後，密栓若しくは密封しなければならない。この場合の殺菌又は除菌は，次の方法で行わなければならない（容器包装内の二酸化炭素圧力が20℃で98kPa以上で，植物又は動物の組織成分を含有しない場合は，殺菌及び除菌を要しない）

　　　①　pH4.0未満：中心部の温度を65℃で10分間加熱する方法又はこれと同等以上の効力を有する方法

　　　②　pH4.0以上のもの（pH4.6以上，水分活性が0.94を超えるものを除く）：中心部の温度を85℃で30分間加熱する方法又はこれと同等以上の効力を有する方法

　　　③　pH4.6以上，水分活性が0.94を超えるもの：原材料等に由来して当該食品中に存在し，かつ，発育し得る微生物を死滅させるのに十分な効力を有する方法又は②に定める方法

　　　④　除菌：原材料等に由来して当該食品中に存在し，かつ，発育し得る微生物を除去するのに十分な効力を有する方法

　　d　cの殺菌に係る殺菌温度及び殺菌時間の記録又はcの除菌に係る記録は6か月間保存しなければならない

　　e　紙栓により打栓する場合は，打栓機械により行わなければならない

(5)　冷凍果実飲料

　　a　原料用果実は，傷果，腐敗果，病害果等でない健全なものを用いなければならない

　　b　原料用果実は，水，洗浄剤等に浸して果皮の付着物を膨潤させ，ブラッシングその他の適当な方法で洗浄し，十分に水洗した後，次亜塩素酸ナトリウム液その他の適当な殺菌剤を用いて殺菌し，十分に水洗しなければならない

　　c　殺菌した原料用果実は，汚染しないように衛生的に取り扱わなければならない

　　d　搾汁及び搾汁された果汁の加工は，衛生的に行わなければならない

　　e　製造に使用する器具及び容器包装は，適当な方法で洗浄し，かつ，殺菌したものでなければならない（未使用の容器包装で殺菌又は殺菌効果を有する製造方法で製造され，使用されるまでに汚染されるおそれのないように取り扱われたものはこの限りではない）

　　f　搾汁された果汁（密閉型全自動搾汁機により搾汁されたものを除く）の殺菌又は除菌は，次の方法で行わなければならない

　　　①　pH4.0未満のもの：中心部の温度を65℃で10分間加熱する方法又はこれと同等以上の効力を有する方法

　　　②　pH4.0以上のもの：中心部の温度を85℃で30分間加熱する方法又はこれと同等以上の効力を有する方法

　　　③　除菌：原材料等に由来して当該食品中に存在し，かつ，発育し得る微生物を除去するのに十分な効力を有する方法

　　g　fの殺菌に係る殺菌温度及び殺菌時間の記録又はfの除菌に係る記録は6か月間保存しなければならない

　　h　搾汁された果汁は，自動的に容器包装に充填し，密封しなければならない

　　i　化学的の合成品たる添加物（酸化防止剤を除く）を使用してはならない

(6)　原料用果汁

　　a　製造に使用する果実は，鮮度その他の品質が良好なものであり，かつ必要に応じて十分洗浄したものでなければならない

　　b　搾汁及び搾汁された果汁の加工は，衛生的に行わなければならない

保存基準	
1	紙栓をつけたガラス瓶に収められたものは10℃以下で保存しなければならない
2	ミネラルウォーター類，冷凍果実飲料及び原料用果汁以外の清涼飲料水のうち，pH4.6以上で，水分活性が0.94を超えるものであり，原材料等に由来して当該食品中に存在し，かつ，発育し得る微生物を死滅させ，又は除去するのに十分な効力を有する方法で殺菌又は除菌を行わないものは10℃以下で保存しなければならない
3	冷凍果実飲料及び冷凍した原料用果汁は−15℃以下で保存しなければならない
4	原料用果汁は清潔で衛生的な容器包装に収めて保存しなければならない

*1　混濁，沈殿物：原材料，着香若しくは着色の目的に使用される添加物又は一般に人の健康を損なうおそれがないと認められる死滅した微生物（製品の原材料に混入することがやむを得ないものに限る）に起因するものを除く

*2　固形異物：原材料として用いられる植物たる固形物で，その容量百分率が30％以下であるものを除く

粉末清涼飲料

成分規格	●混濁・沈殿物：飲用時の倍数の水で溶解した液が「清涼飲料水」の一般規格(1)，(2)に適合すること ●ヒ素，鉛：検出しない ●スズ：150.0 ppmを超えるものであってはならない（金属製容器包装入りの場合） 〔乳酸菌を加えないもの〕 ●大腸菌群：陰性 ●細菌数：3,000 /g以下 〔乳酸菌を加えたもの〕 ●大腸菌群：陰性 ●細菌数（乳酸菌を除く）：3,000 /g以下

氷　雪

成分規格	●大腸菌群：陰性 ●融解水の細菌数：100/mL以下
製造基準	●原水：食品製造用水

氷　菓

成分規格	●細菌数（融解水）：10,000/mL以下 ●大腸菌群：陰性 　＊はっ酵乳又は乳酸菌飲料を原料として使用したものにあっては，細菌数の中に乳酸菌及び酵母を含めない
保存基準	●保存する場合に使用する容器は適当な方法で殺菌したものであること ●原料及び製品は，有蓋の容器に貯蔵し，取扱中手指を直接原料及び製品に接触させてはならない 　＊別に製造基準あり

食肉・鯨肉　（生食用食肉・生食用冷凍鯨肉を除く）

保存規格	●10℃以下保存。ただし，容器包装に入れられた，細切りした食肉，鯨肉の凍結品は−15℃以下 ●清潔で衛生的な有蓋の容器に収めるか，清潔で衛生的な合成樹脂フィルム，合成樹脂加工紙，パラフィン紙，硫酸紙，若しくは布で包装して運搬しなければならない
調理基準	●衛生的な場所で，清潔で衛生的な器具を用いて行わなければならない

生食用食肉

成分規格	(1)腸内細菌科菌群：陰性 (2)(1)に係わる記録：1 年間保存 　＊牛の食肉（内臓を除く）で生食用として販売するもの
加工基準	●肉塊は，凍結させていないものであり，衛生的に枝肉から切り出されたものを使用すること。処理後速やかに，気密性のある清潔で衛生的な容器包装に入れ，密封し，肉塊の表面から深さ1 cm 以上の部分までを60℃で2分間以上加熱する方法又はこれと同等以上の殺菌効果を有する方法で加熱殺菌を行った後，速やかに4℃以下に冷却すること 　＊別に加工基準，調理基準あり
保存基準	●4℃以下保存（凍結させたもの：−15℃以下） ●清潔で衛生的な容器包装に入れ，保存しなければならない

食鳥卵

成分規格	〔殺菌液卵（鶏卵）〕 ● サルモネラ属菌：陰性/25 g 〔未殺菌液卵（鶏卵）〕 ● 細菌数：1,000,000/g以下 　＊別に製造基準あり
保存基準 （鶏の液卵に限る）	8℃以下（冷凍したもの：-15℃以下） ● 製品の運搬に使用する器具は，洗浄，殺菌，乾燥したもの ● 製品の運搬に使用するタンクは，ステンレス製，かつ，定置洗浄装置により洗浄，殺菌する方法又は同等以上の効果を有する方法で洗浄，殺菌したもの
使用基準	● 鶏の殻付き卵を加熱殺菌せずに飲食に供する場合：賞味期限を経過していない生食用の正常卵を使用しなければならない

血液・血球・血漿

保存基準	● 4℃以下で保存 ● 冷凍したもの：-18℃以下で保存 ● 清潔で衛生的な容器包装に収めて保存 　＊別に加工基準あり

食肉製品

(1) 一般規格
● 亜硝酸根：0.070 g/kgを超えてはならない
(2) 個別規格

	乾燥 食肉製品	非加熱 食肉製品	特定加熱 食肉製品	加熱食肉製品	
				容器包装後 加熱殺菌	加熱殺菌後 容器包装
E.coli	陰性	100/g以下	100/g以下	—	陰性
黄色ブドウ球菌	—	1,000/g以下	1,000/g以下	—	1,000/g以下
サルモネラ属菌		陰性	陰性	—	陰性
クロストリジウム属菌	—	—	1,000/g以下	1,000/g以下	—
大腸菌群				陰性	
リステリア・モノサイトゲネス	—	100/g以下	—	—	—
水分活性	0.87未満	—			

（成分規格）

乾燥食肉製品：乾燥させた食肉製品であり，乾燥食肉製品として販売するもの（ビーフジャーキー，ドライビーフ，サラミソーセージ等）

非加熱食肉製品：食肉を塩漬けした後，くん煙し又は乾燥させ，その中心部の温度を63℃で30分間加熱又はこれと同等以上の効力を有する加熱殺菌を行っていない食肉製品で，非加熱食肉製品として販売するもの（乾燥食肉製品を除く）（水分活性0.95以上：パルマハム，ラックスシンケン，コッパ，カントリーハム等，水分活性0.95未満：ラックスハム，セミドライソーセージ等）

特定加熱食肉製品：その中心部の温度を63℃で30分間加熱又はこれと同等以上の効力を有する方法以外の方法による加熱殺菌を行った食肉製品（乾燥食肉製品及び非加熱食肉製品を除く）

加熱食肉製品：乾燥食肉製品，非加熱食肉製品，特定加熱食肉製品以外の食肉製品

保存基準	(1) 一般基準 ●冷凍食肉製品：−15℃以下 ●製品は清潔で衛生的な容器に収めて密封又は，ケーシングする。又は清潔で衛生的な合成樹脂フィルム，合成樹脂加工紙，硫酸紙もしくはパラフィン紙で包装して運搬しなければならない (2) 個別基準		

非加熱食肉製品	4℃以下	肉塊のみを原料食肉とする場合で水分活性が0.95以上のもの
	10℃以下	肉塊のみを原料食肉とする場合以外で，pHが4.6未満又はpHが5.1未満かつ水分活性が0.93未満のものにあっては，この限りではない
特定加熱食肉製品	4℃以下	水分活性が0.95以上のもの
	10℃以下	水分活性が0.95未満のもの
加熱食肉製品	10℃以下	気密性のある容器包装に充てんした後，製品の中心部の温度を120℃で4分間加熱する方法又はこれと同等以上の効力を有する方法により殺菌したものにあっては，この限りではない

＊別に製造基準あり

鯨肉製品

成分規格	●大腸菌群：陰性 ●亜硝酸根：0.070g/kg以下（鯨肉ベーコン）
保存基準	●10℃以下保存（冷凍製品は−15℃以下）。ただし，気密性の容器包装に充てん後，製品の中心部の温度を120℃，4分加熱（同等以上の方法も含む）した製品にあっては，この限りではない ●清潔で衛生的な容器に密封又はケーシングする。又は清潔で衛生的な合成樹脂フィルム，合成樹脂加工紙，硫酸紙もしくはパラフィン紙で包装して運搬しなければならない ＊別に製造基準あり

魚肉ねり製品

成分規格	●大腸菌群：陰性（魚肉すり身を除く） ●亜硝酸根：0.05g/kg以下（ただし，魚肉ソーセージ，魚肉ハム）
保存基準	●10℃以下保存（魚肉ソーセージ，魚肉ハム，特殊包装かまぼこ）。ただし，気密性の容器包装に充てん後，製品の中心部の温度を120℃，4分加熱（同等以上の方法を含む）した製品及びpH4.6以下又は水分活性が0.94以下のものを除く ●冷凍製品：−15℃以下保存 ●清潔で衛生的にケーシングするか，清潔で衛生的な有蓋の容器に収めるか，又は清潔な合成樹脂フィルム，同加工紙，硫酸紙もしくはパラフィン紙で包装，運搬のこと ＊別に製造基準あり

いくら，すじこ，たらこ

成分規格	●亜硝酸根：0.005 g/kg以下

ゆでだこ

成分規格	●腸炎ビブリオ：陰性 ［冷凍ゆでだこ］ ●細菌数：100,000/g以下 ●大腸菌群：陰性
保存基準	●10℃以下保存 ●冷凍ゆでだこ：−15℃以下保存 ●清潔で衛生的な有蓋の容器又は清潔で衛生的な合成樹脂フィルム，合成樹脂加工紙，硫酸紙もしくはパラフィン紙で包装運搬 ＊別に加工基準あり

ゆでがに

成分規格	飲食に供する際に加熱を要しないものに限る 　1）［凍結していないもの］ 　　●腸炎ビブリオ：陰性 　2）［冷凍ゆでがに］ 　　●細菌数：100,000/g以下 　　●大腸菌群：陰性 　＊凍結していない加熱調理・加工用のものについては規格基準は適用されない
保存基準	●10℃以下保存（飲食に供する際に加熱を要しないものであって，凍結させていないものに限る） ●冷凍ゆでがに：−15℃以下保存 ●清潔で衛生的な容器包装に入れ保存．ただし二次汚染防止措置を講じて，販売用に陳列する場合においてはこの限りではない 　＊別に加工基準あり

生食用鮮魚介類

成分規格	●腸炎ビブリオ最確数：100/g以下 　＊切り身又はむき身にした鮮魚介類（生かきを除く）であって，生食用のもの（凍結させたものを除く）に限る 　　（凍結させたものは冷凍食品［生食用冷凍鮮魚介類］の項を参照）
保存基準	●清潔で衛生的な容器包装に入れ，10℃以下で保存 　＊別に加工基準あり

生食用かき

成分規格	●細菌数：50,000/g以下 ●*E.coli*最確数：230/100g以下 ［むき身のもの］ ●腸炎ビブリオ最確数：100/g以下
保存基準	10℃以下保存 ●生食用冷凍かき：−15℃以下保存。清潔で衛生的な合成樹脂，アルミニウム箔又は耐水性加工紙で包装保存すること ●冷凍品を除く生食用かきは，清潔で衛生的な有蓋容器に収めるか上記の保存方法で保存しなければならない 　＊別に加工基準あり 　＊容器包装に採取された海域又は湖沼を表示すること

寒　天

成分規格	●ホウ素化合物：1g/kg以下（H_3BO_3として）

穀類，米（玄米及び精米）

成分規格	●カドミウム及びその化合物：0.4ppm以下（Cdとして）

豆　類

成分規格	●シアン化合物：不検出（ただし，サルタニ豆，サルタピア豆，バター豆，ペギア豆，ホワイト豆，ライマ豆にあってはHCNとして500ppm以下）
使用基準	●シアン化合物の検出される豆類は生あんの原料以外に使用してはならない

野菜，ばれいしょ

加工基準	●発芽防止の目的で放射線を照射する場合は，次の方法による 　（イ）放射線源の種類：コバルト60のガンマ線 　（ロ）ばれいしょの吸収線量：150グレイを超えてはならない 　（ハ）照射加工したばれいしょには再照射しないこと

生あん

成分規格	● シアン化合物：不検出 　＊別に製造基準あり

豆 腐

保存基準	● 冷蔵，又は，十分に洗浄しかつ殺菌した水槽内で，食品製造用水の冷水で絶えず換水しながら保存（移動販売用及び，成型後水さらしせずに直ちに販売されるもの及び無菌充填豆腐にあっては，この限りではない） ● 移動販売用のものは十分に洗浄，殺菌した器具で保冷 　＊別に製造基準あり

即席めん類

成分規格	● 含有油脂：酸価3を超え，又は過酸化物価30を超えるものであってはならない 　＊めんを油脂で処理したものに限る
保存基準	● 直射日光を避けて保存

冷凍食品

	無加熱摂取 冷凍食品	加熱後摂取冷凍食品		生食用冷凍 鮮魚介類
		凍結直前加熱	凍結直前 加熱以外	
細菌数	100,000/g以下	100,000/g以下	3,000,000/g以下	100,000/g以下
大腸菌群	陰性	陰性		陰性
E.coli	—	—	陰性[*1]	
腸炎ビブリオ最確数	—	—		100/g以下

成分規格	冷　凍　食　品：製造又は加工した食品（清涼飲料水，食肉製品，鯨肉製品，魚肉ねり製品，ゆでだこ及びゆでがに以外）及び切り身，むき身にした鮮魚介類（生かき以外）を凍結させたもので，容器包装に入れられたもの 無加熱摂取冷凍食品：冷凍食品のうち製造又は加工した食品を凍結させたもので，飲食に供する際に加熱を要しないとされているもの 加熱後摂取冷凍食品：冷凍食品のうち製造又は加工した食品を凍結させたもので，無加熱摂取冷凍食品以外のもの 生食用冷凍鮮魚介類：冷凍食品のうち切り身又はむき身にした鮮魚介類であり，生食用のものを凍結させたもの 　[*1] ただし，小麦粉を主たる原材料とし，摂食前に加熱工程が必要な冷凍パン生地様食品については，E.coli が陰性であることを要しない。 　＊別に加工基準あり
保存基準	● −15℃以下保存 ● 清潔で衛生的な合成樹脂，アルミニウム箔又は耐水性の加工紙で包装し保存

容器包装詰加圧加熱殺菌食品

成分規格	● 当該容器包装詰加圧加熱殺菌食品中で発育しうる微生物：陰性 (1)　恒温試験：検体を容器包装のまま採取し，35.0±1℃で14日間保持する。この間，容器包装の膨張の有無又は内容物の漏えいの有無を観察する。この場合，容器包装の膨張の有無は約20℃に冷却して観察するものとする。膨張又は漏えいがあった場合は，微生物が陽性とする (2)　細菌試験：陰性（恒温試験済みのものを検体とする） 　＊容器包装詰加圧加熱殺菌食品とは，食品（清涼飲料水，食肉製品，鯨肉製品，魚肉ねり製品を除く）を気密性のある容器包装に入れ，密封した後，加圧加熱殺菌したものをいう 　＊別に製造基準あり

油脂で処理した菓子（指導要領）

製品の管理	● 製品中に含まれる油脂の酸価が3を超え，かつ過酸化物価が30を超えないこと ● 製品中に含まれる油脂の酸価が5を超え，又は過酸化物価が50を超えないこと 　＊製造過程において油脂で揚げる，炒める，吹き付ける，又は塗布する等の処理を施した菓子をいう。粗脂肪として10%（w/w）以上を含むもの

資料：厚生労働省「食品別の規格基準について」

Ⅱ．食品の暫定的規制値等

項　目	食　品	規制値
PCB[*1]	魚介類 　遠洋沖合魚介類（可食部） 　内海内湾（内水面を含む）魚介類（可食部） 牛乳（全乳中） 乳製品（全量中） 育児用粉乳（全量中） 肉類（全量中） 卵類（全量中） 容器包装	0.5 ppm 3 ppm 0.1 ppm 1 ppm 0.2 ppm 0.5 ppm 0.2 ppm 5 ppm
水銀[*2] ●総水銀 ●メチル水銀	魚介類 　マグロ類（マグロ，カジキ及びカツオ）及び内水面水域の河川産の魚介類（湖沼産の魚介類は含まない），並びに深海性魚介類等（メヌケ類，キンメダイ，ギンダラ，ベニズワイガニ，エッチュウバイガイ及びサメ類）については適用しない	0.4 ppm 0.3 ppm（水銀として）
総アフラトキシン[*3]	全食品	10 μg/kg（アフラトキシンB₁，B₂，G₁及びG₂の総和）
アフラトキシン M₁[*4]	乳	0.5 μg/kg
デオキシニバレノール[*5]	小麦	1.1 ppm[*6]
貝毒[*7] ●麻痺性貝毒 ●下痢性貝毒	貝類全般（可食部）及び二枚貝等捕食生物（可食部） 貝類全般（可食部）	4 MU/g 以下（1 MU（マウスユニット）は体重 20 g のマウスを 15 分で死亡させる毒量） 0.16 mg オカダ酸当量/kg 以下

[*1]：厚生省環境衛生局長通知　環食第 442 号（昭和 47 年 8 月 24 日）「食品中に残留する PCB の規制について」

[*2]：厚生省環境衛生局長通知　環乳第 99 号（昭和 48 年 7 月 23 日）「魚介類の水銀の暫定的規制値について」

[*3]：厚生労働省医薬食品局食品安全部　食安発 0331 第 5 号（平成 23 年 3 月 31 日）「アフラトキシンを含有する食品の取扱いについて」

[*4]：厚生労働省医薬食品局食品安全部　食安発 0723 第 1 号（平成 27 年 7 月 23 日）「乳に含まれるアフラトキシン M1 の取扱いについて」

[*5]：厚生労働省医薬局食品保健部監視安全課　食発第 0521001 号（平成 14 年 5 月 21 日）「小麦のデオキシニバレノールに係る暫定的な基準値の設定について」

[*6]：2022（令和 4）年 4 月 1 日から 1.0 mg/kg　厚生労働省　生食発 0730 第 7 号（令和 3 年 7 月 30 日）「食品，添加物等の規格基準の一部を改正する件について」

[*7]：厚生労働省医薬食品局食品安全部　食安発 0306 第 1 号（平成 27 年 3 月 6 日）「麻痺性貝毒等により毒化した貝類の取扱いについて」

Ⅲ. 原料乳及び飲用乳の成分規格及び製造及び保存方法の基準

	原料乳			飲用乳						
	生乳	生山羊乳	生水牛乳	牛乳	特別牛乳	殺菌山羊乳	成分調整牛乳	低脂肪牛乳	無脂肪牛乳	加工乳
比重（15℃において）	1.028 以上	1.030 -1.034	1.028 以上	1.028 以上	1.028 以上	1.030-1.034		1.030 以上	1.032 以上	
酸度（乳酸として）	0.18 % 以下 [2] 0.20 % 以下 [3]	0.20 % 以下	0.18 % 以下	0.18 % 以下 [4] 0.20 % 以下 [5]	0.17 % 以下 [4] 0.19 % 以下 [5]	0.20 % 以下	0.21% 以下	0.21 % 以下	0.21 % 以下	0.18 % 以下
細菌数 [1]	400 万以下	400 万以下	400 万以下	5 万以下	3 万以下	5 万以下	5 万以下	5 万以下	5 万以下	5 万以下
大腸菌群				陰性	陰性	陰性	陰性	陰性	陰性	陰性
無脂乳固形分				8.0 % 以上	8.5 % 以上	7.5 % 以上	8.0 % 以上	8.0 % 以上	8.0 % 以上	8.0% 以上
乳脂肪分				3.0 % 以上	3.3 % 以上	2.5 % 以上		0.5 % 以上 1.5 % 以下	0.5 % 未満	
製造の方法				保持式により 63℃ で 30 分間加熱殺菌するか，又はこれと同等以上の殺菌効果を有する方法で加熱殺菌すること	特別牛乳搾取処理業の許可を受けた施設で搾取した生乳を処理して製造すること。殺菌する場合は保持式により 63 から 65℃ までの間で 30 分間加熱殺菌すること	牛乳と同じ	牛乳と同じ	牛乳と同じ	牛乳と同じ	牛乳と同じ
保存の方法				殺菌後直ちに 10℃ 以下に冷却して保存すること。常温保存可能品にあっては，常温を超えない温度で保存すること	殺菌する場合は保持式により 63 から 65℃ までの間で 30 分間加熱殺菌すること	殺菌後直ちに 10℃ 以下に冷却して保存すること	牛乳と同じ	牛乳と同じ	牛乳と同じ	牛乳と同じ

1) 原料乳は，直接個体鏡検法で 1 mL 当たり，それ以外は標準平板培養法で 1 mL 当たり
2) ジャージー種の牛以外の牛から搾取したもの
3) ジャージー種の牛から搾取したもの
4) ジャージー種の牛の乳のみを原料とするもの以外のもの
5) ジャージー種の牛の乳のみを原料とするもの

Ⅳ．食品添加物一覧

(1) 指定添加物一覧

番号	品名	主な用途	番号	品名	主な用途
1	亜鉛塩類（グルコン酸亜鉛及び硫酸亜鉛に限る）	栄養強化剤	40	アルギン酸プロピレングリコールエステル	増粘安定剤
2	亜塩素酸水	殺菌料	41	アルゴン	製造用剤
3	亜塩素酸ナトリウム	漂白剤，殺菌料	42	安息香酸	保存料
4	亜酸化窒素	製造用剤	43	安息香酸ナトリウム	保存料
5	アジピン酸	酸味料	44	アントラニル酸メチル	香料
6	亜硝酸ナトリウム	発色剤	45	アンモニア	製造用剤
7	L－アスコルビン酸	栄養強化剤，酸化防止剤	46	アンモニウムイソバレレート	香料
8	L－アスコルビン酸カルシウム	栄養強化剤，酸化防止剤	47	イオノン	香料
9	L－アスコルビン酸2－グルコシド	栄養強化剤	48	イオン交換樹脂	製造用剤
10	L－アスコルビン酸ステアリン酸エステル	栄養強化剤，酸化防止剤	49	イソアミルアルコール	香料
			50	イソオイゲノール	香料
11	L－アスコルビン酸ナトリウム	栄養強化剤，酸化防止剤	51	イソ吉草酸イソアミル	香料
12	L－アスコルビン酸パルミチン酸エステル	栄養強化剤，酸化防止剤	52	イソ吉草酸エチル	香料
			53	イソキノリン	香料
13	アスパラギナーゼ	酵素	54	イソチオシアネート類	香料
14	L－アスパラギン酸ナトリウム	調味料，栄養強化剤	55	イソチオシアン酸アリル	香料
15	アスパルテーム	甘味料	56	イソバレルアルデヒド	香料
16	アセスルファムカリウム	甘味料	57	イソブタノール	香料
17	アセチル化アジピン酸架橋デンプン	増粘安定剤，製造用剤	58	イソブチルアミン	香料
			59	イソブチルアルデヒド	香料
18	アセチル化酸化デンプン	増粘安定剤，製造用剤	60	イソプロパノール	香料，抽出溶剤
19	アセチル化リン酸架橋デンプン	増粘安定剤，製造用剤	61	イソプロピルアミン	香料
20	アセトアルデヒド	香料	62	イソペンチルアミン	香料
21	アセト酢酸エチル	香料	63	L－イソロイシン	調味料，栄養強化剤
22	アセトフェノン	香料	64	5′－イノシン酸二ナトリウム	調味料
23	アセトン	製造用剤	65	イマザリル	防かび剤
24	亜セレン酸ナトリウム	栄養強化剤	66	インドール及びその誘導体	香料
25	アゾキシストロビン	防かび剤	67	5′－ウリジル酸二ナトリウム	調味料
26	アドバンテーム	甘味料	68	γ－ウンデカラクトン	香料
27	アニスアルデヒド	香料	69	エステルガム	ガムベース
28	β-アポ-8′-カロテナール	着色料	70	エステル類	香料
29	(3-アミノ-3-カルボキシプロピル)ジメチルスルホニウム塩化物	香料	71	2-エチル-3,5-ジメチルピラジン及び2-エチル-3,6-ジメチルピラジンの混合物	香料
30	アミルアルコール	香料			
31	α－アミルシンナムアルデヒド	香料	72	エチルバニリン	香料
32	DL－アラニン	調味料，栄養強化剤	73	2-エチルピラジン	香料
33	亜硫酸水素アンモニウム水	保存料，酸化防止剤	74	3-エチルピリジン	香料
34	亜硫酸ナトリウム	保存料，酸化防止剤，漂白剤	75	2-エチル-3-メチルピラジン	香料
			76	2-エチル-5-メチルピラジン	香料
35	L－アルギニンL－グルタミン酸塩	調味料，栄養強化剤	77	2-エチル-6-メチルピラジン	香料
			78	5-エチル-2-メチルピリジン	香料
36	アルギン酸アンモニウム	増粘安定剤	79	エチレンジアミン四酢酸カルシウム二ナトリウム	酸化防止剤
37	アルギン酸カリウム	増粘安定剤			
38	アルギン酸カルシウム	増粘安定剤	80	エチレンジアミン四酢酸二ナトリウム	酸化防止剤
39	アルギン酸ナトリウム	増粘安定剤			

番号	品　名	主な用途	番号	品　名	主な用途
81	エーテル類	香料	121	クエン酸三ナトリウム	酸味料, 調味料
82	エリソルビン酸	酸化防止剤	122	グリシン	調味料, 栄養強化剤, 製造用剤
83	エリソルビン酸ナトリウム	酸化防止剤	123	グリセリン	製造用剤
84	エルゴカルシフェロール	栄養強化剤	124	グリセリン脂肪酸エステル	乳化剤, ガムベース, 製造用剤
85	塩化アンモニウム	製造用剤	125	グリセロリン酸カルシウム	栄養強化剤
86	塩化カリウム	調味料	126	グリチルリチン酸二ナトリウム	甘味料
87	塩化カルシウム	栄養強化剤, 豆腐用凝固剤	127	グルコノデルタラクトン	酸味料, 製造用剤
88	塩化第二鉄	栄養強化剤	128	グルコン酸	酸味料
89	塩化マグネシウム	栄養強化剤, 製造用剤	129	グルコン酸カリウム	酸味料, 調味料, 製造用剤
90	塩酸	製造用剤	130	グルコン酸カルシウム	栄養強化剤
91	オイゲノール	香料	131	グルコン酸第一鉄	栄養強化剤
92	オクタナール	香料	132	グルコン酸ナトリウム	酸味料, 調味料, 製造用剤
93	オクタン酸	香料, 殺菌料(過酢酸製剤の成分)	133	グルタミルバリルグリシン	調味料
94	オクタン酸エチル	香料	134	L-グルタミン酸	調味料, 栄養強化剤
95	オクテニルコハク酸デンプンナトリウム	増粘安定剤, 乳化剤, 製造用剤	135	L-グルタミン酸アンモニウム	調味料
96	オルトフェニルフェノールオルトフェニルフェノールナトリウム	防かび剤	136	L-グルタミン酸カリウム	調味料, 栄養強化剤
			137	L-グルタミン酸カルシウム	調味料, 栄養強化剤
97	オレイン酸ナトリウム	被膜剤	138	L-グルタミン酸ナトリウム	調味料, 栄養強化剤
98	過酢酸	殺菌料(過酢酸製剤の成分)	139	L-グルタミン酸マグネシウム	調味料, 栄養強化剤
99	過酸化水素	漂白剤, 殺菌料	140	ケイ酸カルシウム	製造用剤
100	過酸化ベンゾイル	小麦粉処理剤	141	ケイ酸マグネシウム	製造用剤
101	カゼインナトリウム	製造用剤	142	ケイ皮酸	香料
102	過硫酸アンモニウム	小麦粉処理剤	143	ケイ皮酸エチル	香料
103	カルボキシメチルセルロースカルシウム	増粘安定剤	144	ケイ皮酸メチル	香料
			145	ケトン類	香料
104	カルボキシメチルセルロースナトリウム	増粘安定剤	146	ゲラニオール	香料
			147	高度サラシ粉	製造用剤
105	β-カロテン	着色料, 栄養強化剤	148	コハク酸	酸味料, 調味料
106	カンタキサンチン	着色料	149	コハク酸一ナトリウム	酸味料, 調味料
107	ギ酸イソアミル	香料	150	コハク酸二ナトリウム	酸味料, 調味料
108	ギ酸ゲラニル	香料	151	コレカルシフェロール	栄養強化剤
109	ギ酸シトロネリル	香料	152	コンドロイチン硫酸ナトリウム	製造用剤
110	キシリトール	甘味料	153	酢酸イソアミル	香料
111	キチングルカン	製造用剤	154	酢酸エチル	香料, 製造用剤
112	5'-グアニル酸二ナトリウム	調味料	155	酢酸カルシウム	栄養強化剤
113	クエン酸	酸味料	156	酢酸ゲラニル	香料
114	クエン酸イソプロピル	酸化防止剤	157	酢酸シクロヘキシル	香料
115	クエン酸三エチル	香料, 乳化剤	158	酢酸シトロネリル	香料
116	クエン酸一カリウムクエン酸三カリウム	調味料	159	酢酸シンナミル	香料
117	クエン酸カルシウム	調味料, 栄養強化剤, 製造用剤	160	酢酸テルピニル	香料
			161	酢酸デンプン	増粘安定剤, 製造用剤
118	クエン酸第一鉄ナトリウム	栄養強化剤	162	酢酸ナトリウム	酸味料, 調味料, 製造用剤
119	クエン酸鉄	栄養強化剤			
120	クエン酸鉄アンモニウム	栄養強化剤	163	酢酸ビニル樹脂	ガムベース, 被膜剤

番号	品　名	主な用途	番号	品　名	主な用途
164	酢酸フェネチル	香料	209	DL－酒石酸水素カリウム	調味料
165	酢酸ブチル	香料	210	L－酒石酸水素カリウム	調味料
166	酢酸ベンジル	香料	211	DL－酒石酸ナトリウム	酸味料，調味料
167	酢酸l-メンチル	香料	212	L－酒石酸ナトリウム	酸味料，調味料
168	酢酸リナリル	香料	213	硝酸カリウム	発色剤，製造用剤
169	サッカリン	甘味料	214	硝酸ナトリウム	発色剤，製造用剤
170	サッカリンカルシウム	甘味料	215	食用赤色2号 食用赤色2号アルミニウムレーキ	着色料
171	サッカリンナトリウム	甘味料	216	食用赤色3号 食用赤色3号アルミニウムレーキ	着色料
172	サリチル酸メチル	香料	217	食用赤色40号 食用赤色40号アルミニウムレーキ	着色料
173	酸化カルシウム	イーストフード，栄養強化剤	218	食用赤色102号	着色料
174	酸化デンプン	増粘安定剤，製造用剤	219	食用赤色104号	着色料
175	酸化マグネシウム	栄養強化剤，製造用剤	220	食用赤色105号	着色料
176	三二酸化鉄	着色料	221	食用赤色106号	着色料
177	次亜塩素酸水	殺菌料	222	食用黄色4号 食用黄色4号アルミニウムレーキ	着色料
178	次亜塩素酸ナトリウム	殺菌料，漂白剤	223	食用黄色5号 食用黄色5号アルミニウムレーキ	着色料
179	次亜臭素酸水	殺菌料	224	食用緑色3号 食用緑色3号アルミニウムレーキ	着色料
180	次亜硫酸ナトリウム	保存料，酸化防止剤，漂白剤	225	食用青色1号 食用青色1号アルミニウムレーキ	着色料
181	2,3-ジエチルピラジン	香料	226	食用青色2号 食用青色2号アルミニウムレーキ	着色料
182	2,3-ジエチル-5-メチルピラジン	香料	227	ショ糖脂肪酸エステル	乳化剤，ガムベース，製造用剤
183	シクロヘキシルプロピオン酸アリル	香料	228	シリコーン樹脂	製造用剤
184	L－システイン塩酸塩	栄養強化剤	229	シンナミルアルコール	香料
185	5'－シチジル酸二ナトリウム	調味料	230	シンナムアルデヒド	香料
186	シトラール	香料	231	水酸化カリウム	製造用剤
187	シトロネラール	香料	232	水酸化カルシウム	栄養強化剤，製造用剤
188	シトロネロール	香料	233	水酸化ナトリウム	製造用剤
189	1,8－シネオール	香料	234	水酸化マグネシウム	栄養強化剤，製造用剤
190	ジフェニル	防かび剤	235	スクラロース	甘味料
191	ジフェノコナゾール	防かび剤	236	ステアリン酸カルシウム	栄養強化剤，製造用剤
192	ジブチルヒドロキシトルエン	酸化防止剤	237	ステアリン酸マグネシウム	製造用剤
193	ジベンゾイルチアミン	栄養強化剤	238	ステアロイル乳酸カルシウム	乳化剤
194	ジベンゾイルチアミン塩酸塩	栄養強化剤	239	ステアロイル乳酸ナトリウム	乳化剤
195	脂肪酸類	香料	240	ソルビタン脂肪酸エステル	乳化剤，ガムベース
196	脂肪族高級アルコール類	香料	241	D－ソルビトール	製造用剤
197	脂肪族高級アルデヒド類	香料	242	ソルビン酸	保存料
198	脂肪族高級炭化水素類	香料	243	ソルビン酸カリウム	保存料
199	2,3-ジメチルピラジン	香料	244	ソルビン酸カルシウム	保存料
200	2,5-ジメチルピラジン	香料	245	炭酸アンモニウム	製造用剤
201	2,6-ジメチルピラジン	香料	246	炭酸カリウム（無水）	製造用剤
202	2,6-ジメチルピリジン	香料	247	炭酸カルシウム	ガムベース，栄養強化剤，製造用剤
203	シュウ酸	製造用剤			
204	臭素酸カリウム	製造用剤			
205	DL－酒石酸	酸味料			
206	L－酒石酸	酸味料			
207	DL－酒石酸カリウム	製造用剤			
208	L－酒石酸カリウム	製造用剤			

番号	品　名	主な用途	番号	品　名	主な用途
248	炭酸水素アンモニウム	製造用剤	290	二酸化塩素	製造用剤
249	炭酸水素ナトリウム	製造用剤	291	二酸化ケイ素	製造用剤
250	炭酸ナトリウム	製造用剤	292	二酸化炭素	酸味料，製造用剤
251	炭酸マグネシウム	栄養強化剤，製造用剤	293	二酸化チタン	着色料
252	チアベンダゾール	防かび剤	294	二炭酸ジメチル	殺菌料
253	チアミン塩酸塩	栄養強化剤	295	乳酸	酸味料
254	チアミン硝酸塩	栄養強化剤	296	乳酸カリウム	調味料，ｐＨ調整剤
255	チアミンセチル硫酸塩	栄養強化剤	297	乳酸カルシウム	調味料，栄養強化剤
256	チアミンチオシアン酸塩	栄養強化剤	298	乳酸鉄	栄養強化剤
257	チアミンナフタレン－1,5－ジスルホン酸塩	栄養強化剤	299	乳酸ナトリウム	酸味料，調味料
258	チアミンラウリル硫酸塩	栄養強化剤，製造用剤	300	ネオテーム	甘味料
259	チオエーテル類	香料	301	γ－ノナラクトン	香料
260	チオール類	香料	302	ノルビキシンカリウム	着色料
261	Ｌ－テアニン	調味料，栄養強化剤	303	ノルビキシンナトリウム	着色料
262	デカナール	香料	304	バニリン	香料
263	デカノール	香料	305	パラオキシ安息香酸イソブチル	保存料
264	デカン酸エチル	香料	306	パラオキシ安息香酸イソプロピル	保存料
265	鉄クロロフィリンナトリウム	着色料	307	パラオキシ安息香酸エチル	保存料
266	5,6,7,8-テトラヒドロキノキサリン	香料	308	パラオキシ安息香酸ブチル	保存料
267	2,3,5,6-テトラメチルピラジン	香料	309	パラオキシ安息香酸プロピル	保存料
268	デヒドロ酢酸ナトリウム	保存料	310	パラメチルアセトフェノン	香料
269	テルピネオール	香料	311	Ｌ－バリン	調味料，栄養強化剤
270	テルペン系炭化水素類	香料	312	バレルアルデヒド	香料
271	デンプングリコール酸ナトリウム	増粘安定剤	313	パントテン酸カルシウム	栄養強化剤
272	銅塩類(グルコン酸銅及び硫酸銅に限る)	栄養強化剤	314	パントテン酸ナトリウム	栄養強化剤
273	銅クロロフィリンナトリウム	着色料	315	ビオチン	栄養強化剤
274	銅クロロフィル	着色料	316	Ｌ－ヒスチジン塩酸塩	調味料，栄養強化剤
275	dl－α－トコフェロール	酸化防止剤	317	ビスベンチアミン	栄養強化剤
276	トコフェロール酢酸エステル	栄養強化剤	318	ビタミンＡ	栄養強化剤
277	d－α－トコフェロール酢酸エステル	栄養強化剤	319	ビタミンＡ脂肪酸エステル	栄養強化剤
278	ＤＬ－トリプトファン	調味料，栄養強化剤	320	1-ヒドロキシエチリデン-1,1-ジホスホン酸	殺菌料(過酢酸製剤の成分)
279	Ｌ－トリプトファン	調味料，栄養強化剤	321	ヒドロキシシトロネラール	香料
280	トリメチルアミン	香料	322	ヒドロキシシトロネラールジメチルアセタール	香料
281	2,3,5-トリメチルピラジン	香料	323	ヒドロキシプロピル化リン酸架橋デンプン	増粘安定剤，製造用剤
282	ＤＬ－トレオニン	調味料，栄養強化剤	324	ヒドロキシプロピルセルロース	製造用剤
283	Ｌ－トレオニン	調味料，栄養強化剤	325	ヒドロキシプロピルデンプン	増粘安定剤，製造用剤
284	ナイシン	保存料	326	ヒドロキシプロピルメチルセルロース	製造用剤
285	ナタマイシン	製造用剤	327	ビニルイミダゾール・ビニルピロリドン共重合体	製造用剤
286	ナトリウムメトキシド	製造用剤	328	ピペリジン	香料
287	ニコチン酸	栄養強化剤	329	ピペロナール	香料
288	ニコチン酸アミド	栄養強化剤	330	ピペロニルブトキシド	製造用剤
289	二酸化硫黄	保存料，酸化防止剤，漂白剤	331	ヒマワリレシチン	乳化剤
			332	氷酢酸	酸味料，製造用剤

番号	品　名	主な用途	番号	品　名	主な用途
333	ピラジン	香料	376	ヘキサン酸	香料
334	ピリドキシン塩酸塩	栄養強化剤	377	ヘキサン酸アリル	香料
335	ピリメタニル	防かび剤	378	ヘキサン酸エチル	香料
336	ピロ亜硫酸カリウム	保存料，酸化防止剤，漂白剤	379	ヘキシルアミン	香料
337	ピロ亜硫酸ナトリウム	保存料，酸化防止剤，漂白剤	380	ヘプタン酸エチル	香料
338	ピロリジン	香料	381	*l*－ペリルアルデヒド	香料
339	ピロリン酸四カリウム	製造用剤	382	ベンジルアルコール	香料
340	ピロリン酸二水素カルシウム	栄養強化剤，製造用剤	383	ベンズアルデヒド	香料
341	ピロリン酸二水素二ナトリウム	製造用剤	384	2-ペンタノール	香料
342	ピロリン酸第二鉄	栄養強化剤	385	ペンチルアミン	香料
343	ピロリン酸四ナトリウム	製造用剤	386	*trans*-2-ペンテナール	香料
344	ピロール	香料	387	1-ペンテン-3-オール	香料
345	L－フェニルアラニン	調味料，栄養強化剤	388	芳香族アルコール類	香料
346	フェニル酢酸イソアミル	香料	389	芳香族アルデヒド類	香料
347	フェニル酢酸イソブチル	香料	390	没食子酸プロピル	酸化防止剤
348	フェニル酢酸エチル	香料	391	ポリアクリル酸ナトリウム	増粘安定剤
349	2-(3-フェニルプロピル)ピリジン	香料	392	ポリイソブチレン	ガムベース
350	フェネチルアミン	香料	393	ポリソルベート20	乳化剤
351	フェノールエーテル類	香料	394	ポリソルベート60	乳化剤
352	フェノール類	香料	395	ポリソルベート65	乳化剤
353	フェロシアン化物　フェロシアン化カリウム　フェロシアン化カルシウム　フェロシアン化ナトリウム	製造用剤	396	ポリソルベート80	乳化剤
			397	ポリビニルピロリドン	製造用剤
			398	ポリビニルポリピロリドン	製造用剤
			399	ポリブテン	ガムベース
354	プシコースエピメラーゼ	酵素	400	ポリリン酸カリウム	製造用剤
355	ブタノール	香料	401	ポリリン酸ナトリウム	製造用剤
356	ブチルアミン	香料	402	*d*－ボルネオール	香料
357	*sec*－ブチルアミン	香料	403	マルトール	香料
358	ブチルアルデヒド	香料	404	D－マンニトール	製造用剤
359	ブチルヒドロキシアニソール	酸化防止剤	405	メタ酒石酸	製造用剤
360	フマル酸	酸味料	406	メタリン酸カリウム	製造用剤
361	フマル酸一ナトリウム	酸味料，調味料	407	メタリン酸ナトリウム	製造用剤
362	フルジオキソニル	防かび剤	408	DL－メチオニン	調味料，栄養強化剤
363	フルフラール及びその誘導体	香料	409	L－メチオニン	調味料，栄養強化剤
364	プロパノール	香料	410	N－メチルアントラニル酸メチル	香料
365	プロピオンアルデヒド	香料	411	5-メチルキノキサリン	香料
366	プロピオン酸	保存料，香料	412	6-メチルキノリン	香料
367	プロピオン酸イソアミル	香料	413	5-メチル-6,7-ジヒドロ-5 H-シクロペンタピラジン	香料
368	プロピオン酸エチル	香料	414	メチルセルロース	増粘安定剤
369	プロピオン酸カルシウム	保存料	415	1-メチルナフタレン	香料
370	プロピオン酸ナトリウム	保存料	416	メチル*β*－ナフチルケトン	香料
371	プロピオン酸ベンジル	香料	417	2-メチルピラジン	香料
372	プロピコナゾール	防かび剤	418	2-メチルブタノール	香料
373	プロピルアミン	香料	419	3-メチル-2-ブタノール	香料
374	プロピレングリコール	製造用剤	420	2－メチルブチルアミン	香料
375	プロピレングリコール脂肪酸エステル	乳化剤，ガムベース	421	2-メチルブチルアルデヒド	香料

番号	品　名	主な用途	番号	品　名	主な用途
422	trans-2-メチル-2-ブテナール	香料	449	硫酸カリウム	調味料
423	3-メチル-2-ブテナール	香料	450	硫酸カルシウム	栄養強化剤, 豆腐用凝固剤
424	3-メチル-2-ブテノール	香料			
425	メチルヘスペリジン	栄養強化剤	451	硫酸第一鉄	栄養強化剤
426	dl-メントール	香料	452	硫酸ナトリウム	製造用剤
427	l-メントール	香料	453	硫酸マグネシウム	製造用剤, 栄養強化剤
428	モルホリン脂肪酸塩	製造用剤	454	DL-リンゴ酸	酸味料
429	葉酸	栄養強化剤	455	DL-リンゴ酸ナトリウム	酸味料, 調味料
430	酪酸	香料	456	リン酸	酸味料, 製造用剤
431	酪酸イソアミル	香料	457	リン酸架橋デンプン	増粘安定剤, 製造用剤
432	酪酸エチル	香料	458	リン酸化デンプン	増粘安定剤, 製造用剤
433	酪酸シクロヘキシル	香料	459	リン酸三カリウム	調味料, 製造用剤
434	酪酸ブチル	香料	460	リン酸三カルシウム	ガムベース, 栄養強化剤, 製造用剤
435	ラクトン類	香料			
436	L-リシンL-アスパラギン酸塩	調味料, 栄養強化剤	461	リン酸三マグネシウム	栄養強化剤, 製造用剤
437	L-リシン塩酸塩	調味料, 栄養強化剤	462	リン酸水素二アンモニウム	製造用剤
438	L-リシンL-グルタミン酸塩	調味料, 栄養強化剤	463	リン酸二水素アンモニウム	製造用剤
439	リナロオール	香料	464	リン酸水素二カリウム	調味料, 製造用剤
440	5'-リボヌクレオチドカルシウム	調味料	465	リン酸二水素カリウム	調味料, 製造用剤
441	5'-リボヌクレオチド二ナトリウム	調味料	466	リン酸一水素カルシウム	ガムベース, 栄養強化剤, 製造用剤
442	リボフラビン	着色料, 栄養強化剤	467	リン酸二水素カルシウム	栄養強化剤, 製造用剤
443	リボフラビン酪酸エステル	着色料, 栄養強化剤	468	リン酸水素二ナトリウム	調味料, 製造用剤
444	リボフラビン5'-リン酸エステルナトリウム	着色料, 栄養強化剤	469	リン酸二水素ナトリウム	調味料, 製造用剤
445	硫酸	製造用剤	470	リン酸一水素マグネシウム	栄養強化剤, イーストフード
446	硫酸アルミニウムアンモニウム	膨脹剤, 製造用剤	471	リン酸三ナトリウム	調味料, 製造用剤
447	硫酸アルミニウムカリウム	膨脹剤, 製造用剤	472	リン酸モノエステル化リン酸架橋デンプン	増粘安定剤, 製造用剤
448	硫酸アンモニウム	製造用剤			

資料：食品衛生法施行規則別表第1（令和3年1月15日改正）

(2)　使用基準のある既存添加物一覧

栄養強化剤	**着色料**	タマリンド色素
デュナリエラカロテン	アナトー色素	デュナリエラカロテン
ニンジンカロテン	アルミニウム	トウガラシ色素
パーム油カロテン	ウコン色素	トマト色素
酵素処理ルチン（抽出物）	オレンジ色素	ニンジンカロテン
ガムベース	カカオ色素	パーム油カロテン
タルク	カキ色素	ビートレッド
酸化防止剤	カラメルⅠ	ファフィア色素
グアヤク脂	カラメルⅡ	ブドウ果皮色素
酵素処理ルチン（抽出物）	カラメルⅢ	ベカンナッツ色素
ルチン（抽出物）	カラメルⅣ	ベニコウジ黄色素
製造用剤	カロブ色素	ベニコウジ色素
カラメルⅠ	金	ベニバナ赤色素
カラメルⅡ	銀	ベニバナ黄色素
カラメルⅢ	クチナシ青色素	ヘマトコッカス藻色素
カラメルⅣ	クチナシ赤色素	マリーゴールド色素
カロブ色素	クチナシ黄色素	ムラサキイモ色素
金	クロロフィリン	ムラサキトウモロコシ色素
カオリン	クロロフィル	ムラサキヤマイモ色素
ケイソウ土	酵素処理ルチン（抽出物）	ラック色素
酸性白土	コウリャン色素	ルチン（抽出物）
タルク	コチニール色素	ログウッド色素
パーライト	シタン色素	**離型剤**
ベントナイト	植物炭末色素	流動パラフィン
ヘキサン	スピルリナ色素	
	タマネギ色素	

索　引

よくわかる食品衛生学 定価はカバーに表示

2024 年 10 月 1 日　初版第 1 刷
2025 年 3 月 25 日　　　第 2 刷

編著者　白　尾　美　佳

発行者　朝　倉　誠　造

発行所　株式会社 朝　倉　書　店

東京都新宿区新小川町6-29
郵 便 番 号　　162-8707
電　話　03（3260）0141
Ｆ Ａ Ｘ　03（3260）0180
https://www.asakura.co.jp

〈検印省略〉

ⓒ 2024〈無断複写・転載を禁ず〉　デジタルパブリッシングサービス

ISBN 978-4-254-61118-2　C 3077　　　　Printed in Japan

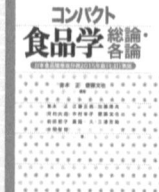

コンパクト 食品学 ―総論・各論―

青木 正・齋藤 文也 (編著)

B5 判／ 244 ページ　ISBN：978-4-254-61057-4 C3077　定価 3,960 円（本体 3,600 円＋税）

管理栄養士国試ガイドラインおよび食品標準成分表の内容に準拠。食品学の総論と各論の重点をこれ一冊で解説。〔内容〕人間と食品／食品の分類／食品の成分／食品の物性／食品の官能検査／食品の機能性／食品材料と特性／食品表示基準／他

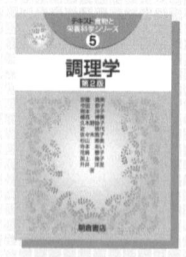

テキスト食物と栄養科学シリーズ 5 調理学 第 2 版

渕上 倫子 (編著)

B5 判／ 180 ページ　ISBN：978-4-254-61650-7 C3377　定価 3,080 円（本体 2,800 円＋税）

基礎を押さえてわかりやすいロングセラー教科書の最新改訂版。〔内容〕食事計画論／食物の嗜好性とその評価／加熱・非加熱調理操作と調理器具／食品の調理特性／成分抽出素材の調理特性／嗜好飲料／これからの調理, 食生活の行方／他

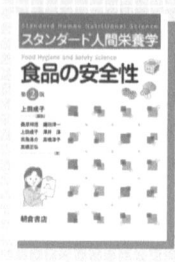

スタンダード人間栄養学 食品の安全性 (第 2 版)

上田 成子 (編) ／桑原 祥浩・鎌田 洋一・澤井 淳・高鳥 浩介・高橋 淳子・高橋 正弘 (著)

B5 判／ 168 ページ　ISBN：978-4-254-61063-5 C3077　定価 2,640 円（本体 2,400 円＋税）

食品の安全性に関する最新の情報を記載し, 図表を多用して解説。管理栄養士国家試験ガイドライン準拠〔内容〕食品衛生と法規／食中毒／食品による感染症・寄生虫症／食品の変質／食品中の汚染物質／食品添加物／食品衛生管理／資料

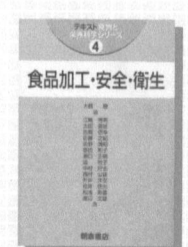

テキスト食物と栄養科学シリーズ 4 食品加工・安全・衛生

大鶴 勝 (編)

B5 判／ 176 ページ　ISBN：978-4-254-61644-6 C3377　定価 3,080 円（本体 2,800 円＋税）

〔内容〕食品の規格／食料生産と栄養／食品流通・保存と栄養／食品衛生行政と法規／食中毒／食品による感染症・寄生虫症／食品中の汚染物質／食品の変質／食品添加物／食品の器具と容器包装／食品衛生管理／新しい食品の安全性問題／他

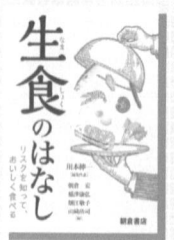

生食のはなし ―リスクを知って, おいしく食べる―

川本 伸一 (編集代表) ／朝倉 宏・稲津 康弘・畑江 敬子・山﨑 浩司 (編)

A5 判／ 160 ページ　ISBN：978-4-254-43130-8 C3060　定価 2,970 円（本体 2,700 円＋税）

肉や魚などを加熱せずに食べる「生食」の文化や注意点をわかりやすく解説。調理現場や家庭で活用しやすいよう食材別に章立てし, 実際の食中毒事例をまじえつつ危険性や対策を紹介。〔内容〕食文化の中の生食／肉類／魚介類／野菜・果実

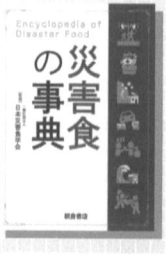

災害食の事典

一般社団法人 日本災害食学会 (監修)

A5 判／ 312 ページ　ISBN：978-4-254-61066-6 C3577　定価 7,150 円（本体 6,500 円＋税）

災害に備えた食品の備蓄や利用, 栄養等に関する知見を幅広い観点から解説。供給・支援体制の整備, 事例に基づく効果的な品目選定, 高齢者など要配慮者への対応など, 国・自治体・個人の各主体が平時に確認しておきたいテーマを網羅。